治百病

华佗夹脊

何天有◎编著

（第二版）

中国医药科技出版社

内 容 提 要

本书是一本专门介绍应用华佗夹脊穴的专著，共分为四篇，第一篇为基础篇，从华佗夹脊穴的出处、定位、操作、治疗方法、治疗范围、治疗原理等方面进行系统介绍。第二篇为临床篇，介绍以华佗夹脊穴治疗内、外、妇、儿、骨伤科等各种病证的案例和方法。第三篇为研究篇，将作者近30年应用华佗夹脊穴的临床实验研究，对于资料完整、临床疗效确定的，予以系统整理。第四篇为养生保健篇，主要介绍了五禽戏和一些养生保健方法。该书内容丰富，资料完整，实用性强，可供针灸教学、临床、科研参考之用。

图书在版编目（CIP）数据

华佗夹脊治百病 / 何天有编著 . —2 版 . —北京：中国医药科技出版社，2016.2
ISBN 978-7-5067-7725-4

Ⅰ . ①华… Ⅱ . ①何… Ⅲ . ①华佗夹脊穴－研究 Ⅳ . ① R224.2

中国版本图书馆 CIP 数据核字（2015）第 166007 号

美术编辑　陈君杞
版式设计　郭小平

出版　中国医药科技出版社
地址　北京市海淀区文慧园北路甲 22 号
邮编　100082
电话　发行：010-62227427　邮购：010-62236938
网址　www. cmstp. com
规格　710×1000mm$^1/_{16}$
彩插　2
印张　$23^3/_4$
字数　338 千字
初版　2008 年 1 月第 1 版
版次　2016 年 2 月第 2 版
印次　2022 年 9 月第 3 次印刷
印刷　三河市万龙印装有限公司
经销　全国各地新华书店
书号　ISBN 978-7-5067-7725-4
定价　48.00 元
本社图书如存在印装质量问题请与本社联系调换

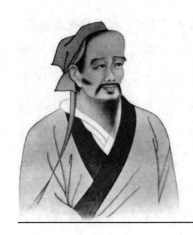

再版前言

一、华佗是我心中的偶像

吾幼年时患有慢性腹泻，父母带我曾多方求医未能治愈。幸遇一名姓王的老中医用捏脊疗法治好我的疾病，从此我拥有了健康的身体。父母为表感谢之情，特做了一面"华佗再世，扁鹊重生"的锦旗赠予他，也使我记住了"华佗"这个名字。简单的捏背怎么能有这样神奇的疗效呢？进入中学时代的一个假期，父亲带我去看望有恩于我的王老中医，我问他：捏背为什么能治病？王老中医说：捏脊疗法是在督脉与华佗夹脊穴处进行提捏，具有平衡阴阳、扶正祛邪、调理脏腑的功能，对调理脾胃治疗腹泻有特效。我又好奇地问：华佗是何人？华佗夹脊穴在哪里？王老中医对我讲：华佗，字元化，是东汉末年的名医，他精通医术，特别擅长外科，发明了"麻沸散"，病人服用后，一会儿就像醉酒一样不省人事，没有什么感觉，就可以为病人做手术了，还能做剖腹、开颅等大手术呢。比外国人使用麻醉剂做手术早1600多年，可以说他是外科的鼻祖。我听后非常震惊，心灵深处受到巨大震撼！他接着说：华佗还精通各科，也长于针灸之术。捏脊疗法中的夹脊穴，就是华佗发明的，它在脊柱两侧，捏脊时对它进行来回提捏，不但可以治疗你的腹泻，还可以治疗各种疾病，故有"华佗夹脊治百病"之说。他看我如痴如醉地听着，又给我讲了华佗应用针灸治病的案例，使我对华佗敬仰不已。最后他叹息地说：可惜啊！后来华佗被曹操关进监狱杀死了，华佗的医书与华佗夹脊治百病的技术从此就失传了，但他的精神将与世长存。我现在老了，虽然对华佗夹脊治百病的理论有一点感悟，但未能全面理解与应用，真希望有后来者把它挖掘总结出来，造福于人类。此后，我借用假期经常去王老的中医诊所，帮助抓药，学习捏脊疗法，看他应用华佗夹脊穴为患者治病，受益匪浅。从此，华佗的精神激发了我的学习热情，我有了学习中医的愿望，华佗也成了我心中的偶像。

二、华佗的精神激励我学习中医针灸

学习华佗的针灸技术已成为我的凤愿，但苦于没有这一方面的资料，收获甚少，我多么希望有一个学习深造的机会啊！真是天遂人愿，一个难得的机会终于来了，一天村支部书记来到我家说县上要举办乡村医生学习班，问我愿不愿意去学习。我欣喜若狂，求之不得，满怀喜悦的心情去县医院参加学习班，经过半年的学习，懂得了一些中西医的基础知识，也学会了一些治疗常见病的医疗技术。回到村里后，我办起了村里有史以来的第一个医疗站，开始了我的中医针灸之路。当时医疗条件非常落后，医药匮乏，我便采集中草药，利用中医药知识，为乡亲们防病治病，大力开展捏脊疗法，同时开始尝试利用华佗夹脊穴治疗各种疾病，并取得了很好的疗效，受到了患者的信赖与称赞，受到了县卫生部门的表彰，成了一名小有名气的乡村医生。

俗话说"功夫不负有心人"，难得的机会又一次眷顾了我，当时正值"文化大革命"中期，中央决定北京部属的部分大学开始少量招生，经推荐考核，于1970年12月我如愿进入北京中医学院深造，实现了进一步学习中医针灸的梦想，这也是我中医针灸之路的第二次大的转折。我抱着强烈的求知欲望，如饥似渴地学习中医，不仅系统地学习了中医基础理论与临床各科知识，还得到了老一辈中医学家任应秋、刘渡舟、印会河、杨甲三等名家的指教，为我的中医针灸之路奠定了坚实的基础。通过医古文中《华佗传》的学习，我进一步了解了华佗的生平事迹；通过针灸经络腧穴的学习，我明白了华佗夹脊穴与经络的关系，初步理解了华佗夹脊治病的原理，它不仅与经络脏腑各组织器官都有着密切的联系，更是经络脏腑的重要组成部分；在学习人体解剖学时，我看到了华佗夹脊穴处在非常重要的位置，在解剖标本室里反复推敲，发现华佗夹脊穴处在脊神经根处，脊神经通过脊髓上通大脑，内连脏腑，贯通中枢神经与周围神经系统，对华佗夹脊治病的生理机制有了深刻的认识。在临床见习与实习时，我跟随杨甲三等针灸名家，虚心学习他们应用华佗夹脊治病的经验，丰富了华佗夹脊治病的知识，并初步应用于临床，收到了良效。

三、华佗夹脊成就了我的针灸名医之路

1974 年我从北京中医学院毕业后，本可以留在大城市的医院工作，但我想大医院医生多，人才也多，自己亲自治疗病人的机会相对少，且分科细，治疗的病人也会少一些。只有到基层医院去，那里缺医少药，才能更好地服务于广大患者，所以我毅然要求回到生我养我的家乡，想早一点把华佗夹脊穴应用于基层临床，做一个华佗似的好医生。

记得在 1976 年我接诊了一位外伤截瘫多方治疗无效的病人。我认为截瘫为脊髓神经损伤，而华佗夹脊穴位于脊神经根的部位，针刺华佗夹脊穴，可发挥局部与整体的治疗作用。治疗 1 个月后，病人的双下肢均开始恢复知觉，56 天后，病人就站了起来，并恢复了部分功能，共治疗 3 个月，病人痊愈出院。此事对外影响很大，人们传说有一位用华佗针灸技术治病的大夫，当地的新闻媒体对此事也进行了报道。从此应诊者门庭若市，络绎不绝，我激动不已，看到了华佗夹脊穴这一中医针灸瑰宝的临床价值和前景，决心始终不渝地用毕生精力去努力钻研与探讨。我临床应用与研究华佗夹脊治百病，已有 40 余年的历程，经历了临床实践、理论挖掘、科学研究 3 个重要阶段。

第一，从 1974 年开始，将华佗夹脊穴应用于临床。

1. 先根据华佗夹脊穴的近治作用，用于治疗脊柱与邻近部位的病症，如颈椎病、腰椎间盘突出症、腰椎骨质增生、强直性脊柱炎、脊髓空洞症、截瘫、腰肌劳损、背肌筋膜炎等。

2. 以中医的经络理论为指导，以华佗夹脊穴与脏腑的密切联系为突破口，应用华佗夹脊穴治疗脏腑相关组织器官的疾病，如肺系疾患的咳嗽、哮喘、感冒等；心系疾患的心痛、心悸、失眠、癫痫等；肝系疾患的肝炎、胆囊炎、胁痛等；脾胃系疾患的胃痛、呕吐、泄泻、痢疾、便秘、脱肛等；肾系疾患的肾炎、水肿、消渴、淋证、癃闭、遗尿、阳痿、早泄、不孕等。

3. 根据中医的经络理论与西医的神经系统理论，用于治疗神经系统的疾患，如中风、脑性瘫痪、神经性头痛、神经性耳聋、小儿脑瘫、脑萎缩、小脑共济失调、震颤麻痹、臂丛神经痛、坐骨神经痛、末梢神经炎、重症肌无力等。

4. 根据中医的整体观，应用华佗夹脊穴的近治与远治作用，将华佗夹脊穴的临床应用扩大到人体各系统疾病的治疗中，如呼吸系统、血液系统、循环系统、消化系统、泌尿系统、免疫系统、运动系统疾病等。

综上所述，将华佗夹脊穴应用于临床各科，治疗病种达百余种，并收到了显著疗效，真正实现了华佗夹脊治百病。

第二，为了完善华佗夹脊治百病的理论，全面探讨华佗夹脊治百病的机制。

1. 我从1982年开始注重理论的挖掘整理，特别是1982年在甘肃中医学院举办的甘肃省中医经典著作进修班、1983年北京中医学院举办的全国中医经典著作进修班期间，查阅了大量的文献资料。从华佗夹脊穴的出处、定位、解剖、操作进行了查证与研究，结合多年的临床验证，补充了颈夹脊与骶夹脊穴，将其纳入华佗夹脊穴的范围，使其不断完善。

2. 应用中医经络学的理论，阐述了华佗夹脊穴与督脉、足太阳膀胱经及其他经脉的联系；结合脏腑相关学说和西医学的神经系统理论，探讨华佗夹脊治疗疾病的机制，为临床实践提供了指导。

3. 对华佗夹脊穴的治疗作用与原理进行探讨，华佗夹脊穴具有调和阴阳、扶正祛邪、疏通经络、调理脏腑、调节人体各系统功能、镇痛等作用。

第三，用科学研究的方法，将40余年应用华佗夹脊穴临床经验进行系统总结，并进行临床与部分实验研究，从而提高了临床实践与科研教学水平。

第四，将华佗夹脊穴的理论、临床应用、科学研究融为一体，出版了《华佗夹脊治百病》一书，揭开了华佗夹脊治百病的千古之谜，填补了这方面的空白。我将华佗夹脊穴治百病的经验在国内外进行推广应用，先后在美国、巴西、韩国、中国台湾等地的国际学术会议做学术报告，在国内举办华佗夹脊学习班若干期，并将其应用于本科、研究生的教学中，推动了华佗夹脊治百病的临床应用与学术发展。

回顾人生，少年时，王老中医用捏脊疗法治好了我的病，使我有了健康的身体，华佗成了我心中的偶像；青年时，开始学习中医针灸，华佗的精神激励着我的学习，开始了我的中医针灸之路；进入大学后，系统学习了中医针灸的基础和临床各科知识，也对华佗夹脊治疗百病有了深刻的理解，为研究华佗夹脊打下了坚实的基础；毕业后，将华佗夹脊穴应用于临床，从治疗脊柱疾病开始，特别是应用夹脊穴治愈一位截瘫的病人，使我的针灸技术名声大震，坚定了我研究华佗夹脊的信心，看到华佗夹脊穴的价值与前景。此后，将华佗夹脊穴的应用扩大到临床各科，均收到了显著疗效。我已临床40余年，每天都在应用华佗夹脊穴，以华佗夹脊穴为主治疗疾病。可以说，华佗夹脊穴的应用伴随着我的针灸生涯，今后也将不离不弃，成为针灸之路的一个重要部分。

2000年我被国家派往非洲援外医疗。在此期间，我广泛应用华佗夹脊穴为非洲及其他各国患者治好了不少疑难杂病，因此，我获得了马达加斯加共和国总统骑士勋章。在《华佗夹脊治百病》一书出版的基础上，我多次在国内外参加学术交流。在科学研究方面，我也取得了丰硕的成果，先后获省部级科技进步奖2项，国家自然基金1项，局级科技进步奖6项，国家专利6项，出版医学专著12部，发表学术论文近100篇。也因此被评为国家第四、五批名老中医学术经验继承人指导老师，国家中医药管理局确定的名老中医传承工作室，国家重点针灸专科，国家中医药管理局针灸重点学科带头人，甘肃省名中医，甘肃省第一层次领军人才，被聘为北京中医药大学、中国中医科学院博士生导师（师承）。2007年《华佗夹脊治百病》一书由中国医药科技出版社出版发行。本书出版发行后，备受针灸工作者与患者的欢迎，让更多的患者受益，也成了中医药畅销书。近年来，我收到不少中医针灸工作者和患者来电与来信，首先肯定了本书的学术价值，提供了很多应用华佗夹脊穴治疗疾病的成功案例，并提出不少修改意见。本次再版时，我综合了大家的建议，在基础篇中，补充了华佗夹脊穴与脏腑的联系；针刺手法与灸法的具体补泻手法，为了方便医者与患者查找华佗夹脊穴应用时的配穴，在书中增加了人体经络腧穴图。在科研篇中，补充了最新的研究成果，如何氏药物铺灸疗法治疗强直性脊柱炎的临床观察、针刺华佗夹脊穴调理人体亚健康等，又增加了华佗夹脊穴的综合应用的相关内容，如何氏铺灸治疗颈椎病、三位一体针法治疗中风等。还增加了华佗夹脊穴在养生保健中的应用，使内容更加全面与实用。

本书再版之际，特别感谢中国医药科技出版社及本书的编辑们，为本书的出版付出的辛苦努力。同时感谢研究生马重兵、姚旭红、严凤花等，为本书的再版做了大量的工作。

何天有

2015 年 3 月

目录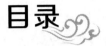

❀ 基 础 篇 ❀

❀临床篇❀

❀ 科研篇 ❀

❀ 养生保健篇 ❀

基础篇

第一章

华佗夹脊治百病的背景

古有"华佗夹脊治百病"之称，华佗夹脊穴为什么能治疗百病？华佗夹脊能否治疗百病？华佗夹脊能治疗哪些疾病？这个问题长期以来已引起社会各界和中医工作者的疑问，华佗被曹操杀害后，华佗夹脊治百病的文献已经遗失，华佗夹脊治百病甚至成为一个千古不解之谜。为了解除疑惑，破解迷雾，使华佗夹脊治百病的宝贵遗产发扬光大，下面我们很有必要对这一问题进行一下探讨。

华佗是东汉末年的杰出医学家，他技术全面，精通各科，长于外科，擅长针灸。他发明全身麻醉剂"麻沸散"，用于剖腹及开颅等手术，比欧洲人使用麻醉剂早1600多年。他不仅善于治病，更重视预防保健，创造了"五禽戏"，为医学做出了巨大贡献。

华佗对针灸非常精通，《华佗传》中记载，华佗用针灸时，"若当灸，不过一两处，每处不过七八壮，病亦应除。若当针，亦不过一两处，下针言，'当引某许，若至，语人'，病者言，'已到'应便拔针，病亦行瘥"。此指出了针灸的操作规范，强调了针灸的经络感传作用。《华佗传》中还记载了华佗为李将军的夫人治疗胎死腹中，应用汤药与针刺结合，使死胎产出的案例，开创了针药结合的典范。华佗的针灸技术非常高明，跟随华佗学习针灸者也很有成就，如广陵彭城的樊阿随华佗学习针灸，凡医箴言背及胸脏之间不可妄针，针之不过四分；而阿针被入一二寸，巨阙胸脏针下五六寸，而病辄皆廖。

从文献资料看，华佗的针灸技术非常精湛，治疗病种也很广泛，疗效显著。关于"华佗夹脊治百病"的理论与实践，随华佗被害、著作被焚，这一宝贵的针灸技术随之失传，真乃针灸之不幸。但我相信"华佗夹脊治百病"之说绝非空谈，华佗夹脊是可以治疗百病的。

第二章

华佗夹脊穴简介

华佗夹脊穴在针灸学中归属奇穴，不属于十四经脉的腧穴，故又称"经外奇穴"。因其有明确的位置及名称，又称"有名奇穴"。而华佗夹脊穴与其他奇穴不同，一是穴位多，不是一穴；二是处在重要的解剖位置（每穴下都有脊神经与血管丛）。被古今专家广泛应用于临床各科，故有"华佗夹脊治百病"之说，在针灸学中有着重要的意义。

一、出处

夹脊穴最早出自《内经》,《素问·刺疟》曰："十二疟者，……又刺项已下侠脊者必已。"《素问·缪刺论》又云："邪客于足太阳之络，令人拘挛脊急，引胁而痛，刺从项始数脊椎侠脊，急按之应手如痛，刺之旁三，立已。"

夹脊穴的位置最早记录于《后汉书·华佗别传》一书，书中曰："有人病脚坐不以行。佗切脉，便使解衣，点背数十处，相去四寸或五寸（分）……，言灸此各七处，灸则愈即得也。后灸愈，灸处夹脊一寸，上下行，端直均匀如引绳。"

晋代葛洪的《肘后备急方》卷二曰："华佗治霍乱已死，上屋唤魂，又以诸治皆至，而犹不瘥者。捧病人腹卧之，伸臂对以绳度两头，肘尖头依绳下夹脊脊大骨中，去脊各一寸，灸之百壮，不治者，可灸肘椎，以试数百人，皆灸即起坐。佗以此数传子孙，代代皆密之。"

清代廖润鸿的《针灸集成》云："夹脊穴治霍乱转筋。令病者合面卧，伸两手著手，以绳横牵两肘尖，当脊间绳下，两旁相去各一寸半，所灸百壮，无不瘥者，此华佗法。"又云："夹脊穴，量三椎下近四椎上，从脊骨上两旁各五分，灸三七壮至七七壮，立瘥神效。"

近代承淡安著的《中国针灸学》首先提出了"华佗夹脊穴"的名称，自第一胸椎以下至第五腰椎为止，每穴从脊椎旁开5分。

二、定位

1. 颈夹脊位于第 1 ~ 7 颈椎棘突下旁开 0.3 寸处，每侧 7 穴。

2. 胸夹脊位于第 1 ~ 12 胸椎棘突下旁开 0.5 寸处，每侧 12 穴。

3. 腰夹脊位于第 1 ~ 5 腰椎棘突下旁开 0.5 寸处，每侧 5 穴。

4. 骶夹脊位于第 1 ~ 4 骶椎棘突下旁开 0.5 寸处，每侧 4 穴。

有人认为，夹脊穴自第一胸椎至第五腰椎各椎棘突下旁开 0.5 寸处，每侧 17 穴，左右共 34 穴（图 1-1）。但根据临床实践应用，各医家对其定位和穴位数认识不尽相同，主要有以下几种观点。

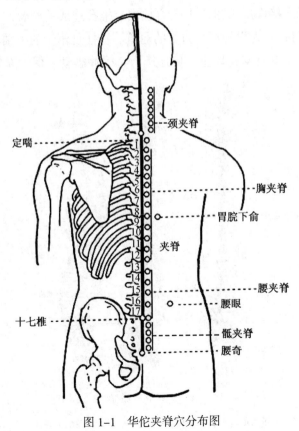

图 1-1　华佗夹脊穴分布图

34 穴（含位于胸 1 ～ 12 椎及腰 1 ～ 5 椎两侧的夹脊穴）。

48 穴（含位于颈 1 ～ 7 椎与胸 1 ～ 12 椎及腰 1 ～ 5 椎两侧的夹脊穴）。

56 穴（含位于颈 1 ～ 7 椎、胸 1 ～ 12 椎、腰 1 ～ 5 椎及骶 1 ～ 4 椎两侧的夹脊穴）。

笔者认为，颈夹脊穴与骶夹脊穴在临床实践中有良好的疗效，已被广泛应用于临床，应当列入夹脊穴的范围，从而扩大夹脊穴的适应证与临床应用，使其不断完善。

三、解剖

华佗夹脊穴位于脊椎棘突下，了解脊柱的形态结构、脊髓的位置和脊髓节段与椎骨的关系、穴位局部解剖，对取穴和临床应用有重要意义。

（一）脊柱的形态

脊柱由 7 块颈椎、12 块胸椎、5 块腰椎、1 块骶骨和 1 块尾骨借椎间盘、韧带和关节等连接而成（图 1-2）。脊柱内有椎孔连成的椎管，容纳脊髓。两侧有 23 对椎间孔，为脊神经和血管的通道。脊柱是躯干的中轴和支柱，上承颅，下接下肢，具有支持体重、传递压力、缓冲震动、保护脊髓和内脏以及运动等功能。

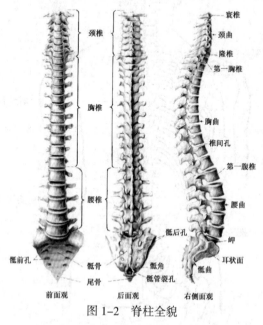

图 1-2　脊柱全貌

（郭文光，王序 . 人体解剖彩色图谱 . 人民卫生出版社）

脊柱在矢状位上有四个生理性弯曲，即突向前的颈曲和腰曲；突向后的胸曲和骶曲。颈曲和腰曲是出生后发育过程中，随着抬头、站立和行走而逐渐形成的。这些弯曲使脊柱具有弹性，对步行或跳跃中所产生的震动起缓冲作用，并有利于维持身体的平衡。

相邻两个椎骨之间的运动幅度很小，但是这些微小的运动总合起来，便使脊柱具有很大的活动范围，沿冠状轴能做前屈后伸运动；沿矢状轴能做侧屈运动；沿垂直轴能做旋转运动。这些运动主要通过颈部和腰部进行，故损伤也多见于这两个部分。

（二）脊髓的位置和脊髓节与椎骨的关系

脊髓位于椎管内，脊髓上端于枕骨大孔处与延髓相续；颈膨大上起第三颈椎，下抵第二胸椎；腰膨大相当于第九胸椎至第十二胸椎之间；脊髓下端于成人平对第一腰椎体下缘，但女性和小儿的脊髓下界较低，可达第二腰椎，新生儿的脊髓下界更低，平于第三腰椎高度。这种年龄变化，说明了脊髓与脊柱的生长速度不一致。

在胚胎早期，脊髓几乎与椎管等长，所有脊神经根都略呈水平地走向相应的椎间孔。自胚胎第 4 个月起，脊柱的生长速度比脊髓显著加快，两者之间出现差距，由于脊髓上端位置固定，结果使脊髓下端的位置逐渐上移，到出生时，脊髓下端还停留在第三腰椎平面，至成年才上升到第一腰椎高度（图1-3）。由于脊髓与脊柱位置关系的上述变化，一方面，从脊髓各节段发出的脊神经根自上而下逐渐改变了原有的水平走向，即颈部的神经根大致是横行的，胸部神经根就逐渐向下斜行，腰骶部的神经根几乎垂直向下，于终丝周围形成马尾。另一方面，脊髓节段与椎骨的平面不相一致，脊髓各节均较相应的椎骨高，并且越到脊髓下段，脊髓节高出相应椎骨的距离就越大。一般来说，上部颈髓（$C_{1\sim4}$）与脊柱相对位置基本一致，颈髓对第三颈椎；下部颈髓（$C_{5\sim8}$）和上部胸髓（$T_{1\sim4}$）高 1 个椎骨数，如第六颈髓对第五颈椎；中部胸髓高出同序数椎骨约 2 个椎骨数，如第七胸髓对第五胸部胸髓；下部胸髓（$T_{9\sim12}$）高出同序数椎骨约 3 个椎骨数，如第十胸髓对第七胸椎；全部腰髓平对第十、十一胸椎；骶、尾平第二胸椎和第一腰椎。脊髓各节与椎骨的对应关系，对病位诊断具有重要意义，如某一患者出现第六胸髓症状，则可判断其病灶位置不在第六胸椎而在第四胸椎。

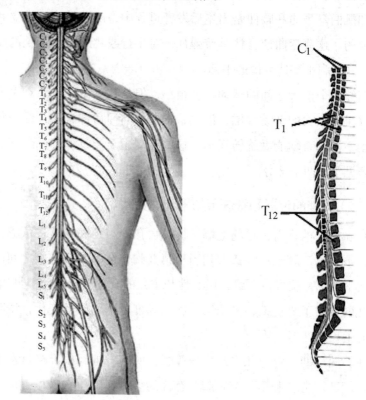

图1-3　脊髓的节段与椎体的关系

（郭文光，王序．人体解剖彩色图谱．人民卫生出版社）

（三）华佗夹脊穴的局部解剖

在横突间的肌肉和韧带中，大致分为三层：浅层有斜方肌、背阔肌、菱形肌；中层有上下锯肌；深层有骶棘肌和横突棘突间的短肌。因为穴位所处的位置不同，穴位都有相应椎骨下方发出的脊神经后支及伴行的动静脉丛分布。

四、操作

夹脊穴位于脊部，针刺、电针、温针、灸法、梅花针叩刺、刺络放血、穴位注射、捏脊、按摩等法均可应用。针法与深度如下。

1. 直刺法。瘦人进针深度为0.5～1.0寸，胖人进针深度为1.0～2.0寸。

2. 斜刺法。针尖偏向脊中线斜刺，针体与体表呈75°内斜夹角，颈段进针深度为 0.5～0.8 寸左右，胸段为 1.5 寸左右，腰段为 2.0～2.5 寸左右，骶段为 1.5～2 寸左右。可根据身体胖瘦与肌肉厚薄酌情而定，针刺时待患者有麻胀感时即停止进针，严格掌握进针的深度与角度，防止损伤内脏及引起外伤性气胸。

五、功能与主治

（一）功能

平衡阴阳，扶正祛邪，调和五脏，通降六腑，行气活血，疏通经络。

（二）主治

其主治范围较广。颈 1～5 夹脊穴治疗头面部疾患；颈 4～7 夹脊穴治疗头、颈、肩及上肢疾病；胸 1～4 夹脊穴治疗肺及上肢疾病；胸 4～7 夹脊穴主治心脏疾患；胸 7～10 夹脊穴治疗肝胆疾病；胸 10～12 夹脊穴治疗脾胃疾病；腰 1～2 夹脊穴治疗肾脏疾病；腰 3～5 夹脊穴治疗膀胱、大小肠、盆腔疾病；腰 4～5 与骶夹脊穴主治下肢疾病。

华佗夹脊穴的治疗范围很广，有很高的临床应用价值，以上只是简要的节段划分，其主治范围不能仅限于此，在以后章节中还要详细介绍。

第三章

华佗夹脊穴的理论基础

第一节　华佗夹脊穴与经脉的联系

华佗夹脊穴位于督脉与膀胱经之间，因此与二脉的联系最为密切。人体中"脊为阳中之阳"，督脉为"阳脉之海"，夹脊与督脉旁通足太阳，并与足太阳多处重叠，经气相通，共主全身之阳。《灵枢·背俞》云："五脏之俞，皆本于太阳而应于督脉。"华佗夹脊穴位于脊柱旁，由此发出的脊神经与动、静脉通于全身。这说明督脉、夹脊穴、足太阳膀胱经三者相连，与全身经脉也有着密切的联系。

一、与督脉的联系

督脉为奇经八脉之一，具有一定的循行路线。它起于少腹内，下出于会阴部，向后行于脊柱的内部，上达项后风府进入脑内，上行巅顶，沿前额下行鼻柱。它是循行于脊部椎骨的一条重要经脉，诸阳脉循行均于此交会，故为"阳脉之海"，统督诸阳。

（一）同在背脊，相近相邻，一脉贯通

督脉与夹脊穴同在背脊处，督脉循行于脊柱内部，华佗夹脊穴位于椎骨棘突下，故为近邻。夹脊穴夹脊里督脉，与督相通，故一脉相承。按西医学解剖，脊柱内有脊髓、神经、血管，夹脊穴下有脊神经后支及伴行的动、静

脉<u>丛</u>，二者是主干与分支的关系，故紧密相连，有着不可分割的联系。以脊髓神经为枢，通过脊神经通往全身各组织器官，发挥其生理功能。这与中医学督脉为"阳脉之海"，统督诸阳的观点，是较一致的。由于二者在部位、循行、功能方面密切联系，因此在发病、诊断、治疗上都有着重要的意义。

（二）治疗上都可用节段划分

督脉沿脊柱而行，夹脊穴在脊柱旁排列。督脉为"阳脉之海"，统督诸阳。夹脊穴下的脊神经分布在人体的一定区域，故在功能上支配一定的区段，在疾病的治疗上有一定的节段性，并有一定的规律性。

1. 督脉穴的主治规律

头面部穴：主治神志疾患，如癫痫、头晕、目眩、头痛、目疾、昏迷、鼻渊、惊风等。

颈部穴：主治项背强急、上肢疾患。

胸背上部穴：主治心肺疾患。

胸背中部穴：主治肝胆、脾胃、大小肠疾患。

腰背部穴：主治腰肾、膀胱、男女科及下肢疾患。

2. 华佗夹脊穴主治规律（表1-1）

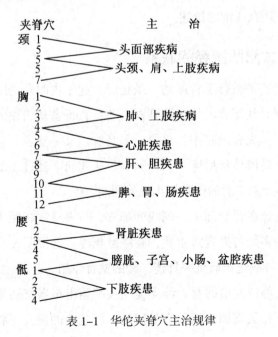

表1-1　华佗夹脊穴主治规律

（三）在取穴与操作上可相互为用

督脉循行于脊椎正中，夹脊穴在椎棘突下旁0.5寸，相距很近，又同为一源。在生理病理上互为影响，疾病的治疗谱上有很多相同之处。故在取穴上可互相参考，决定取舍，或同取或单取。例如：治疗腰椎骨质增生、腰椎间盘突出症、增生性脊柱炎等椎体病变，应用督脉穴与夹脊穴同取法。督脉穴直接作用椎体病灶，夹脊穴可解除椎体神经的压迫。两者相合，标本兼治，相得益彰。督脉穴与夹脊穴配，扶正祛邪作用更显，督脉主阳经可补益，夹脊通气血可泻实，如治疗肾阳虚引起的尿潴留，取命门补真阳助气化，针夹脊泻水道以利尿，二者配合，疗效益佳。

督脉与夹脊穴手法操作时用透刺法，可督脉穴透夹脊穴，如命门透夹脊穴治疗阳痿早泄有良效。针刺时怕伤及督脉，可夹脊穴透督脉穴，亦可取效。

在治法上督脉穴与夹脊穴也是灸法、电针、梅花针叩刺、拔罐、穴位注射的重要部位，常常一并应用。例如：应用铺灸法治疗类风湿性关节炎（在督脉与夹脊穴循行的部位铺中药与艾绒的灸法）就是督脉与夹脊同灸的方法。再如中医传统的捏脊疗法，是以督脉为主线，波及夹脊与背俞穴的同时应用。因此，督脉与夹脊穴临床配合应用是常用的治法，也有着很好的临床疗效，在以后的篇章中还有详细的论述。

二、与足太阳膀胱经的联系

足太阳膀胱经是循行于背部的一条正经，起于内眼角的睛明穴，上行于额部交会于头顶，其支者，从头顶到耳上角；直行者从头顶入内络脑，复出下行后项，循肩膊夹脊抵腰中，络肾，属膀胱。又一支者，通贯肩胛，挟脊下行，过髀枢，循髀外从后廉，下合腘中，从此向下经过小腿肚，出于外踝骨后面，沿足小趾末节后的圆骨至小趾外侧端。

足太阳膀胱经在背脊部第一侧线的腧穴，与夹脊穴相距1寸，足太阳经筋夹脊上项，并多处与夹脊穴重叠，有络脉相连。这说明夹脊穴与督脉及膀胱经经气相通，针刺之可起到一针连二经的整合作用。

由于夹脊穴部位发出的脊神经支配相关脏腑组织器官的生理功能，针刺夹脊穴就能治疗相关脏腑组织器官的疾病；膀胱经的腧穴（肺俞、心俞、肝俞、胆俞、脾俞、肾俞、三焦俞、膀胱俞、大肠俞、小肠俞等），由于经络与脏腑络属，针刺背俞穴就能治疗相关脏腑与组织器官的病变。在这方面有类同之处，是因为脊神经分布与脏腑经络的络属有着密切的不可分割的联系。

在取穴上可根据病情，背俞穴与夹脊穴相配，其临床疗效更佳。例如：治疗肺与气管的病症，胸1～4夹脊穴与肺俞、大杼、风门相配；治疗心脏疾患，胸4～7夹脊穴与厥阴俞、心俞、膈俞相配；治疗肝胆疾病，胸7～10夹脊穴与肝俞、胆俞相配；治疗脾胃疾患，胸10～12夹脊穴与脾俞、胃俞相配；治疗肾、膀胱、大小肠疾病，腰夹脊穴与肾俞、膀胱俞、大肠俞、小肠俞、气海俞相配；治疗子宫、盆腔、下肢疾患，骶夹脊穴与关元俞、膀胱俞、中膂俞相配。夹脊穴与背俞穴相合，不仅对脏腑病症有良效，而且对脏腑所络属的器官与肢体的疾病，亦有一定的治疗作用。

三、与其他经脉的联系

脊柱与华佗夹脊穴及其他经脉有着广泛的联系，足太阳经"挟脊"；足少阴经"贯脊"；足阳明之筋"上循胁属脊"；足少阴之筋"循脊内"；手阳明之筋，支者，"夹脊"；督脉"贯脊""夹脊"，诸阳经皆于此交会。

经络系统是人体内沟通表里内外，联系上下左右，网络周身前后，将五脏六腑、四肢百骸、五官九窍、筋脉皮肉联成一个统一整体的组织结构。因此，华佗夹脊穴也是这一组织结构中的一部分，他与全身经脉都有着密切的联系。由于他特殊的部位，一是与督脉相连，为阳脉之海、统督诸阳经，主一身之阳；二是穴下的脊神经根发出的神经，内属脏腑，外络肢节，是一个网络系统，与经络系统密切相关。他如同一棵树，脊髓神经为树干，出脊髓发出的脊神经与血管如同树干的分支，上达头脑，内达脏腑，外达肢端，分布于全身各个组织器官，发挥着重要的生理功能。如果脏腑组织器官功能障碍而发生疾病时，就可以针刺夹脊穴而达到治疗疾病的目的。

现代研究证明，经络有传感作用，如同神经传导功能，说明神经系统与经络系统有着密切的关系。所以不能把夹脊穴看成一个单纯的经外奇穴，应用经络系统与神经系统的整体观来认识夹脊穴，以一般规律与特殊规律应用夹脊穴。

在具体应用夹脊穴时，根据与其他经脉的联系，在取夹脊穴同时与其他经脉的腧穴相配，可提高临床疗效，扩大治疗范围。

第二节　华佗夹脊穴与脏腑的关系

人体以五脏六腑为核心，通过经络把人体各个组织器官联系起来，组成一个有机的整体，从而维持了人体正常的生理功能。

华佗夹脊穴部位发出的脊神经根有支配相关脏腑组织器官生理功能的作用，针刺夹脊穴就能治疗相关脏腑的病症。

一、胸1～3的脊神经与肺的生理功能密切相关

肺的主要生理功能：司呼吸，主宣发肃降，通调水道，输精于皮毛，开窍于鼻，通于咽喉等。如肺的功能失调，就会产生咳嗽、气喘、痰多、咽喉肿痛、自汗盗汗、鼻塞流涕等。针灸胸1～3夹脊穴，可以治疗以上病症。

二、胸4～7的脊神经与心的生理功能密切相关

心的主要生理功能：主血脉，主神志，主汗液，开窍于舌等。如心的生理功能失调，就会出现心痛、心悸、汗出、口舌生疮等。针灸胸4～7夹脊穴，可治疗以上病症。

三、胸8～10的脊神经与肝的生理功能密切相关

肝的主要生理功能：主疏泄，主藏血，主筋，疏泄胆汁，开窍于目等。如肝胆生理失调，就会产生胁肋胀痛、经血失调、关节屈伸不利、抽搐、黄疸、目疾等。针灸胸8～10夹脊穴，可以治疗以上病症。

四、胸10～12的脊神经与脾胃的生理功能密切相关

脾胃的主要生理功能：主运化，主统血，主四肢肌肉，开窍于口等。若脾胃的生理功能失调，就会产生脘腹胀满、疼痛、恶心呕吐、不思饮食、腹泻、出血、四肢无力等。针灸胸10～12夹脊穴，可以治疗以上病症。

五、腰1～4的脊神经与肾的生理功能密切相关

肾的主要生理功能：主藏精，主持人体的生殖与发育，主水液，主骨生髓通于脑，开窍于耳等。如肾的生理功能失调，就会产生不孕不育、生长发

育缓慢或早衰、水肿、小便不利、骨骼疾病、记忆力减退、耳鸣耳聋等。针灸腰 1 ～ 4 夹脊穴，可以治疗以上病症。

六、骶神经与膀胱、子宫、大小肠的生理功能密切相关

其生理功能主要与水液代谢、二便、妇女孕育、消化吸收有关。若膀胱、大小肠、子宫功能失调，就会产生小便不利、水肿、腹痛、泄泻、月经不调、痛经、闭经、阳痿、早泄、不孕不育等病症。针灸骶夹脊穴，可以治疗以上病症。

华佗夹脊穴在脊椎棘突旁开 0.5 寸，旁开 1.5 寸即是背俞穴，背俞穴在膀胱经的第一侧线，每个脏腑都有其相对应的背俞穴，如肺俞、心俞、肝俞、胆俞、脾俞、胃俞、三焦俞、肾俞、大肠俞、小肠俞、膀胱俞。足太阳经夹脊上项，多处与夹脊穴重叠，有络脉相连，说明华佗夹脊穴与每个脏腑都有着密切的联系，由于经络与脏腑络属，在生理上密切相关，在病理上相互影响，在治疗上就可以相互为用。在具体应用时，可以横向联系，每一个夹脊穴对应一个脏腑背俞穴，这个夹脊穴就能治疗相关脏腑的疾病。如胸 3 夹脊穴对应肺俞，胸 5 夹脊穴对应心俞，胸 9 夹脊穴对应肝俞，胸 10 夹脊穴对应胆俞，胸 11 夹脊穴对应脾俞，胸 12 夹脊穴对应胃俞，腰 1 夹脊穴对应三焦俞，腰 2 夹脊穴对应肾俞，腰 4 夹脊穴对应大肠俞，骶 1 夹脊穴对应小肠俞穴，骶 2 夹脊穴对应膀胱俞穴。在临床治疗时，还可应用夹脊穴与脏腑的关系，对夹脊穴与相应的脏腑背俞穴同时针灸，则疗效更好。还可用透刺法，即夹脊透背俞，背俞透夹脊，起到一针连二穴的整合治疗作用。

第三节　华佗夹脊穴与神经系统的关系

华佗夹脊穴位于脊椎棘突下，每穴处有脊神经根。脊神经上通中枢神经系统，并分布全身各个组织器官，它与中枢神经系统及自主神经系统均有着密切的联系。

一、与中枢神经系统的关系

中枢神经系统包括脑（丘脑、中脑、小脑、脑桥、脑干、延髓）和脊髓，见图 1-4。

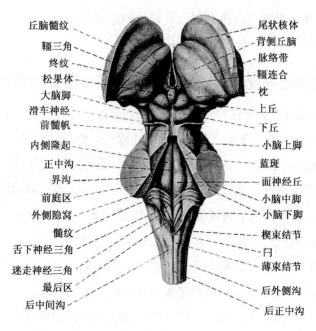

图 1-4　中枢神经系统

（郭文光，王序．人体解剖彩色图谱．人民卫生出版社）

左侧标注（从上到下）：丘脑髓纹、缰三角、终纹、松果体、大脑脚、滑车神经、前髓帆、内侧隆起、正中沟、界沟、前庭区、外侧隐窝、髓纹、舌下神经三角、迷走神经三角、最后区、后中间沟

右侧标注（从上到下）：尾状核体、背侧丘脑、脉络带、缰连合、枕、上丘、下丘、小脑上脚、蓝斑、面神经丘、小脑中脚、小脑下脚、楔束结节、闩、薄束结节、后外侧沟、后正中沟

　　脑包括大脑、小脑和脑干。大脑是中枢神经系统最高级部分，身体各部分的运动、感觉等功能由大脑皮层的一定部位管理。通过分布全身的神经纤维，把外界的事物和变化反应给大脑，同时也不断地把体内各处的情况向大脑报告，由大脑进行分析、综合。同时又把大脑发出的相应命令传到身体各部，变成各种反应与动作。小脑主要是维持身体平衡，调节肌肉张力和协调运动。脑干是大脑、小脑和脊髓互相联系的重要通道，并在延髓和脑桥中有调节心跳和血管运动、呼吸、吞咽、呕吐和唾液分泌的功能。

　　脊髓位于椎管内，脊髓中央颜色较灰，叫灰质；周围部分较白，叫白质。脊髓灰质是神经细胞集中的部位，在横切面上呈蝴蝶形。其前面的部分为前角，是运动神经元的聚集地，患脊髓灰质炎（小儿麻痹）时主要在这个部位发生病变，故常引起有关肌肉的瘫痪。灰质的后面部分叫后角，这里的神经元是一部分传入神经末梢和中枢其他神经元联系的部位。在灰质的中央，有一个空腔，称为中央管，与脑室相通，里面充满脑脊液。脊髓的白质外面是神经纤维构成的传导束，有的传导束上行，把从躯干、四肢、内脏起源的神经冲动传到脑的各部分；有的传导束下行，把大脑的各部发出的冲动传到脊髓，兴奋或抑制脊髓的活动。这个过程叫脊髓反射弧。见图 1-5。

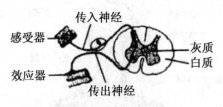

图 1-5　脊髓反射弧

（郭文光，王序．人体解剖彩色图谱．人民卫生出版社）

了解脊髓的结构与脊神经的反射，对理解夹脊穴与脊髓神经的关系、治疗机制及临床应用，大有益处。

脊髓不仅是神经系统上下传导的通路，而且还是许多反射活动的基本中枢，如膝反射、排尿反射、排便反射等。根据此原理，针刺夹脊穴治疗下肢疾患、排尿、排便障碍，可获一定的疗效。

在脊髓里，运动神经元和感觉神经元分布在不同的部位。但是，到躯干和四肢去的神经干里都既有传入（感觉）神经，也有传出（运动）神经。传入神经从后根（感觉根）进入脊髓，传出神经则从前根（运动根）离开脊髓。左右两侧的前、后根各在脊椎骨两侧由上、下两个脊椎形成的椎间孔处合并成为脊神经。

华佗夹脊穴处于脊椎棘突处，穴下有脊神经根，故夹脊穴处在重要的解剖位置。针刺夹脊穴将刺激信息与治疗作用，通过脊髓内传导通路传达中枢神经系统，对中枢神经起调节作用，可治疗脑部疾病。中枢神经系统又可通过脊髓神经下传对周围神经起调节治疗作用。例如，中枢神经系统疾病的脑血栓、脑梗死、脑萎缩、血管神经性头痛、脑积水、癫痫、痴呆、震颤、小脑共济失调、延髓麻痹、脊髓灰质炎等疾病。通过针刺夹脊穴以调节中枢神经，达到治疗作用，又通过调节中枢对周围神经系统疾病达到治疗作用。因此夹脊穴对中枢神经和周围神经有双重治疗作用。

二、与脊神经系统的关系

脊神经共有 31 对（颈 8 对、胸 12 对、腰 5 对、骶 6 对、尾 1 对），他们从脊髓发出，与动、静脉一起走行，分布于躯干、四肢与肌肉，管理这些部位的皮肤感觉与肌肉运动。见图 1-6。

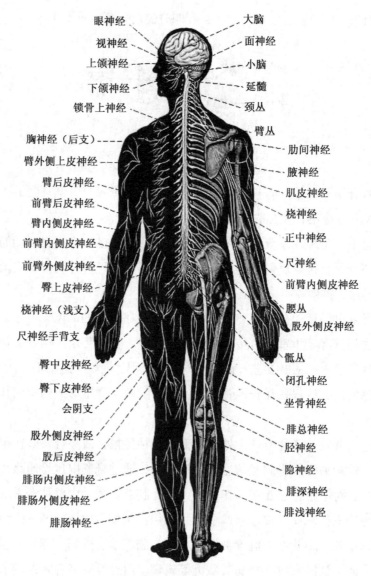

眼神经　　　　　　　　大脑
视神经　　　　　　　　面神经
上颌神经　　　　　　　小脑
下颌神经　　　　　　　延髓
锁骨上神经　　　　　　颈丛
　　　　　　　　　　　臂丛
胸神经（后支）　　　　肋间神经
臂外侧上皮神经　　　　腋神经
臂后皮神经　　　　　　肌皮神经
前臂后皮神经　　　　　桡神经
臂内侧皮神经　　　　　正中神经
前臂内侧皮神经　　　　尺神经
前臂外侧皮神经　　　　前臂内侧皮神经
臀上皮神经　　　　　　腰丛
桡神经（浅支）　　　　股外侧皮神经
尺神经手背支　　　　　骶丛
臀中皮神经　　　　　　闭孔神经
臀下皮神经　　　　　　坐骨神经
会阴支　　　　　　　　腓总神经
股外侧皮神经　　　　　胫神经
股后皮神经　　　　　　隐神经
腓肠内侧皮神经　　　　腓深神经
腓肠外侧皮神经　　　　腓浅神经
腓肠神经

图 1-6　全身的主要神经

（郭文光，王序．人体解剖彩色图谱．人民卫生出版社）

　　脊神经从椎间孔出来后，立即分为前支和后支。后支较细，支配背部肌肉的运动和背部皮肤的感觉。前支中只有胸神经是一根根地在肋骨下缘行走，形成肋间神经，支配胸壁和腹壁的肌肉和皮肤。其他脊神经的前支都与邻近几根神经结合起来，形成神经丛，如颈<u>丛</u>、臂<u>丛</u>、腰<u>丛</u>、骶<u>丛</u>等。从各个神经<u>丛</u>中再分出许多神经，分布到颈部、上肢、上胸、下肢和会阴部的皮肤和肌肉等。当这些神经受损时，可使它所支配的肌肉瘫痪、感觉麻木或疼痛。

因此，根据华佗夹脊穴与脊神经分布的关系，就可以判断某些疾病是哪些脊神经损伤或神经功能失调而引起，选取脊神经发出的相关夹脊穴针刺，就能治疗这些组织器官的疾病，并能取得较好的临床效果。例如：因为上肢的神经是从颈5、6、7与胸1脊神经发出的，所以，取颈5～7与胸1夹脊穴可以治疗上肢痛、肩周炎、上肢瘫痪、肌肉萎缩、上肢麻木、末梢神经炎等。因为下肢的坐骨神经是由腰4、5与骶1、2脊神经组成，所以取腰4～5与骶1～2夹脊穴可以治疗下肢痛、坐骨神经痛、腓总神经损伤、胫神经损伤、下肢肌肉萎缩、下肢麻木、下肢末梢神经炎等。

三、与自主神经系统的关系

自主神经系统为交感神经和副交感神经两大部分，前者自脊髓胸、腰段发出，后者从脑干和脊髓骶段发出。它的主要作用是支配内脏器官如心、肺、肠、胃等的功能活动。交感神经和副交感神经的纤维分布到同一器官，但两者的功能则相反。例如，交感神经使心跳加快，血压升高；副交感神经则使心跳减慢，血压降低等。它们的作用虽然相拮抗，但在中枢神经系统的控制下，它们又是互相协调、密切配合的，才使器官的活动随时适应机体的需要。

华佗夹脊穴周围正是脊神经所在之处，深层分布着脊神经节，他们借节间支连成交感神经，交感神经干与脊神经的连接点在体表的投影与夹脊穴密切相关。因此，针灸夹脊穴有调节自主神经系统的作用，可使交感、副交感神经的拮抗作用协调统一，治疗自主神经系统紊乱引起的疾病。例如，取胸段夹脊穴治疗气管炎、哮喘；取胸中段夹脊穴治疗心血管疾病如心绞痛、心律失常，萎缩性胃炎；取腰骶段夹脊穴治疗慢性结肠炎等。又如根据交感与副交感神经可使心跳加快或减慢的原理，针刺夹脊穴治疗心动过速与心动过缓都取得了较好的效果。这与针灸具有平衡阴阳、双向调节的理论是相一致的。

第四节　脊髓节段说

脊髓是脊神经的发源地，31对脊神经从脊髓发出，支配人体颈、上肢、胸、背、腹、下肢的皮肤、肌肉、骨骼等功能活动。自主神经系统的交感与副交感神经亦从脊髓发出，支配脏腑的功能活动。这些神经分布在一定的区域与节段，在体表的投影形成脊髓节段。

了解脊髓节段，一是便于疾病的诊断，如某一区域或某一节段发生疾病，就可知是哪一脊神经或周围神经功能障碍所致。二是便于针灸取穴，根据脊神经分布和病变部位，取与脊神经相关的夹脊穴，或配脊神经分支循经取穴，达到治疗疾病的目的。

应用针灸治疗疾病，主要依据经络学说，夹脊穴的临床应用也是以经络学说为基础。因为经络学说与神经系统有着密切的关系，所以，讨论脊髓节段、认识神经分布与经络的循行，对针灸的选穴定位、疾病的诊断与治疗有着重要意义。

脊神经根的脊髓段对治疗该神经根所支配的组织结构的疾病，提供了极好的刺激部位。背部脊柱两侧的华佗夹脊穴及背俞穴是治疗内脏疾病和局部疾病的重要穴位，同时脊柱两侧也是进行灸法、电针、按摩的适宜部位，脊神经的背支的皮支在椎骨横突处进入浅层，所以椎骨横突之上下缘也是适宜的针灸刺激部位。

在颈区，脊髓节段发出的神经根在其相应的椎体上面出椎间孔。有8个神经根，但仅有7个椎体、7个棘突（实际上寰椎棘突不可触及）。颈1神经根在枕骨和寰椎之间，颈8神经根在颈7和胸1椎体之间出椎间孔（胸1之棘突平颈8脊髓节段）。胸、腰、骶神经根在相应的椎体下面出椎间孔。

在上胸区，大约到胸10之间每棘突符合其相应的脊髓节段。因为棘突角度的关系，脊髓节段比相应的棘突高出两个节段，所以胸9的棘突平胸12脊髓节段，胸12神经根出胸12～腰1椎间孔。脊髓终止在腰1的下部或腰2的上部。

骶骨孔在骶骨的后面是刺激骶神经的极好位置，8个骶孔正好相当于八穴。

用棘突作标志，从枕部向下触诊，摸到的第1棘突是颈2的棘突。颈7的棘突是下一个最明显的标志。胸3、胸7、胸11的棘突分别相当于肩胛冈、肩胛下角和12肋骨水平。髂嵴一般在腰4水平，髂后上棘相当于骶2棘突水平。

了解脊髓节段和外周神经对身体组织结构的支配，对成功地进行针刺、电针、灸法和按摩是很有意义的。

皮节是一个脊神经支配的皮肤区域，一个脊神经或节段支配前后皮节。见图1-7。

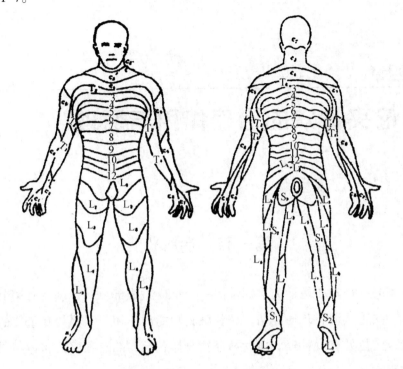

图1-7　身体前面和背面皮节图

（仿：Baker，A. B. and Baker，L. H. 19652）

注：颈—C、胸—T、腰—L、骶—S。

依据脊髓节段，神经支配一定的皮节、骨节、肌节的关系，在临床中有一定的应用价值和意义。就举例疼痛而言，准确地诊断疼痛的结构原因，需要根据患者的所痛部位，疼痛的感知，疼痛发生于浅在结构、深部躯体结构和内脏结构而有所不同，所以需要了解皮节、肌节和骨节的关系。临床医生评定疼痛，决定疼痛的性质、分布和结构来源，随后决定刺激部位，会获得更好的治疗效果。

第四章

华佗夹脊穴的治疗作用与原理

第一节 治疗作用

华佗夹脊穴亦是针灸治疗学的一个重要组成部分，针刺具有调节阴阳平衡、扶正祛邪、疏通经络、调整脏腑功能的作用。又因处在重要的解剖位置，穴位处有脊神经、血管丛通往身体各部，故有很好的整体与局部治疗作用。

一、调和阴阳

人体在正常情况下，阴阳处在相对平衡的状态，维持人体各个组织器官、脏腑的生理功能。如果人体阴阳失调，就会发生疾病。所以阴阳失调是产生疾病的根本原因，因此调理阴阳、恢复阴阳平衡是中医治病之原则。故《素问·至真要大论》曰："谨察阴阳所在而调之，以平为期。"《灵枢·根结》曰："用针之要，在于知调阴与阳。调阴与阳，精气乃兴，合形与气，使神内藏。"这就是说针灸治病的关键在于调节阴阳的偏胜与偏衰，使机体阴阳和调，保持精气充沛，形气相合，神气内存。

（一）针刺夹脊穴有调节阴阳平衡、双向调节作用

因为夹脊穴与督脉相通，督脉为阳脉之海，与六阳经有联系；督脉与任脉相贯通，任脉为阴脉之海，与六阴经有联系。针刺夹脊穴通过调节任、督

二脉，调整脏腑、组织器官的生理功能及阴阳平衡，达到协调统一之目的。

（二）通过夹脊穴针刺手法调和阴阳

根据阴阳偏胜偏衰，应用针刺补泻手法（如旋转、提按、疾徐、迎随、呼吸、开阖、导气等）以调和阴阳。阴阳虚弱者可用补法，以补其不足；阴阳偏胜者可用泻法，以泻其有余。这使阴阳偏胜偏衰得以纠正，以达到阴阳平衡。

（三）取华佗夹脊穴配辨证取穴调和阴阳

如肝阳上亢引起的高血压，取胸 7～10 夹脊穴配足厥阴肝经的行间、足少阴肾经的水泉以平肝降逆、育阴潜阳；如寒邪引起的胃痛，属阴邪偏胜，中阳不足，取胸 10～12 夹脊穴配足阳明胃经穴足三里和募穴中脘，以温中散寒，或针灸并用以温散寒邪。

（四）依据阴阳相互依存、相互制约、相互生化的理论调和阴阳

如阳病治阴，阴病治阳；补阳以制阴，补阴以制阳；育阴潜阳，从阳引阴，从阴引阳等法。针刺夹脊穴有良性调整作用，使失调的脏腑功能与失去平衡的阴阳恢复相对平衡，达到治疗作用。

二、扶正祛邪

疾病的发生，与人体的正气和致病因素两方面都有关，任何疾病的发生是正邪双方相争的具体反应。如正不胜邪，或邪气太盛，正气虚弱不能抵御外邪，就可发生疾病。疾病发生后，疾病随着正邪的盛衰而进退，正气胜则邪气退，疾病向好转痊愈。如邪盛正衰，则疾病加重或恶化。随着邪正双方的变化，疾病有两种不同证候。疾病的发生与发展过程，也是正邪斗争的过程，所以扶正祛邪是中医治疗疾病的重要法则，这也是针刺夹脊穴治疗疾病的原理之一。

（一）通过针刺手法，达到扶正祛邪的目的

实则泻之，虚则补之。在临床上补虚泻实是扶正祛邪法则的具体应用。病属实证者，针刺手法用泻法；病属虚证者，针刺手法用补法。如取腰 3～5 与骶 1～3 夹脊穴治疗尿潴留实证，针刺用泻法，以通泻膀胱水道；取胸 9～12 夹脊穴治疗中气下陷的胃下垂，针刺用补法，以补益中气、升阳举陷。

所以在临床上把针刺手法与辨证论治相结合，才能达到扶正祛邪的目的。

（二）华佗夹脊穴与辨证取穴相配，扶正祛邪作用更佳

华佗夹脊穴有扶正祛邪的作用，针刺之可调整脏腑的生理功能，使低下虚弱的功能得以增强与补充，使体内留滞瘀结的痰湿、瘀血等邪实得以祛除与排出，达到扶正祛邪的作用。亦可与辨证取穴、循经取穴相配。如气虚痛证与气海、关元、脾俞相配；如血虚病证与血海、心俞等相伍；肾虚的病证与命门、肾俞相合；热盛的病证与曲池、大椎等相配；痰盛的病证与丰隆、肺俞等相配。又如各种虚劳配膏肓、气海、关元、足三里、命门等穴，有补益作用；实证配十宣、中极、水沟，有泻下作用。故夹脊穴与辨证取穴、循经取穴结合应用，扶正祛邪，相得益彰。

（三）刺络放血有泻热祛邪的作用

华佗夹脊穴内属于脏腑，外络于肢节，根据神经节段支配和经络学说，在一定节段的夹脊穴刺络放血，就可治疗相关脏腑与器官的病变。

1. 有泻热作用，治疗实热证。

2. 有通络止痛作用，治疗气血瘀滞引起的肿痛。如在腰段夹脊穴刺络放血，治急性腰扭伤效佳。

3. 有镇静安神作用，可治疗癫、狂、惊悸、失眠等证。

4. 有消肿作用，治疗跌打损伤、局部肿胀疼痛等证。刺络放血治疗疾病主要是通过调整阴阳、疏通经络、调和气血、扶正祛邪等作用而实现的。

（四）温灸有温阳扶正祛邪的作用

温灸可振奋阳气，治疗脏腑阳气虚弱引起的病证，如温灸腰夹脊穴可治疗肾阳虚引起的阳痿、早泄、宫寒不孕等证。温灸有散寒祛邪的作用，如温灸夹脊穴可治疗脏腑虚寒、风寒湿痹等证。现代研究表明，温灸能增强机体的免疫功能，防御和抵抗各种致病因素的侵袭，这种作用与中医的"扶正抗邪"相类似。

三、疏通经络

疏通经络、调理气血是针灸治病的重要大法，针刺具有疏通经络、调和

气血的作用。华佗夹脊穴是经络学说的一部分，其穴位处的脊神经与血管丛分布身体各部，组成一个与经络相关的网络系统。针刺夹脊穴可以疏通经络、激发经气、行气活血、调节神经系统与经络系统的生理功能。

临床实践证明，针刺夹脊穴有很好的止痛效果，对头痛、坐骨神经痛、肋间神经痛、胃痛、胆绞痛、心绞痛、肾绞痛、盆腔痛、痛经、四肢关节痛等，都有明显的止痛作用。对炎性肿胀疼痛也有明显作用。以上疼痛的主要病机是由于经络闭阻不通、气血阻滞不和而致。针灸之所以能够止痛，就是通过疏通经络，使经络畅通、气血调和的缘故。

在临床具体应用中，还可灵活应用艾灸、刺络放血、温针、电针、穴位注射、按摩夹脊穴等方法，亦有很好的疏通经络、调和气血的功用。

四、调整脏腑功能

人体以五脏六腑为中心，通过经络将人体各部联成一个有机的整体，所以人体的一切功能活动，都离不开脏腑经络。根据脏腑的生理病理与经络的联系，通过针刺夹脊穴以调整脏腑的功能，达到治疗疾病的目的。

（一）夹脊穴的不同节段，可调整相关的脏腑功能

夹脊穴分布于脊椎两侧，每穴位处均有脊神经与动静脉丛分布，每一节段的脊神经、血管都与相关脏腑的生理功能有关。针刺有关的夹脊穴就能调整相关脏腑的生理功能，治疗脏腑的病证。

1. 调整肺的功能

肺司呼吸，主一身之气，外合皮毛，开窍于鼻，与咽喉相通，其华在面，与大肠相表里。这组成一个以肺脏为中心的功能系统。针刺胸 1～4 夹脊穴，可调整肺的生理功能，并可影响如鼻、咽喉、皮毛、大肠等组织器官的功能，治疗肺与这些组织器官的疾病。例如，针刺胸 1～4 夹脊穴，可治疗慢性支气管炎、哮喘、肺气肿等病。

2. 调整心的功能

心主血脉，司神明，心包为宫城，开窍于舌，其华在面，与人体汗液有关，与小肠相表里。这组成了一个以心脏为中心的功能系统。针刺胸 4～7 夹脊穴，可调整心脏的生理功能，并可影响如心包、舌、汗腺、小肠等组织

器官的功能，治疗心与这些组织器官的疾病。例如，针刺胸 4 ～ 7 夹脊穴，可治疗心绞痛、心悸、失眠等病证。

3. 调整肝的功能

肝主藏血，主疏泄，与情志有关，开窍于目，其华在爪，主筋，与胆相表里。这组成了一个以肝胆为中心的功能系统，生理上相互关联，病理上互相影响。针刺胸 7 ～ 10 夹脊穴可调整肝胆的生理功能，并可影响如眼、筋膜、爪甲、情志等组织器官的功能，治疗肝胆与这些组织器官的疾病。例如，针刺胸 7 ～ 10 夹脊穴，可治疗胆囊炎、精神分裂症、震颤等疾病。

4. 调整脾的功能

脾主运化，为气血生化之源，参与人体的水液代谢，主四肢肌肉，开窍于口，与胃相表里。这组成了一个以脾胃为中心的功能系统，在生理上相关联，病理上互相影响。针刺胸 10 ～ 12 夹脊穴，可调整脾胃的生理功能，并可影响如四肢肌肉、口唇等组织器官的功能，治疗脾胃与这些组织器官的疾病。例如，针刺胸 10 ～ 12 夹脊穴，可治疗胃痛、胃下垂、流口涎、肌肉萎缩等疾病。

5. 调整肾的功能

肾藏精，主人体生殖发育，主骨，生髓，通于脑，参与人体水液代谢，开窍于耳与二阴，其华在发与齿，与膀胱相表里。这组成了一个以肾脏为中心的功能系统，在生理上相关联，在病理上互相影响。针刺腰 1 ～ 5 夹脊穴，可调整肾与膀胱的生理功能，并可影响如耳、齿、发、脑髓、骨骼等组织器官的功能，治疗肾与膀胱及这些组织器官的疾病。例如，针刺腰 1 ～ 5 夹脊穴，可治疗肾绞痛、膀胱炎、尿潴留、脑萎缩、脱发等疾病。

（二）夹脊穴与背俞穴相关，共同作用调整脏腑功能

夹脊穴与足太阳膀胱经相近相邻，膀胱经有多处与夹脊穴相连，故二者在生理、病理及治疗上互为影响，有着密切的联系。膀胱经脉的肺俞、心俞、肝俞、脾俞、肾俞、膀胱俞、胆俞、胃俞、大肠俞、小肠俞、三焦俞，是调整脏腑功能与治疗脏腑病证的重要腧穴，它与夹脊穴节段调整脏腑功能与治疗脏腑病证有相似之处。在取穴应用时相互参考，可单取或同取，共奏其效。在针刺时可透刺，一针连二穴，共同调整脏腑功能，增强疗效，达到治疗疾

病的目的。

（三）通过调节自主神经系统来调整脏腑功能

自主神经包括交感神经与副交感神经，从脑干与脊髓胸、腰、骶段发出，分布于各脏腑来支配脏腑生理功能活动。针刺夹脊穴可调节自主神经系统的功能，从而达到调节脏腑生理功能活动的目的。因此，针刺夹脊穴可治疗脏腑活动障碍引起的病症。例如，针刺夹脊穴可治疗慢性萎缩性胃炎、胃肠功能紊乱、心律失常等病，均获良效。

五、局部治疗作用

局部治疗是指腧穴能治疗所在部位的病症，如面部的地仓、颊车治口喝；头部的太阳、百会、风池治头痛；足底的涌泉穴治足心热；足跟的大钟治足跟痛；胸部诸穴治胸痛；腹部诸穴治腹胀、腹泻等。以此类推，即"以痛为腧"，"必痛其处"之意。

华佗夹脊穴是人体气血输注的部位，分布在脊椎两侧，与督脉相连，与膀胱经相邻，也是病邪易侵犯的部位，所以脊椎周围的病症较多。夹脊穴所在，主治所及，针刺华佗夹脊穴可以治疗脊椎邻近部位的病症。例如颈、胸、腰椎骨质增生，肥大性脊柱炎，强直性脊柱炎，脊髓灰质炎，延髓麻痹，腰椎间盘突出症，脊神经根炎，腰椎结核，脊髓空洞症，截瘫，腰肌劳损，隐性骶椎裂等。凡是椎体周围组织器官的病症，以及以上病症引起的疼痛、麻木、功能障碍都可以针刺夹脊穴治疗。

华佗夹脊穴处有脊神经根、动静脉血管丛，针刺得气快，针感强，具有调节神经血管的功能，对脊椎或周围的病变有良好的治疗作用。

六、整体治疗作用

人体是一个有机整体，在经络的作用下，内联脏腑，外络肢节，联系内外，贯通上下，将人体有机地联系在一起。华佗夹脊穴是经络系统的重要组成部分，其穴位处的脊神经血管上通大脑，内联脏腑，外络肢节，通往全身，与全身各组织器官有着密切的关系。因此，各脏腑组织器官发生疾病时，就可以通过针刺夹脊穴发挥治疗作用，达到治疗疾病的目的。

根据生物全息理论，将夹脊穴视为一全息系统，在这一系统中有脏腑、神经、经络等全身各个组织器官，它们是一个整体，信息相通，互为关联，维持着正常的生理功能。

七、镇痛作用

针刺夹脊穴可通过影响中枢乙酰胆碱、中枢 5- 羟色胺、中枢肾上腺素、中枢多巴胺、γ- 氨基丁酸、内源性吗啡样物质等神经介质的释放、合成及功能活动来调节神经系统功能，可达到镇痛的目的。

（1）针刺夹脊穴的刺激信号通过脊髓神经传入大脑皮质，通过神经系统对疼痛进行调节，以达到镇痛作用。

（2）针刺夹脊穴直接作用于脊神经，调节脊神经功能，促进神经周围炎症吸收、减轻对神经根压痛，使脊神经的损伤修复与再生，对脊椎和背部的疼痛有较好的治疗作用。

（3）从脊髓发出的脊神经形成若干神经丛，而后分成若干神经干分布于躯干肢体，组成周围神经系统。针刺夹脊穴作用于脊神经，并可影响与调节周围神经，从而达到治疗躯干与肢端疼痛的作用。

（4）夹脊穴深处有交感神经椎旁神经节、交感神经干及其与脊神经相联系的灰、白交通支等结构。例如心绞痛、胆绞痛、肾绞痛等和临床所见的许多内脏疼痛是内脏传入神经的兴奋引起的，认为疼痛与自主神经传出活动亢进有关。针刺夹脊穴可调节自主神经系统与脏腑功能，使神经功能平衡协调，治疗脏腑的疼痛及其牵涉痛均有效。

第二节　用西医学解读华佗夹脊治百病原理

一、调节中枢神经系统

华佗夹脊穴与脊髓相连，脊神经是中枢信息传导的重要通路，故华佗夹脊穴与中枢神经系统有着密切的联系。它位于脊椎棘突下，每穴分布处有脊神经根，脊神经上通中枢神经系统，针灸夹脊穴可将针刺信息通过脊髓内传导通路上传中枢神经，对中枢神经系统起调节作用，可用于治疗脑出血、脑梗死、脑萎缩、血管神经性疾病、脑积水、癫痫、震颤、痴呆、小脑共济失调、延髓麻痹、脊髓灰质炎、小儿脑瘫等疾病。

二、调节消化系统

针灸对消化系统的胃肠蠕动、消化液的分泌、消化吸收与排泄、胆囊的收缩、肝脏的功能等，均有一定的调整作用。有报道称针刺可使唾液的分泌及成分发生改变；可增强食道及胃肠道的蠕动及消化液的分泌；有提高机体免疫防卫能力，使肝细胞再生，改善血流量和代谢功能；可促进胆囊的收缩与胆汁的分泌；对消化系统有消炎解痉作用。

夹脊穴与自主神经系统及脏腑的关系密切，并与督脉及膀胱经的脾俞、胃俞、肝俞、胆俞、大肠俞、小肠俞相关联，对消化系统有调整作用。

三、调节呼吸系统

针刺夹脊穴治疗呼吸系统疾病亦有较好疗效，笔者应用针刺夹脊穴治疗慢性支气管炎 56 例，治愈率达 51.8%，有效率达 94.6%，针刺后呼吸气急、咳嗽痰多等症得到改善。其作用机制与调整呼吸系统功能有关，并有扶正祛邪、清热消炎、止咳化痰的作用。

四、调节心血管系统

笔者应用针刺夹脊（胸 4 ～ 7 与腰 4 ～ 5 与骶 1）穴，治疗心律失常 113 例（其中心动过速 52 例，心动过缓 36 例，早搏 25 例），治愈率达 61.9%，有效率为 95.6%。说明针刺夹脊穴治疗心律失常有良效，而且对心动过速和心动过缓的心律失常均有治疗作用。其原理是交感神经和副交感神经从胸、腰、骶段发出后分布于心脏，交感神经可使心跳加快，副交感神经使心跳减慢。针刺胸、腰、骶段相关的夹脊穴，可调节交感神经与副交感神经的功能，从而达到调整心律失常的作用。还应用针刺夹脊穴（胸 4 ～ 8）治疗冠心病心绞痛 52 例，治愈率为 48%，有效率为 92.3%。这说明针刺夹脊穴能改善冠状动脉的循环障碍，增强其血液循环，有利于心肌缺血或缺氧时的新陈代谢。

针刺夹脊穴对心功能有调整作用。在临床中曾应用针刺胸 4 ～ 5 夹脊穴治疗心功能不全 12 例，有效率为 91%。针刺 7 次后心悸、气急、肝大、浮肿、尿少等临床症状均有减轻。这可能对改善心功能，降低心脏的前后负荷，减少心肌耗氧量，提高心肌收缩力，增加心排血量，使心功能好转有一定的作用。

五、调节血液系统

在应用夹脊穴临床中发现，铺灸督脉与夹脊穴治疗再生障碍性贫血，能使红细胞与血红蛋白上升，血小板数增加，并有促进骨髓造血功能的作用；针刺夹脊穴治疗高血压、脑血栓，可使胆固醇下降，有降血脂的作用。还有人针刺夹脊穴治疗传染性肝炎，用呼吸补泻法或轻刺激手法多使转氨酶增高，而用泻法则多使转氨酶下降。说明针灸对红细胞、白细胞、血小板、血红蛋白等血液成分以及血中胆固醇、转氨酶等化学成分，均有一定的调整作用。

六、调节泌尿系统

针刺腰夹脊穴或腰夹脊配肾俞、膀胱俞、命门穴治疗肾炎，可使肾脏的泌尿功能有明显增强，尿量较针前有所增加，尿蛋白减少，浮肿等症状亦有明显好转。这说明针刺对肾的泌尿功能有调整作用。

针刺夹脊穴对膀胱的储尿排尿功能有一定的调节作用，笔者应用针刺腰3～5与骶1～3夹脊穴治疗尿失禁38例，显效率为47.4%，有效率为92.1%。憋尿时间比针前延长1小时者18例，憋尿时间比针前延长39分钟者15例。这说明针刺夹脊穴可以促进膀胱节律性收缩，提高膀胱平滑肌的肌张力。还应用针刺夹脊穴治疗尿潴留62例，治愈率为62.9%，有效率为93.5%。

针刺对尿潴留、排尿功能的影响，与神经反射有关，脊髓与膀胱的神经损伤轻者，针刺效果较好；脊髓与膀胱的神经损伤严重者，治疗效果较差或很难取得疗效。这说明针刺治疗排尿与控尿障碍，是通过调节脊髓神经与交感副交感神经对膀胱平滑肌和括约肌而实现的。

七、调节免疫功能

华佗夹脊穴与督脉脊髓相连，据临床观察有良好的抗菌消炎作用，与提高白细胞数、增强对病原体的吞噬能力有关。针灸督脉与夹脊穴亦可增强机体的免疫功能，朱氏等观察铺灸（督脉夹脊）对RA患者免疫功能的影响，多数患者血红蛋白（Hb）升高，血沉（ESR）下降，类风湿因子（RF）转阴，淋巴细胞转化率（LTT）和 E- 玫瑰花结形成率（E-RFT）提高，补体 C3 增高。这说明铺灸对治疗 RA 及提高机体免疫功能有作用，是针灸夹脊穴抗炎及治疗多种疾病的重要物质基础，但还需做进一步研究。

八、调节脊神经系统

脊神经从椎间孔走出后，前支沿肋骨下缘行起，形成肋间神经。针刺相应的夹脊穴，治疗肋间神经疾病有奇效；脊神经的前支部与邻近的几根神经结合，组成神经丛，如颈丛、臂丛、腰丛、骶丛等，从神经丛中再分出许多神经，如臂丛神经分出桡神经、正中神经；腰骶丛分出坐骨神经、胫神经、腓总神经等。根据华佗夹脊穴与神经的走行分布，针刺颈夹脊穴可治疗肩胛、肩周及上肢的疼痛麻木，肌肉萎缩，上肢瘫痪无力等；针刺腰骶部夹脊穴可治疗腰骶部疼痛、坐骨神经痛、下肢瘫痪、下肢麻木、下肢萎缩、末梢神经炎等。

九、调节自主神经系统

自主神经系统为交感神经和副交感神经，前者从脊髓胸腰段发出，后者从脑干与脊髓骶段发出，支配内脏器官，如心、肺、胃、肠等的功能活动。针刺相应的夹脊穴，可以治疗脏腑功能失调引起的病症，笔者在临床中根据这一理论，针刺胸、腰、骶段的相关夹脊穴，能治疗心律失常，心动过速的可使心率减慢，心动过缓的可使心率加快，取得了良好的效果。这充分说明了夹脊穴能调节自主神经系统的功能，也体现了良好的双向调节作用。

十、能调节各系统的功能

华佗夹脊穴与脊髓相连，脊神经是中枢信息传导的通路，针刺夹脊穴对人体各系统起调节作用。临床研究证明，对消化系统、呼吸系统及心血管系统、泌尿系统、免疫系统功能失调而致的疾病，均有很好的疗效。关于对各系统的调节和治疗机制，需要做进一步的实验与临床研究，用现代科学的先进方法，为华佗夹脊治百病提供可靠的资料。

第五章

华佗夹脊穴的施治方法

根据病情，应用不同的施治方法，对华佗夹脊穴进行一定的刺激，能够激发经气，调整脏腑功能，使机体恢复健康，达到防治疾病的目的。常用的施治方法有针刺、灸法、电针、温针、刺络放血、穴位注射、拔罐、捏脊、按摩、挑治、激光穴位照射等。

第一节 针 刺

针刺疗法，即普通的毫针疗法，是临床最常用的针法。最适用于华佗夹脊穴的针刺治疗一般选择 26～28 号毫针，1.0～3.0 寸长的针最常用。

一、针刺重视手法

针刺手法是针灸最基本的技术，要求进针快、手法熟练，减少疼痛，也是提高疗效的基本保证。基本手法如进、退、捻、留、捣或提插、捻转；辅助手法有循、弹、刮、摇、搓、飞、颤等。

二、针刺得气与疗效关系密切

得气是指针刺入穴位后所产生的特殊感觉和反应。得气时患者感到酸、麻、胀、痛、重，有时还会出现凉、热、痒、触电、蚁行、水波等感觉。把这种针刺感觉传导，称为"传感"。《灵枢》称为"气至"。患者得气时医者感到针下沉紧、涩滞。如果未得气则医者手下感觉虚滑，患者也没有什么感觉。如《标幽赋》云："气之至也，如鱼吞钩饵之沉浮；气未至也，如闲处幽堂之深邃。"《针灸大成》曰："如针下沉重紧满者，为气已至；……如针下轻浮虚活者，气犹未至；插豆腐者，莫能进之，必使之候，如神气既至，针自紧涩，可依法察虚实而施之。"针刺能治疗疾病，主要是通过针刺得气而取得疗效，所以得气在针刺中具有重要意义，被历代医家所重视。《灵枢·刺节真邪》曰："用针之类，在于调气。"《灵枢·九针十二原》曰："为刺之要，气至而有效。"《针灸赋》也指出："气速效速，气退效退。"《针灸大成》又曰："用针之法……以得气为度，如此而终不至者，不治也。"这些论述均说明针刺得气与否，直接影响临床疗效，得气快则疗效好，得气慢则疗效差，不得气则无效而病难治。

临床中常遇到不得气或得气不佳的病例，究其原因，一是医者取穴不准，针刺的深度、角度不对，手法不熟练；二是患者病久，气血虚弱，经气不足，反应迟钝而致。如何使针刺得气而气至，可用一定的手法促使气至。

1. 候气法

《针灸大成·经络迎随设为问答》曰："用针之法，以候气为先。"《素问·离合真邪论》曰："静以久留，以气至为故，如待所贵，不知日暮……。"在针刺时手法得当而乃不得气者，可将针留在穴位内等候气至。

2. 催气法

《神应经》曰："用右手大拇指、食指持针、细细动摇，进退搓捻其针，如手颤之状，谓之催气。"用行针的手法如捻转、提插、弹、刮、摇、飞、捣等，以激发经气催促气至。

3. 循气法

《金针赋》曰："气不至者，以手循摄，以爪切掐，以针摇动，进捻搓弹，至待气至。"即在针刺不得气时，用手在腧穴所属的经脉上循按或抓掐，以促进气血的运行，循经促使气至。

在针刺得气后，为使气至病所，使针感循经或一定的部位扩散至病位，可用行气法，以激发经气、增强治疗效果。若得气后气行不运时，可用推气法，用拇指、食指将针由得气处轻轻提起，使针尖朝向意欲行气的方向，拇指向前均匀而有力地推捻针柄，当针柄达到指腹后横纹时，即轻轻退后，然后再用力向前推第二次，如此反复施术，直至针下之气到达远端病所。

华佗夹脊穴分布在脊椎两侧，在椎棘突下旁开 0.5 寸处，针刺时首先以颈、胸、腰、骶椎为标志、取穴要准，才能得气快，传感强，效果好。若病久气血虚弱，不能得气时，可用催气法与循气法，使之气至；若气行不远或传感不能到达病所时，可用行气法与推气法。夹脊穴下有脊神经与动、静脉分布，只要取穴准，都能得气快，传感强。若得气慢、气行不远时，通过调整针刺角度与深度，或用催气、循气、行气、推气法，都能气至病所。特别是针刺夹脊穴治疗远端疾病时，得气快、传感强，气至病所者，则疗效佳。

三、针刺的补泻手法

《灵枢·经脉》曰："盛则泻之，虚则补之，热则疾之，寒则留之，陷下则灸之，不盛不虚以经取之。"《千金方》又云："凡用之法，以补泻为先。"指出了针灸治病的基本法则，应用补虚泻实的手法，以达到补虚泻实治疗疾病的目的。

1. 捻转补泻法

针下得气后，捻转角度小，用力轻，频率慢，操作时间短为补法。捻转角度大，用力重，频率快，操作时间长者为泻法。也有以左转时用力重，角度大为补；右转时用力重，角度大为泻。见图 1-8。

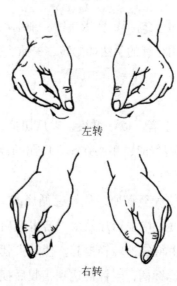

左转

右转

图 1-8　捻转补泻法

2. 提插补泻法

针下得气后，先浅后深，重插轻提，提插幅度小，频率慢，操作时间短者为补法。先深后浅，轻插重提，提插幅度大，频率快，操作时间长者为泻法。见图1-9。

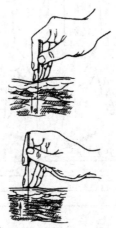

图1-9　提插补泻法

3. 疾徐补泻法

进针时徐徐刺入，少捻转，疾速出针者为补法。进针时疾速刺入，多捻转，徐徐出针者为泻法。见图1-10。

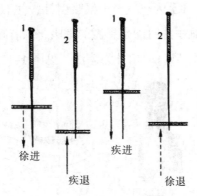

徐进　　疾退　　疾进　　徐退

图1-10　疾徐补泻法

4. 迎随补泻法

《针灸大成·杨氏补泻》云："得气以针头逆其经络之所来，动而伸之，即是迎；以针头顺其经脉之所往，推而内之，即是随。"也就是进针时针尖随着经脉循行去的方向刺入为补法，针尖逆着经脉循行来的方向刺入为泻法。见图1-11。

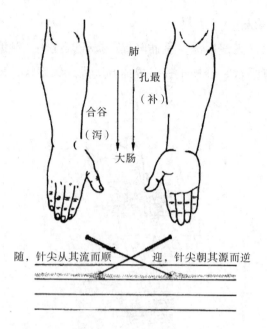

图 1-11　迎随补泻法

5. 呼吸补泻法

《素问·离合真邪论》曰："吸则内针，无令气忤，静以久留，无令邪布；吸则转针，以得气为故，候呼引针，呼尽乃去，大气皆出，故命曰泻。""呼尽纳针，静以久留，以气至为故，……候吸引针，气不得出，……大气留止，故命曰补。"即是用针刺手法时配合患者的呼吸，患者呼气时进针，吸气时出针为补法；吸气时进针，呼气时出针为泻法。见图 1-12。

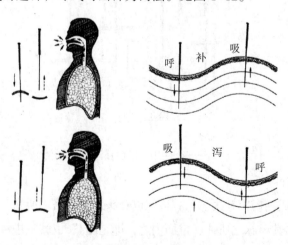

图 1-12　呼吸补泻法

6. 开阖补泻法

《灵枢·官能》曰:"泻必……遥大其穴,气出乃疾。补必……气下而疾出之,推其皮,盖其外门,真气乃存。"即出针后迅速揉按针孔为补法。出针时摇大针孔而不立即揉按为泻法。见图1-13。

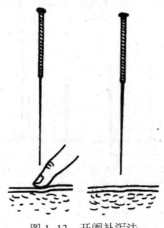

图1-13 开阖补泻法

7. 平补平泻法

进针得气后均匀地提插、捻转后即可出针。见图1-14。

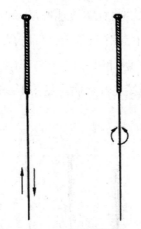

图1-14 平补平泻法

8. 复式补泻手法

它是一种比较复杂的补泻手法,其中以烧山火、透天凉为代表。

(1)烧山火:将针刺入腧穴应刺深度的上1/3(天部),得气后行捻转补法,再将针刺入中1/3(人部),得气后行捻转补法,然后将针刺入下1/3(地部），得气后行捻转补法，即慢慢地将针提到上 1/3，如此反复操作 3 次，即将针紧按至地部留针。在操作过程中，或配合呼吸补泻法中的补法，即在患者呼气时进针插针，吸气时退针出针，出针后按闭针孔，即为烧山火法。多用于治疗冷痹顽麻、虚寒性疾病等。笔者曾针刺夹脊穴用烧山火法治疗寒痹、五更泻、胃痛、阳痿等病获得较好疗效。见图 1-15。

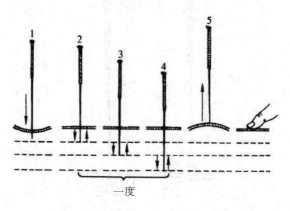

图 1-15　烧山火

（2）透天凉：将针刺入腧穴应刺深度的下 1/3（地部），得气后行捻转泻法，再将针紧提至中 1/3（人部），得气后行捻转泻法，然后将针紧提至上 1/3（天部），得气后行捻转泻法，将针缓缓地按至下 1/3。如此反复操作 3 次，将针紧提至上 1/3 即可留针。在操作过程中，可配合呼吸补泻中的泻法，即在患者吸气时进针插针，呼气时退针出针，出针后不按针孔，即为透天凉法。多用于治疗热痹、急性痈肿等实热性疾病。见图 1-16。

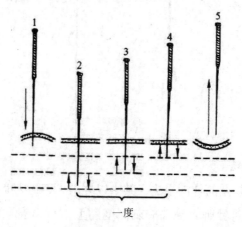

图 1-16　透天凉

补法补益人体正气，治疗功能低下的病症；泻法疏泄病邪，治疗邪盛亢进的病症。在具体应用时，首先要辨虚实，辨经络的分布，知病邪留滞经络的深浅，并根据经脉的流向，决定针刺的补泻。辨脉象之虚实，脉实者宜深刺用泻法；脉虚者宜浅刺用补法。辨形神要依据人的体质、体形、气血形志情况决定补泻或采用不同手法。

四、针刺的体位

选择合适的体位，便于针刺操作，使患者舒适自然，便于留针，并可防止患者移动体位而发生弯针、折针等。

俯伏坐位：适用于颈夹脊穴、头顶、肩脊部的穴位。见图 1–17。

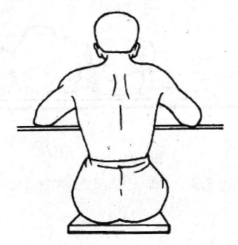

图 1–17　俯伏坐位

俯卧位：适用于胸、腰、骶段夹脊穴及下肢后面的穴位。见图 1–18。

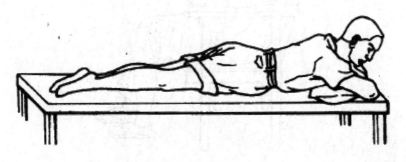

图 1–18　俯卧位

仰卧位：适用于头面、胸腹部及四肢的部分穴位。见图 1-19。

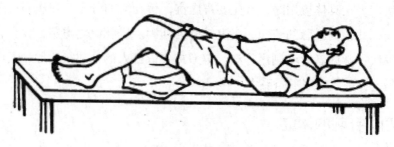

图 1-19 仰卧位

侧卧位：适用于侧头、侧胸、侧腹、臀部以及下肢外侧的穴位。见图 1-20。

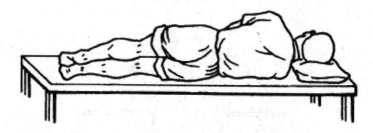

图 1-20 侧卧位

仰靠坐位：适用于头面、颈部、胸部及上肢的部分穴位。见图 1-21。

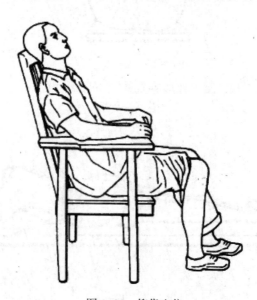

图 1-21 仰靠坐位

四肢体位：适用于四肢部的穴位。

五、针刺的深度与角度

选择正确的针刺角度与深度，是增强针感提高疗效、防止差错事故的重要环节。关于华佗夹脊穴的针刺深度，现存的工具书、教科书、针灸书籍的记载均有一定的差异。《腧穴学》云："直刺0.3～0.5寸。"《针灸学》云："斜刺0.5～1寸。"《中国针灸学》云："颈胸部直刺0.5～1寸，腰部直刺1.0～1.5寸。"检索中医与针灸学术期刊，对针刺的深度亦不尽相同，有0.5寸、0.8寸、1.0寸、1.5寸、1.8寸、2.0寸不等。角度有直刺、斜刺、透刺，但以斜刺为多。见图1-22。

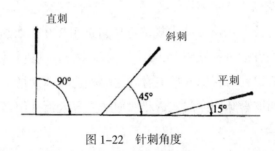

图 1-22　针刺角度

笔者在临床中对针刺夹脊穴的深度与角度，主要根据病种、病灶部位、人体的胖瘦而定。例如针刺颈夹脊穴治疗颈椎病，针尖向颈椎方向与脊柱呈25°～30°夹角进针，针刺深度为0.5～0.8寸。针刺胸腰段夹脊穴治疗胸腰椎疾病，针尖斜向脊柱方向60°～70°角（见图1-23），针刺深度为1.0～2.0寸。针刺夹脊穴治疗椎间盘突出症针刺深度直达椎间板。针刺夹脊穴治疗脏腑及肢体病变，以45°角倾斜进针，针刺深度为1.0～1.8寸。

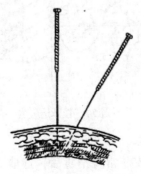

图 1-23　针刺角度约为70°

综上所述，针刺夹脊穴的角度、方向、深度不尽一致。针刺到达的部位、产生的针感、取得的治疗效果，也会有一定的差异。针刺深度标准，并不是固定不变的，要根据施针的部位、病情的需要、体质的强弱、年龄的大小、身体的胖瘦等具体情况而灵活应用。但需注意颈夹脊椎旁软组织较薄，不宜深刺或强刺激。深刺夹脊穴出现放电感时，不易大幅度行针或提插，以免损伤脊髓神经。

六、透刺法

透刺法指从一穴进针透刺至另一穴，即一针连二穴，一般多选相邻近的穴。夹脊穴的透刺法以督脉透夹脊、背俞穴透夹脊为常用。

1. 督脉透夹脊

患者取俯卧位，穴位皮肤常规消毒后，选用 2.0～2.5 寸毫针，从所选督脉穴进针，进针后针尖皮肤呈 60° 角刺向夹脊穴，进针深度为 1 寸左右，得气后不留针或留针。督脉穴透夹脊穴主要根据具体病情，取相应的督脉穴与夹脊穴，例如取督脉的命门穴透相对应的夹脊穴治疗阳痿，可获相辅相成之效。见图 1-24。

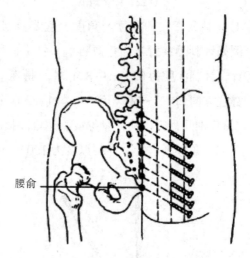

腰俞

图 1-24　督脉透夹脊

2. 背俞穴透夹脊

患者取俯卧位，穴位皮肤常规消毒后，选取 2.5～3.0 寸毫针，从所选背俞穴进针，以 60°～70° 角向脊柱夹脊穴透刺，刺至夹脊穴时深度为 1.5

寸左右，得气后留针或不留针。主要根据病情与功能选穴，因为夹脊穴与背俞穴部位邻近，在治疗功效上有许多共同之处，例如胸3、胸5、胸9、胸11、胸12夹脊穴分别与肺俞、心俞、肝俞、脾俞及肾俞相对应，常相互透刺。如肺俞透胸3夹脊穴治疗慢性支气管炎，心俞透胸5夹脊穴治疗冠心病、心绞痛，肾俞透腰12夹脊穴治疗肾病，均取得了较好的临床疗效。见图1-25。

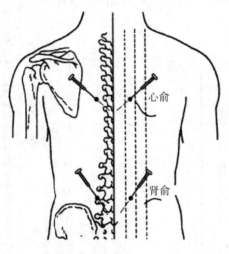

心俞

肾俞

图1-25　背俞穴透夹脊

第二节　灸　法

灸法是用艾绒或药物放置在体表的穴位上烧灼、温熨，借灸火的温和热力以及药物的作用，激发经气的传导，温通经脉，调理气血，扶正祛邪，达到治疗疾病的日的。

《灵枢·官能》云："针所不为，灸之所宜。"《医学入门》也指出："药之不及，针之不到，必须灸之。"说明灸法不仅可以弥补针刺与药物的不足，还是一种非常实用的独特治疗方法。

灸法的种类很多，用法与作用各有特点，在教科书中都有详尽的论述（表1-2），现重点介绍华佗夹脊穴常用的几种灸法。华佗夹脊穴位于脊柱两侧，是治疗脊椎局部与脏腑及相关组织器官疾病的重要穴位，也是适宜灸法的部位，各种灸法均可应用。

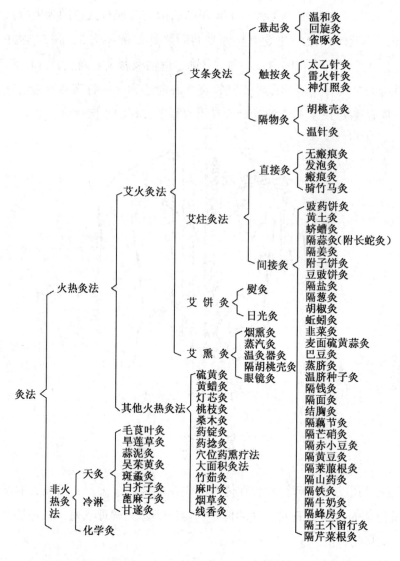

表 1-2　灸法的种类

一、温和灸

施灸时将艾条的一端点燃，对准应灸的腧穴部位或患处，距皮肤 2～3cm 左右，进行熏烤。熏烤使患者局部有温热感而无灼痛为宜，一般每处灸 5～7 分钟，至皮肤红晕为度。对于昏厥、局部知觉迟钝的患者，医者可将中、食二指分开，置于施灸部位的两侧，这样可以通过医者手指的感觉来测知患者局部的受热程度，以便随时调节施灸的距离和防止烫伤。见图 1-26。

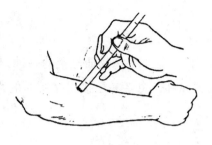

图 1-26 温和灸

二、回旋灸

点燃艾条，悬于施灸部位上方约 3cm 高处。艾条在施灸部位上左右往返移动或反复旋转进行灸治，使皮肤有温热感而不至于灼痛。一般每穴灸 20 ～ 30 分钟。移动范围在 3cm 左右。适用于风寒湿痹及瘫痪。见图 1-27。

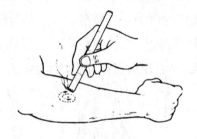

图 1-27 回旋灸

三、雀啄灸

置点燃的艾条于穴位上约 3cm 高处，艾条一起一落，忽近忽远上下移动，如鸟雀啄食样。一般每穴灸 5 分钟。多用于昏厥急救、小儿疾患、胎位不正、无乳等。此法热感较强，注意防止烧伤皮肤。临床应用广泛，适用于一切灸法主治病症。见图 1-28。

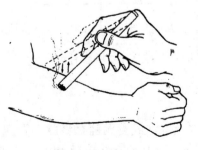

图 1-28 雀啄灸

四、隔物灸

是在艾炷与皮肤之间衬垫某些药物而施灸的一种方法。此法具有艾灸与药物的双重作用，火力温和，患者易于接受。所隔的物品常用生姜、大蒜、盐、附子片等。

五、直接灸

将大小适宜的艾炷，直接放在皮肤上施灸。若施灸时需将皮肤烧伤化脓，愈后留有瘢痕者，称为瘢痕灸。若不使皮肤烧伤化脓，不留瘢痕者，称为无瘢痕灸。

六、温针灸

本法是针刺和艾灸相结合的治疗方法，具有针刺和艾灸的双重作用，适用于需要针刺留针与艾灸的病症。其操作方法：根据病情选穴，穴位局部常规消毒后针刺，针刺得气后将艾绒捏在针柄上，点燃施灸，每穴两壮为 1 次，将艾绒燃尽后除去灰烬，待针凉后出针。见图 1-29。

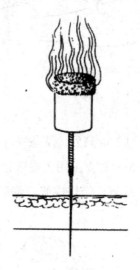

图 1-29　温针灸

七、铺灸疗法

铺灸是将中药粉末及蒜泥或姜泥铺在督脉夹脊穴，并施以艾灸的方法。它施灸部位及穴位广，灸力强大，适用于很多顽固性疑难病症。见图 1-30。

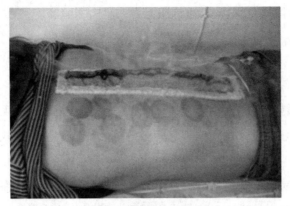

图 1-30　铺灸疗法

1. 铺灸法一

材料：捣烂如泥的鲜姜泥 500g，细艾绒 250g，中药蠲痹壮督散（威灵仙 50g、羌活 30g、独活 30g、肉桂 15g、丁香 10g、细辛 10g、川芎 15g、冰片 3g，研细末备用）。

方法：患者取俯卧位，裸露背部，蘸姜泥中的姜汁擦施灸部位（即第一胸椎至第五腰椎段的督脉与夹脊穴部位），将蠲痹壮督散均匀撒在施灸部位，再将姜泥铺在药末上，最后将艾炷置在姜泥上如长蛇状，从上、中、下多点位点燃施灸，让艾炷自然燃烧，待患者有灼热感不能忍受时，将艾炷去掉，灸完 1 壮，再续 1 壮灸之，两壮为治疗 1 次。灸完后局部皮肤呈深红色，有辣感或刺激感自椎体向周围扩散。施灸时注意保护好周围皮肤，以免烧伤。有少数部分患者灸后局部皮肤起水疱，可将水疱用消毒针挑破，放出水液后以龙胆紫外涂，数日可愈。

对于施灸部位，要根据病情而定。如颈、胸、腰的骨质增生，脊柱炎，椎间盘突出等，以病灶部位的督脉夹脊穴为施灸部位。如类风湿性关节炎等全身性疾病，则施灸胸 1 ～腰 5 段的督脉夹脊部位。类风湿性关节炎的施灸时间以三伏天为最佳。

2. 铺灸法二

材料：捣烂如泥的鲜姜泥 500g，艾绒 250g，中药通督散（补骨脂 50g，肉桂 50g，地龙 20g，没药、木香各 15g，冰片 3g，共研细末备用）。

方法：同铺灸法一。

本法适用于虚劳性疾病或慢性疑难病症，如慢性萎缩性胃炎、慢性结肠炎、再生障碍性贫血、截瘫、重症肌无力、肌肉萎缩等。

第三节 电针疗法

电针疗法是在针刺穴位得气后，在针体上通以接近人体生物电的微电流的治疗方法。它通过针刺穴位和电刺激的综合作用产生治疗效应，是针灸学的进一步发展。

直流电容易产生烧伤，电解可引起针体损坏或极化，故临床不适宜电针治疗。交流电对人体生理干扰较大，所以也不用电针治疗。现在临床使用的常是经过调制的脉冲电流，即基本脉冲的频率（或波幅）受另一脉冲的影响而产生某种规律性变化。

一、常用的电针仪器

目前研制的电针仪器有多种，一般输出电压在 40 ～ 80V 之间，输出电流在 1mA 以内。但要能控制输出电压、电流到所需要的强度，以免发生触电危险。现介绍最常用的两种电针仪器。

1. G6805 型电针仪

本机性能比较稳定，电源为交直流两用，可输出连续波、疏密波、断续波。连续波频率为 1600 ～ 5000 次 / 分，疏密波和断续波为 14 ～ 26 次 / 分。正脉冲幅度为 50V，负脉冲为 35V。正脉冲波宽为 500 微秒，负脉冲为 250 微秒。有五路输出。

2. wQ ～ 10C 型多用电子穴位测定治疗仪

本机性能较多，可用于穴位探测、电针治疗、针刺麻醉、电兴奋治疗、经络测定等。

（1）基本波型：正脉冲为矩形脉冲，负脉冲为尖脉冲。

（2）频率及脉冲宽度："X1" 档频率为 0 ～ 100 次 / 秒，脉冲宽度为 250 ～ 350 微秒；"X10" 档频率为 0 ～ 1000 次 / 秒，脉冲宽度为 60 ～ 80 微秒。

（3）调制波形：有连续波、间断波、疏密波。有三路输出，F1 固定频率，F2 变动频率。

（4）连续波：F2=0，调 F1 得连续波。

（5）间断波：F1=0，调 F2 得间断波。

（6）疏密波：F2 > F1，调 F1、F2 得疏密波。

各种功能的使用操用方法可参照仪器的使用说明书。

二、电针的刺激参数

电针的刺激参数包括波形、波幅、波宽、节律、持续时间及刺激强度。

1. 频率与节律

频率快的密波，一般在 50 ～ 100 次 / 秒；频率慢的叫疏波，一般是 2 ～ 5 次 / 秒。频率与节律配合调节可以形成疏密波、断续波等。

（1）密波：能降低神经应激能力，先对感觉神经起抑制作用，接着对运动神经也产生抑制作用。用于止痛、镇静、缓解肌肉和血管的痉挛，针刺麻醉。

（2）疏波：其刺激作用强，可引起肌肉收缩，提高肌肉的张力。常用于治疗痿证，各种肌肉、关节、韧带、肌腱的损伤。

（3）疏密波：是疏波与密波交替输出的组合波型，治疗时兴奋效应占优势。能促进代谢，加强气血循环，改善组织营养，消炎，止痛。常用于腰扭伤、各种软组织损伤、肌肉劳损、关节周围炎、各种神经痛、面瘫、肌无力等。

（4）断续波：是有节律的时断时续的一种波形，其震颤力强，可提高肌肉神经的兴奋性。用于治疗肌肉萎缩、神经麻痹、瘫痪等。

2. 波形

常用的有尖波、方波。

（1）尖波：是通过皮肤扩散到组织器官中去，具有兴奋神经、肌肉，改善血液循环，提高新陈代谢，促进神经再生的作用。多用于神经损伤、肌肉萎缩、神经麻痹、胃下垂、瘫痪等。

（2）方波：具有消炎、止痛、镇静、催眠、降压、止痒、解痉等作用。常用于软组织损伤、头痛、失眠、关节炎、偏瘫、高血压、末梢神经炎、神经性皮炎、荨麻疹、胃肠痉挛等。

三、电针夹脊穴的操作方法

1. 体位

颈段多取坐位，腰骶段、下胸段多取俯卧位。

2. 取穴

根据病情取穴，以取穴锥体为中心，上下共取 3 对夹脊穴。

3. 电针仪的使用

针刺夹脊穴后，将三组导线左右交叉连接，防止正负极在同一侧而出现两侧肌肉跳动力量不均衡的现象。亦有人主张将负极放在病重侧，因负极跳动大，有利于椎间关节松动。选用疏波，肌肉大幅度跳动，有利于肌肉牵拉锥体，松动椎间关节，使突出的椎间盘复位，扩大椎管的容积，减轻对脊髓神经根的压迫。选密波可以减轻脊神经根病变、肌肉病变产生的疼痛。电流量均以患者能忍受为度。

四、电针夹脊穴的作用

华佗夹脊穴位于脊柱两侧，是进行电针疗法的适宜部位，在临床中比较常用，并取得了较好的临床疗效。尤其在治疗脊髓损伤的临床与实验研究方面，取得了突破性进展。

1. 电针夹脊穴的机制

电针夹脊穴，不仅可以使电针效应直接作用于脊椎患处，还可以通过神经走行治疗肩臂、腰腿等部位的疾患。针刺夹脊穴能促进气血运行，活血化瘀，通经止痛。人体组织是由水分、无机盐和带电生物胶体组成的复杂电解质电导体，当电针上的脉冲电流作用于人体时，组织中的离子会发生定向移动，消除细胞极化状态，使离子浓度的分布均发生显著变化，从而影响人体组织功能。因此，低频脉冲电流通过针体刺激夹脊穴，能调整人体功能，降低脊神经的应激能力，止痛镇静，促进血运，调整肌张力和缓解血管痉挛，消除炎性水肿，改善其功能。

2. 电针治疗脊髓损伤有较好的疗效

有学者在督脉损伤平面上下各取一穴，沿棘突方向将针刺入硬膜外，电针频率为 1 ~ 5Hz，强度以损伤平面以上感觉到电刺激为度。治疗脊髓损伤 80 例，患者运动、感觉及临床症状显著改善。刘氏在受损脊髓平面上两个椎体棘间隙进 1 针至硬膜外，骶管裂孔刺进 1 针向上刺入 3 ~ 4 寸及神经干，以电针刺激配合针刺脏腑俞募穴的综合治疗方法治疗外伤性截瘫 38 例，结果基本痊愈 18 例，显效 16 例，有效 2 例，无效 2 例，总有效率为 94.7%。电针刺激脊髓和神经干使神经组织恢复功能可能与以下几点有关：①促使休眠的神经组织早日苏醒。②促进受损神经元蛋白合成与纤维再生。③激发非神经元细胞的代偿作用。④防止脊髓损伤处瘢痕组织产生等。

3. 电针可促使损伤的脊髓神经再生

有学者采用督脉电针电场治疗大鼠的半横断及横断脊髓损伤，试验表明督脉电针能促进脊髓损伤的功能恢复，其机制可能为产生拮抗内生性损伤电流和增加线粒体酶活性，阻断脊髓继发性病变，促进神经轴突再生。将成年猫脊髓损伤模型分电针组、对照组观察，结果显示 14 天电针环跳、足三里组存活率显著高于对照组，伤后 14 天、28 天，电针组神经纤维再生的数量也明显多于对照组，提示电针可促使损伤的脊髓神经再生，降低脊髓损伤的死亡率。另有学者等采用神经原纤维镀银、髓鞘染色和前肢运动能力评价相结合的方法，动态观察电针和神经生长因子（NGF）分别对豚鼠臂丛前索神经损伤再生的影响。结果表明，电针和 NGF 均能够加快轴突再生速度；NGF 治疗组再生神经有髓纤维密度、轴突直径、髓鞘厚度显著优于电针组和自然恢复组，接近健侧水平；而臂丛前索运动功能指数恢复却以电针组最优，NGF 组与自然恢复组接近。

第四节　穴位注射

穴位注射是使用注射器针头刺入穴位，得气后将药液小剂量注入穴位以治疗疾病的一种治法。它把针刺与药物的作用结合起来，发挥治疗作用，可治疗多种疾病。

根据使用药物剂量的大小及针刺深度选不同规格的注射器和针头。局部皮肤常规消毒后，针尖对准所选穴位用快速无痛法刺入穴位组织，逐步深入至要求达到的深度，上下提插，得气后，回抽无回血，将药物注入穴内。

夹脊穴穴位注射疗法要根据病情选穴，选择药物，常用的药物有中草药制剂和维生素类，可用于不同病症。

一、复方当归注射液

此药具有活血通经、调经止痛的作用。颈夹脊穴位注射可治疗血管神经性头痛、失眠、颈椎骨质增生、落枕、肩周炎、上肢痹痛、肌肉萎缩等。胸夹脊穴注射可治疗肋间神经痛、冠心病、心绞痛。腰骶夹脊穴注射可治疗痛经、月经不调、盆腔炎、腰痛、腰肌劳损、坐骨神经痛、下肢痹痛、肌肉萎缩等。

二、复方丹参注射液

此药具有活血化瘀、养心安神、通经止痛的作用。夹脊穴穴位注射可治疗颈、胸、腰椎骨质增生，脊柱炎，椎间盘突出症等椎体病变。它能促进局部血液循环，消除炎性水肿，减轻对神经根的压迫。胸 7 ～ 10 夹脊穴穴位注射对冠心病、心绞痛、神经衰弱、精神分裂症有较好的疗效。另外，它还具有扩张冠状动脉，增加冠状动脉血流量的作用，并有养心安神、镇静解痉的功能，故能治精神系统疾病。

三、威灵仙注射液

此药具有祛风通络、活血止痛的作用。夹脊穴穴位注射可治疗颈、胸、腰椎增生性、风湿性病变，对肢体痹痛、中风偏瘫、末梢神经炎、肌肉萎缩亦有较好的治疗效果。

四、维生素 B$_1$ 注射液

此药具有维持神经、心脏、消化系统正常功能的作用。夹脊穴穴位注射可治疗椎体神经受压迫而引起的各种症状，如神经炎、肢体麻木、肌肉萎缩、肢体瘫痪等。对神经痛、神经炎疗效较好。

五、维生素 B$_{12}$ 注射液

此药能促进人体糖、蛋白质、脂肪物质代谢，常用于贫血、神经炎、营养不良等病症。

六、三磷酸腺苷注射液（ATP）

此药能参与人体内脂肪、蛋白质、糖、核酸的代谢，并供给人体能量。夹脊穴穴位注射可治疗贫血、白细胞减少、偏头痛、冠心病、心肌炎、神经炎、肌肉萎缩、肌无力等。治疗老年性痴呆、脑萎缩有一定疗效。

第五节　拔罐疗法

拔罐疗法是以罐为器具，以热力排除罐内空气，造成负压，使之吸附于穴位或应拔部位的体表，造成皮肤充血、瘀血、潮红，产生刺激，以达到防治疾病的方法。此法具有疏通经脉、活血化瘀、解痉止痛的作用。临床常用夹脊穴或背部拔罐疗法，可治疗颈痛、落枕、椎体骨质增生、脊柱炎、急性腰扭伤、慢性腰肌劳损、腰椎间盘突出症等腰背部疾患。此法可促进局部血液循环，消除炎性病变，减轻病邪对脊神经的压迫，对消除或减轻症状有较好的疗效。拔罐疗法临床适应证较广，治疗范围同夹脊穴针刺方法，亦可作为华佗夹脊穴针刺疗法的辅助治疗，以增强疗效。

华佗夹脊穴位于脊柱两侧，面积广，肌肉丰厚，与督脉及膀胱经相关，很适合拔罐疗法。病变局限者，可用留罐法。病变广泛者可用走罐法或闪罐法。

一、夹脊穴走罐法

选质量好、口径较大的玻璃罐，罐口涂一些润滑油，将罐拔住后，医者用右手握住罐子，慢慢沿夹脊穴向前推移，推时罐口后半边着力，前半边略提起，这样在夹脊穴线上推移数次，至皮肤潮红为止。夹脊穴走罐法刺激穴位多，疏通经脉，行气活血，对脊椎病变及脏腑组织器官的疾病均有一定的治疗作用。

二、刺血拔罐法

在夹脊穴常规消毒后，用三棱针点刺或用梅花针叩刺出血，再进行拔罐。治疗急性腰扭伤、强直性脊柱炎、腰椎间盘突出症有较好效果，亦可作为其他疾病的辅助治疗。

第六节　挑治疗法

挑治是在夹脊穴与背俞穴或邻近部位，用特制的挑治针挑断皮下白色纤维组织，以治疗疾病的方法。亦可在压痛点（背部寻找压痛点）及反应点（背部丘疹、皮肤暗红、棕褐色点）进行挑治。

不同挑治区主治相关的疾病。颈1～7夹脊区主治头面及颈部疾病，颈5～7与胸1夹脊区主治颈项及肩与上肢疾患，胸1～7夹脊区主治胸部及胸腔脏器病患，胸8～12夹脊区主治上腹部疾病，胸12～腰2夹脊区主治下腹及腰部疾患，腰1～骶3夹脊区主治盆腔、生殖系统及下肢疾患。在腰夹脊与骶夹脊及其附近寻找痔疮点进行挑治，治疗痔疮有一定的疗效。部位越靠下的痔疮点挑治，疗效越好。

第七节　捏脊疗法

捏脊法是循捏督脉、夹脊穴及背俞穴部位的一种治疗方法，以达到治疗疾病和保健的作用。具体方法是患者取俯卧位，裸露脊部，医者以两手食指的前半对准两拇指捏起皮肤，从尾骶部向上运行，沿督脉正中线向上移动，边捏边提，直至大椎部位为一遍，如此连捏3次。

本法捏脊的范围涉及督脉、夹脊穴与背俞穴，有调节阴阳、行气活血、调整脏腑系统功能的作用。可治疗脏腑及各组织器官的疾病，对小儿腹泻有较好的治疗作用，为小儿科常用。经常捏脊有助于健康，具有很好的保健作用。

第八节　捶脊疗法

脊背是一很重要的部位，脊髓正中有督脉循行，为阳脉之海，总督诸阳经，并与任脉相贯，如环状循环而不息，使阴阳相交而平衡。脊髓两侧有夹脊穴分布及膀胱经循行，对人体脏腑生理功能有着重要的影响。所以捶背疗法可调节人体生理功能而治疗疾病，也是预防保健的重要方法。民间有"经常捶背，延年益寿"的说法。

一、拳头捶背法

五指屈握成拳，不要紧握，中心有空隙。要均匀地捶击背部的督脉、夹脊穴与背俞穴部位，从大椎部至尾骶部为1次，往返多次。用力轻重可因人耐受能力而定。

二、石子捶背法

取花生米粒大小的石子 250g（基本圆滑，不带锐角），取棉布一块，将石子包住。用石子包捶背，方法同拳捶背法。如遇高血压或精神系统疾病者，可在石子中掺入碎磁石适量，捶背治疗效果更佳。

捶背可调节脊髓与中枢神经系统功能，预防老年性痴呆及脑萎缩；可增强血液循环，对心血管疾病有预防或辅助治疗作用；又可调节脏腑功能，增强机体免疫力。

第六章

华佗夹脊穴的临床应用

第一节　应用理论

由于华佗夹脊穴处在重要的位置，且穴位多，分布广，与人体的生理、病理有着密切的关系。在治疗上能平衡阴阳、疏通经络、行气活血、调节脏腑与各系统的功能，可治疗各种疾病。

一、脊椎与脊椎周围病变

华佗夹脊穴位于脊椎两旁，通于脊髓，每穴下有脊神经根和动、静脉丛分布，与脊髓、脊椎及周围组织的生理病理密切相关。针刺夹脊穴针感刺激直达病所，可壮督益髓，通经活络，活血化瘀，加强局部血液循环，促进新陈代谢，促进脊椎及周围组织的炎性水肿吸收，减轻对脊髓神经的压迫与粘连，对脊椎和脊椎周围组织的病变有较好的治疗作用。如颈、胸、腰、骶椎骨质增生，落枕，强直性脊柱炎，脊神经炎，脊髓灰质炎，延髓麻痹，腰椎间盘突出症，脊髓空洞症，腰骶椎裂，腰扭伤，腰肌劳损，脊髓损伤引起的截瘫等症。

二、中枢神经系统疾病

华佗夹脊穴内夹脊里督脉，行于脊髓，上通于脑。针刺夹脊穴将刺激信息通过脊髓内传导通路传递至大脑皮质中枢系统，对中枢神经系统有调节和治疗作用。针刺夹脊穴并可疏通经络、行气活血，促进血液循环，增强脑组织的氧供给及新陈代谢。可治疗中枢神经系统疾病，如脑瘫、脑萎缩、大脑发育不全、老年性痴呆、癫痫、震颤麻痹、神经衰弱、脑震荡后遗症、脑血栓等。

三、周围神经系统疾病

华佗夹脊穴每穴下均有脊神经根分布，由脊神经发出的神经纤维组成神经丛或神经干分布于身体各部，对肢体的感觉运动起支配作用。针刺夹脊穴能调节神经功能，对神经的炎症、损伤、受压、萎缩等病理均有治疗作用。

1. 用于神经损伤性疾病

治疗脊髓神经损伤引起的截瘫、臂丛神经损伤、坐骨神经损伤等，对神经损伤有修复和促进生长的作用。

2. 用于神经炎与神经痛

可治疗肩周炎、多发性神经炎、末梢神经炎、臂丛神经痛、三叉神经痛、肋间神经痛、坐骨神经痛等。有通经活络、消炎止痛的作用。

3. 用于神经功能障碍引起的肌萎缩、重症肌无力、瘫痪等

有增强神经传导，促进神经支配与肌肉运动的作用。

四、运动系统的疾病

针刺夹脊穴可通经活络、祛风除湿，治疗风湿性关节炎、类风湿性关节炎、中风偏瘫、面瘫、痛风等疾病。又可行气活血、解痉止痛，治疗急性扭伤及运动系统软组织损伤。

五、呼吸系统疾病

针刺胸夹脊穴能宣肺、止咳、平喘，还有增强肺功能，缓解气管痉挛的作用。可治疗慢性支气管炎、哮喘、肺气肿、肺心病等。

六、心血管系统疾病

针刺夹脊穴有活血化瘀、疏通经脉、增强血液循环的作用。能治疗冠心病、心绞痛、心肌炎、风湿性心脏病等。另可调整交感、副交感神经对心脏

的影响，调整心律，能治疗心动过速、心动过缓、心房纤颤等疾患。

七、消化系统疾病

针刺夹脊穴可健脾益胃、疏肝利胆，促进胃黏膜的修复与再生，促进胃肠蠕动，调整胃肠系统的生理功能。可治疗慢性浅表性胃炎、慢性萎缩性胃炎、胃及十二指肠球部溃疡、胃下垂、胆囊炎、慢性结肠炎、便秘、腹泻、脱肛等。

八、血液系统疾病

针灸夹脊穴能壮督益髓、健脾生血，提高骨髓的造血功能。可治疗贫血、再生障碍性贫血、血小板减少、白细胞减少症等。

九、泌尿系统疾病

针灸夹脊穴能补肾利尿、清热利湿，促进膀胱气化及体液代谢。可治疗慢性肾炎、肾绞痛、肾积水、泌尿系结石、尿失禁、尿潴留等。

十、男性病

针灸夹脊穴具有补肾益精、清利湿热、疏通精道、活血化瘀等作用。可治疗阳痿、早泄、慢性前列腺炎、男子不射精、无精症、精液不液化等。

十一、妇科病

针灸夹脊穴具有疏肝补肾、活血化瘀、调经止痛、促进排卵、调节内分泌的作用。可治疗月经不调、痛经、排卵障碍、慢性盆腔炎、附件炎、妇女更年期综合征等。

第二节　应用体会

一、夹脊穴治病，重在于调气，气至而有效

人之生，全赖于气。气是人体生命活动的物质基础，生命活动的动力，也是人体功能活动的表现。由于经脉之气的推动，十二经脉从手太阴肺经始

至足厥阴肝经终，如环无端，周流不息，将人体联系为一个有机整体，维持了人体阴阳平衡和正常的生理功能。

《内经·举痛论》曰："百病皆生于气。"故针灸治病，在于调节经脉之气，以达到扶正祛邪、平衡阴阳之目的。《灵枢·刺节真邪》曰："用针之类，在于调气。"《灵枢·终始》又曰："凡刺之道，气调而止。"所以针刺治病，气至而有效。应用华佗夹脊穴也非常重视调气，得气与疗效有着密切的关系。针刺时应用一定的手法，使之得气，针感以酸、麻、胀、痛为主。华佗夹脊穴与督脉及膀胱经相关，每穴下有脊神经与动、静脉丛分布，一般针感强，且针感传至较远。若针感不佳时，可用一定的手法控制传感，使"气趋病所"乃至"气至病所"，才能取得较好的疗效。如针刺夹脊穴治疗颈椎病、肩周炎及上肢疾患，针感至颈、肩及上肢；针刺胸夹脊穴治疗肋间神经痛、肝胆及脾胃疾患，针感至胸胁、肋间及上腹部；针腰骶夹脊穴治疗盆腔、泌尿生殖系统及下肢疾患，针感至腰骶、会阴及下肢。

怎样才能取得最佳针感呢？

1. 只有取穴准确，手法熟练，才能得气有传感。

2. 针刺夹脊穴得气后，针感向病所方向传导时，继续用手法捻转、振颤，以加强传感，使气至病所。

3. 得气后调整针刺的方向以催气，反复几次，可达到传感至病位的目的。

4. 根据辨证，应用手法以调气，实证用泻法，虚证用补法。补其不足，泄其有余。属气陷之病，用手法使针感上行，使气升；属气逆之病，用手法使针感下行，使气降；属气滞不通之病，用手法使针感上下传导，使之气通。

5. 如不得气时，用手法候气、催气，使气而至。仍不得气者，可服中药以补气，待气补充后再行针刺。笔者曾用夹脊穴治一脊髓空洞症患者，反复针刺而不得气。其人面色苍白，气短乏力，腰膝酸软，慢性泄泻。辨证为脾肾气虚，以补中益气汤加补骨脂、肉桂治之。服15剂后诸症缓解，再行针刺夹脊穴，气至病所，效果显著，针50次病愈。

二、学习神经系统知识，提高针刺夹脊穴的临床疗效

1. 了解夹脊穴与神经系统的关系

华佗夹脊穴位于脊椎棘突旁，每穴下均有脊神经根，有脊神经31对，从

脊髓发出与动、静脉一起走行，分布于身体各部，支配其部位的感觉与运动。华佗夹脊穴与周围神经系统有着密切的联系。

中枢神经系统是神经系统的最高级部分，管理身体各部的感觉与运动，有着重要的生理功能。脊髓是联系中枢神经系统的重要通道，也是神经系统上下传导的通路，且许多反射活动的基本中枢也在脊髓。华佗夹脊穴下的脊神经与此相通，故夹脊穴与中枢神经系统亦有着密切的联系。

自主神经系统包括交感神经与副交感神经，他们分别从脊髓胸、腰段和脑干与脊髓腰、骶段发出。华佗夹脊穴周围是脊神经所在之处，深层分布着脊神经节，他们借节间支连成交感神经，交感神经干与脊神经的联络点在体表的投影与夹脊穴密切相关。因此夹脊穴与自主神经系统也有着密切的联系。

2. 了解神经系统，便于诊断与取穴

华佗夹脊穴与周围神经系统、中枢神经系统及自主神经系统有着密切的关系，与人体的生理病理相关。因此，了解神经系统对疾病的诊断大有益处，对华佗夹脊穴的取穴亦有着指导意义。

例如，脑血栓、脑溢血、脑梗死，可影响中枢神经系统某些中枢的功能，而产生昏迷、失语等；又可影响脊髓神经与周围神经的感觉与运动，使二便失控、肢体瘫痪等。治疗取头皮针的感觉区、运动区、语言区等针刺之，又可选支配二便与肢体运动的脊神经节段夹脊穴针刺治疗。华佗夹脊穴可调节中枢神经系统的功能，对癫痫、脑萎缩、痴呆、血管神经性头痛、精神分裂症、神经衰弱等中枢神经系统的疾病，均有一定的治疗作用。

根据自主神经系统与夹脊穴的关系，取相关的夹脊穴可治疗脏腑系统的病症，如取胸4～7夹脊穴可治疗心绞痛、心律失常，取胸7～10夹脊穴可治疗肝胆、脾胃疾患，取腰1～5与骶夹脊穴可治疗肾绞痛、尿潴留等。

又根据脊神经的分布判断疾病所在，并根据脊神经与夹脊穴的关系取相关的夹脊穴治疗，是夹脊穴的取穴依据之一。例如颈5～7与胸1脊神经组成臂丛神经，临床常见的肩周炎、臂丛神经痛、上肢疾患，取颈5～7与胸1夹脊穴治疗。其他疾病时，都可作为诊断与取穴的依据。所以了解神经系统，在针灸临床中具有重要的意义。

另外，针灸科医生还要学习运用先进的医疗技术，如CT（电子计算机断层扫描摄影）、MRI（核磁共振）、TCD（经颅三维多普勒超声）、DSA（数字

减影血管造影)、X 线椎体拍片等。这样才能准确地诊断脑、脊髓、椎体病变，判定损伤部位与程度，根据病变部位与范围，取相关的夹脊穴治疗。这样既便于诊断取穴，又能提高临床疗效。

三、整体与局部相结合，不可偏废；三位一体治顽瘫，相得益彰

华佗夹脊穴在脊髓与椎体旁，由于处于重要的解剖位置，且穴位分布广，上与大脑中枢，内与五脏六腑，外与四肢百骸均有着密切的联系。所以它既是一个局部，又是一个整体，与人体的生理病理有着重要的关系。故华佗夹脊穴广泛地应用于临床，治疗多种病症。在临床应用时应处理好局部与整体的关系，才能正确选穴，取得最佳的治疗效果。华佗夹脊穴是针灸学的一个重要组成部分，可与其他针灸方法配合应用，以增加治疗范围与增强疗效。

临床中常遇到一些瘫痪时间长，肌肉萎缩，肌力丧失，各种疗法效果不佳的顽固性瘫痪。应用头皮针、夹脊穴、肢体穴三位一体的针刺方法治疗，可获得满意的效果。以局部与整体的关系而论，中风瘫痪多为脑溢血、脑血栓、脑梗死而致。这损伤和影响了语言中枢、运动中枢等中枢的功能，而产生了言语不利、二便失控、肢体瘫痪等症状。治疗时在头皮的语言区、运动区、感觉区、运用区等针刺治疗，可活血化瘀、通经活络，促进病灶吸收，又可调节中枢神经及周围神经的功能，标本兼治。又取夹脊穴针刺，通过脊髓内传导通路，对中枢神经起治疗调节作用，又通过脊神经的传导对肢体病变起治疗作用。再取患侧肢体的腧穴针刺，直接作用于病位，通经活血，加强患肢神经与肌肉血液循环及营养，促进肢体功能活动的恢复。三位一体的针刺法，是整体与局部及标本兼治的体现，治疗中风瘫痪疗效满意，优于其他疗法。

所以在针灸临床中或在华佗夹脊穴的应用时，要正确处理整体与局部的关系，不可偏执一方一法，而废全局。

第三节　应用举隅

人体以通为用，不通则痛，不通则疾病乃生。故治疗疾病则以通为法。针灸治病有三通法，即微通法、温通法、强通法。它广泛应用于临床，现举

隅说明之。

一、微通法治疗脑梗死

案例：肖某，男，60 岁，干部。初诊日期：1991 年 10 月 20 日。主诉：头痛、右侧肢体瘫痪 1 月。现病史：平素患有糖尿病、高血脂病。于 1 月前头晕头痛，清晨起床时感觉右侧肢体无力，并逐渐加重，1 周后右侧肢体瘫痪，上肢不能持物，下肢不能下床行走，生理不能自理，神情呆滞，善忘易惊。去某医院诊治，头颅 CT 检查诊断为脑梗死，住院治疗效果不佳，转入我院针灸科治疗。检查：血压 160/90mmHg，实验室检查血脂高于正常值，右侧上下肢不能自主运动，肌力为Ⅰ级。舌质紫暗，边有瘀斑，脉沉细。

治疗：取百会、头皮运动区、颈 5～7 与胸 1 夹脊穴、腰 4～5 与骶 1～3 夹脊穴。施毫针针刺法，得气后留针 30 分钟，中间行针 1 次，每日针 1 次，10 次为 1 个疗程。治疗 1 个疗程后上下肢可运动，但力量差。治疗 2 个疗程后上下肢可以随意运动，已能下床行走，但不能持久。治疗 3 个疗程后肢体活动自如而有力，肌力达Ⅳ级，神志清醒，反应灵敏，无呆滞、健忘症状出现。又巩固治疗 2 个疗程，头颅 CT 检查脑梗死消失，痊愈出院。

按：微通法就是临床最常用的毫针疗法，毫针微细，又称"微针"。用毫针针刺，针感如涓涓细流，以通经气，故曰"微通"。微通之法，以得气为要，气至而有效，可激发经气、行气活血、祛瘀通络，可治多种病症。

西医学认为脑梗死是动脉粥样硬化、血脂与血液黏稠度增高，血流阻力加大，使血管管腔狭窄或闭塞而致。在中医学属"中风""卒中"的范畴，多因阴阳失调，气虚血瘀，风痰阻络，脑脉阻塞不通而致。

治疗取百会醒脑开窍，取头皮运动区疏通经脉，活血化瘀，增强血液循环，消散脑梗死；取夹脊穴上可调节大脑中枢的功能，下可促进脊神经对肢体的支配运动，促进肢体功能的恢复。头皮针与夹脊穴相合，还可降低血脂，对脑梗死引起的血管性痴呆，亦有一定的治疗作用。

二、温通法治疗肝硬化腹水

案例：狄某，男，51 岁。初诊日期：1992 年 3 月 6 日。病史：1978 年患急性黄疸型肝炎，因治疗不及时而转为慢性肝炎，迁延未愈而患肝硬化。

1990年曾出现肝硬化腹水，来我处诊治时腹大如鼓，脐凸腹胀，腹壁青筋暴露，心慌气短，神疲食少，形体消瘦，大便时干时稀，尿黄量少，舌质暗，舌苔白腻，脉弦细。诊断：B超检查诊断为肝硬化腹水。

治疗：取胸4～10夹脊穴节段施铺灸疗法，备鲜生姜泥200g、艾绒100g、甘遂10g、二丑6g、木香5g、冰片2g，研细备用。让患者取俯卧位，裸露背部，在施灸部位（即脊椎连及两侧夹脊穴部位）擦姜泥中的姜汁，将中药末均匀地撒于施灸部位，然后将鲜姜泥铺一层，再将制好的艾炷置于姜泥上，如长蛇状。分上中下三点点燃，让艾炷自然燃烧，待患者有灼热感不能忍受时，将艾炷去掉。2壮为1次，3日灸1次，5次为1个疗程。

治疗1个疗程后腹水明显减轻，食欲增加，小便增多。治疗2个疗程后腹水与临床症状完全消失，随访1年未见腹水出现。

按：温通法即艾灸疗法，借艾灸温热之力，振奋阳气，通窍开闭，疏通经脉，驱邪外出，故曰"温通"。为针灸科常用之法。

本案肝硬化腹水，属中医学"鼓胀"之范畴。是因郁久伤肝，肝郁气滞，气滞血瘀，肝病久则及脾，脾肾阳虚，则不能输布水液，水湿内停，而成鼓胀。治疗取温通法，借艾灸温热之力，振奋阳气以散阴寒水湿；又以甘遂、二丑、木香行气逐水，加冰片芳香渗透，引药直达病所。灸力与药力相合，共克顽疾。督脉为阳脉之海，主诸阳经，胸4～10夹脊穴主治肝胆脾胃疾患。用温通法，温补阳气，扶正祛邪，调节脏腑功能，提高机体免疫能力。标本兼治，故能获效。

三、强通法治疗腰骶挫伤并尿潴留

案例：陆某，男，38岁。初诊日期：1993年5月17日。主诉：腰骶部疼痛并发尿潴留3天。现病史：患者因受外伤致腰骶部挫伤，疼痛剧烈，不能翻身，下蹲及站立功能活动受限，且3日无排尿，少腹充盈隆起而拒按，腰骶部肿胀，局部青紫瘀血。X线腰骶部拍片未见异常。诊断：腰骶椎部挫伤并发尿潴留。

治疗：取腰骶夹脊穴刺络放血，并以火罐拔出瘀血。治疗10分钟后排尿1800ml，腰骶部疼痛减轻。共治疗3次腰骶部疼痛消失，局部无肿胀与瘀血，功能活动自如，排尿功能正常。

按：强通法是以三棱针或梅花针刺破浅表络脉，放出适量血，故曰“强通法”。即针灸科常用的刺络放血疗法。它具有疏通经络、活血化瘀、祛邪外出的作用。

　　本案腰骶部挫伤，气血瘀滞，经脉不通，故腰部肿胀剧痛，功能活动受限。因属外伤，肾与膀胱经受损，气化不利，故小便癃闭不通，引起尿潴留。治疗取腰骶夹脊穴，用强通法刺络放血，并以火罐拔出瘀血，可疏通经脉，祛除恶血，开通闭塞，使邪气外泄。经脉畅通，气化通利，则诸症悉除。

临床篇

第一章

内科病证

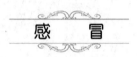

感冒，中医称为伤风、感冒，是感受风邪所导致的外感疾病。临床以鼻塞、流涕、喷嚏、咳嗽、头痛、恶寒、发热、全身不适为特征。如在某地流行，发病众多者，称时行感冒。

中医辨证可分为风寒证、风热证、暑湿证。治疗以发散外邪、宣肺解表为主。

【治疗】

处方1 颈5～7与胸1夹脊穴。风寒型配风门、迎香、风池、合谷，可加灸法；风热型配尺泽、曲池、大椎，针用泻法，可行刺络拔罐法；暑湿型配支沟、合谷、足三里，针用泻法。

处方2 颈5～7与胸1夹脊穴。肺俞、大椎刺络放血后拔罐。

【方义】 颈5～7与胸1夹脊穴，具有疏散风邪、宣肺解表之功。风寒型配风门、风池、合谷，祛风散寒，以治恶寒、发热、头痛等症；风热型配尺泽、曲池、大椎，疏散风热，清肺泄热，清利头目与咽喉；暑湿型配支沟、合谷、足三里，清暑利湿，以健中和胃。颈夹脊、大椎、肺俞刺络放血后拔罐，可疏散外邪，是治感冒的有效方法，方便简廉，值得推广应用。

【验案】

案例1：吴某，男，36岁，工人。1996年5月20日初诊。因气候骤变，感受风寒致外感，恶寒发热，头痛，鼻塞流清涕，全身酸痛，舌苔薄白，脉浮紧。中医辨证为风寒外感。

治疗：取颈5～7与胸1夹脊穴，配风府、风池与合谷，针刺用泻法，治疗2次痊愈。

案例2：NADILE，男，42岁，马达加斯加人。2001年7月15日初诊。因受雨淋后感冒，头痛发热，体温38.5℃，鼻塞流涕，咽喉肿痛，皮肤起荨麻疹，瘙痒难忍，舌苔薄黄，脉浮数。中医辨证为风热外感。

治疗：取颈5～7与胸1夹脊穴、肺俞、大椎，先在穴位处用三棱针点刺放血，然后拔罐。治疗1次后诸症减轻，体温36.5℃，2次痊愈。

笔者曾在马达加斯加援外医疗期间，应用夹脊穴、肺俞、大椎刺络放血后拔罐法治疗风热感冒50余例，均获良效。

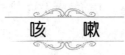

咳　嗽

咳嗽为呼吸系统疾患的主要症状之一。咳指肺气上逆作声，嗽指咯吐痰涎。有声有痰为咳嗽，有声无痰为咳逆。

中医学根据本病病因将咳嗽分为外感、内伤两大类。外感咳嗽为六淫外邪侵袭肺系；内伤咳嗽为脏腑功能失调，内邪干肺。外感咳嗽分为风寒、风热型；内伤咳嗽分痰湿侵肺和肝火灼肺型。治疗外感咳嗽当祛邪利肺；内伤咳嗽则祛邪止咳，扶正补虚，标本兼顾。

【治疗】

处方1　胸1～4夹脊穴，风寒型可加列缺、合谷、肺俞，针用泻法，可加灸法或拔罐；风热型可配合大椎、曲池、尺泽，针用泻法；痰热侵肺型可加脾俞、太白、太渊、丰隆，针用泻法；肝火灼肺型可加鱼际、行间、阳陵泉，针用泻法。

处方2　胸1～4夹脊穴、肺俞、膈俞、脾俞穴位贴敷。取中药白芥子、苏子、桔梗、麻黄各 10g，冰片 3g，共研细末。以藿香正气水调和，在以上穴位贴敷，以胶布固定，3 日 1 帖，10 次为 1 个疗程。如在三伏天贴敷，可起冬病夏治的作用。

【方义】肺主气，司呼吸，外合皮毛，针刺胸 1～4 夹脊穴，具有宣肺理气、止咳化痰之功。风寒咳嗽取列缺、合谷为原络相配，可散风祛邪、宣肺解表，配肺俞可助宣肺止咳之力；风热型配曲池疏风清热，大椎为督脉要穴，通阳解表，尺泽为肺经合穴，可泻热化痰；痰湿侵肺型取脾俞健脾化痰利湿，太白、太渊为脾肺经原穴，可运脾土而除湿，丰隆祛痰；肝火灼肺型取鱼际，鱼际为肺经"荥"穴，"荥主身热"，泻之可清肺热、泻肝火，行间为清泻肝火之要穴，阳陵泉用泻法可清肝火、止胁痛。华佗夹脊穴与背俞穴中药穴位贴敷疗法，具备较好的宣肺止咳、平喘化痰的作用，对慢性支气管炎、哮喘、咳嗽有较好的临床疗效，笔者曾用此法治疗各种慢性咳喘 160 余例，有效率达 96%。

【验案】

李某，女，37 岁，教师。1994 年 11 月 11 日初诊。主诉：因感冒而致咳嗽十余日。现病史：今发热恶寒虽去而咳嗽未减，痰黄稠而多，口干而黏，喉痒，易汗，舌尖红，苔微黄而腻，脉滑带数。辨证：证属痰热阻肺，肺失清肃。

治疗：选胸 1～4 夹脊穴、大椎、曲池、肺俞、脾俞、丰隆。针用泻法，针刺 3 天后，咳嗽减轻；又针刺 6 天，诸症悉平。嘱其近期内仍需少食辛辣油腻，以免蕴热助火，引发咳嗽。

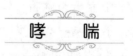

哮 喘

哮喘是一种常见的反复发作性疾患，哮与喘在症状表现方面有所不同，哮指喉中有痰鸣音，喘指呼吸困难而急促。由于两者每每同时发病，且病因病机也大致相似，故合并叙述。

中医学认为导致哮喘的病因虽多，概括起来不外邪实与正虚。一般说，实喘每以感受风寒风热之邪，或痰浊阻肺、肝气逆肺而成；虚喘则为精气不足，肺肾两虚，或脾虚生痰所致。实证治疗以宣肺祛邪、化痰平喘为主；虚证以扶正培本、化痰平喘为主。

【治疗】

处方1 胸1～4夹脊穴。实证可配合定喘、列缺、尺泽、合谷、膻中穴，针用泻法；虚证可加肺俞、定喘、太渊、足三里穴，针用补法。

处方2 夹脊穴铺灸疗法。取胸1～6夹脊穴，中药麻黄、白芥子、苏子、马兜铃各10g，细辛6g，共研细末。生姜100g，艾绒50g。将中药粉末均匀地撒在夹脊穴上，在药末上铺生姜泥一层，将艾绒制成艾炷，置于姜泥上将艾炷分上、中、下三点点燃，待患者有灼烧感时，将艾炷去掉，再换1壮，2壮为1次，3日灸1次，10次为1个疗程。治疗慢性哮喘有较好的疗效。

【方义】胸1～4夹脊穴具备宣降肺气、止咳平喘之功，可调整肺脏功能，改善身体环境。实证取列缺、合谷，为原络配穴，可宣肺解表、散风祛邪。尺泽为肺经合穴，"合主逆气而泄"，功于肺气上逆之实喘。膻中为气会，与经验穴定喘相配，有理气化痰、降气平喘之效。虚证取肺俞、定喘可补益肺气，使肺能肃降而止喘。太渊为肺之原穴，配五行属土，取"虚则补其母"之意。足三里为胃经合穴，可调补脾胃，以资生化之源，使水谷精微上归于肺，以资肺气，取土能生金之意。

【验案】

吴某，男，52岁，工人。1994年11月24日初诊。现病史：哮喘年久，至冬发作更深甚而频，喘嗽痰鸣，不能平卧，甚则咽喉如有羽毛轻拂，食入即吐，小便不能自禁，痰多清稀，中杂水疱，脉细而弦，舌淡苔白。诊断：寒饮伏肺。

治疗：取胸1～4夹脊穴，配合定喘、列缺、合谷、膻中、风门穴。针用泻法，背部夹脊穴和风门可加灸或拔火罐。留针30分钟，每天1次，10次为1个疗程。针刺1个疗程，痰喘悉平，呕吐咽痒均退，继续治疗1个疗程巩固疗效，随访3年未复发。

慢性支气管炎

慢性支气管炎可由急性支气管炎转化而来，也可因支气管哮喘、支气管扩张等疾病，使支气管分泌物引流不畅，血液循环供给不充分或气管周围组织纤维增生而形成。秋冬季节容易发病，多见于中老年人。

中医学按其症状表现，将本病归属于咳嗽、痰饮、喘证范畴。认为本病的发生和发展，与外邪的侵袭以及与肺脾肾三脏功能失调有关，可因脾虚失运，痰湿逗留，上凌于肺而致，或因久咳伤肺，肾不纳气，肺失肃降，而缓慢发病。中医辨证分为痰湿犯肺、痰热郁肺、脾肾阳虚三型，治疗以宣肺化饮为主。

【治疗】

处方 肺俞、脾俞、膏肓俞与其相对应的夹脊穴，针用补法，痰湿犯肺型可配阴陵泉、丰隆、公孙，针用泻法；痰热郁肺型可配鱼际、太溪、三阴交，鱼际泻法、太溪补法、三阴交平补平泻法；脾肾阳虚型配大椎、身柱，针用补法。

【方义】针刺肺俞、脾俞、膏肓俞、肾俞和与其相对应的夹脊穴，针尖向督脉方向透刺，可疏通经络，调节脏腑与自主神经系统的功能，宣肺健脾、温阳化饮。痰湿犯肺型配阴陵泉健脾利湿，丰隆助脾胃运化而化痰浊，公孙健脾和胃；痰热郁肺型配鱼际清肺热，太溪益阴清热，三阴交益肝肾而健脾利湿；脾肾阳虚型配大椎为诸阳之会，有助阳益气之功，身柱通阳益气、助肺宣降。

【验案】

徐某，女，68岁，退休职工。1996年1月25日初诊。患者体胖，患慢性支气管炎10年，时轻时重。半月前因感风寒使喘咳加重，服中西药无效，遂来求治。刻下喘咳痰鸣，痰多色白质黏，呈泡沫样。胸闷憋气，每咳出痰则感舒畅。并伴咽痛喉痒，乏力多汗，汗后身冷，微恶风寒，背痛发凉，纳少，大便正常。舌胖，苔腻，脉滑。证属痰饮阻肺。

治疗：选肺俞、脾俞、膏肓俞及相应的夹脊穴，针刺用补法。风池、丰隆、内关、公孙，针刺用泻法。每日1次，留针30分钟，10次为1个疗程。针刺6次，患者喘咳减轻，胸闷乏力症状消失，针刺3个疗程后，喘咳吐痰症状消失，几如常人。嘱患者忌食辛辣油腻及鱼腥发物。随访1年未复发。

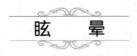

眩　晕

　　眩是眼花，晕是头晕，眩晕是指患者自觉头昏眼花，视物旋转翻覆，不能坐立，常伴有恶心、呕吐、出汗等症。

　　本证可见于高血压、动脉硬化、内耳性眩晕、贫血、神经衰弱等症。

　　中医辨证将本病分为实证和虚证。实证包括肝阳上亢型和痰湿中阻型；虚证有气血亏虚和肾精不足型。虚证治疗以培补气血、填精补髓为主；实证治疗以平肝潜阳、和胃化痰为主。

【治疗】

　　处方1　颈3～7夹脊穴，胸4～12夹脊穴。肝阳上亢型配风池、太冲、太溪，风池用平补平泻法，余穴针用泻法；痰湿中阻型配合谷、中脘、足三里、丰隆，针用泻法；气血亏虚型配百会、足三里、三阴交、心俞、脾俞，百会用平补平泻法，余穴针用补法；肾精不足型配百会、肾俞、太溪，针用补法。

　　处方2　颈3～7夹脊穴，胸4～12夹脊穴配合内关、足三里、三阴交穴，用皮肤针轻度或中度叩刺，不要过度刺激，10次为1个疗程。

　　【方义】针刺颈3～7夹脊穴可以通经活络，改善血液循环，使眩晕症状减轻。针刺胸夹脊穴可调节心、肝、脾等脏腑的功能，平衡阴阳，养血安神，健脾利湿。肝阳上亢型配合肝经原穴太冲，用泻法可平肝潜阳，配风池清泄上亢之阳，止晕明目，配太溪用补法可补益肝肾，滋水涵木；痰湿中阻型配合谷理气化痰，配中脘和胃降逆、升清降浊以止眩晕，丰隆为祛痰主穴，足三里健脾化湿，共奏健脾化痰之功；气血亏虚型配合百会用补法可升提气血、充溢髓海，配合三阴交、足三里、脾俞、心俞可健运脾胃，运化水湿，化生精血，以资化源。肾精不足型配百会可调经脉而止眩晕，配肾俞、太溪俞补肾益精，以填补髓海，为治本之法。

　　皮肤针叩刺颈胸夹脊穴，可以改善血液循环，增强机体功能，并且操作简单，疗效肯定。

【验案】

罗某，男，39岁，农民。1996年4月21日初诊。主诉：眩晕1天，加重1天。症状：自诉头晕、心悸、失眠，伴恶心呕吐，舌质红、苔白腻，脉弦紧，血压是184/120mmHg，诊断为高血压性眩晕。

治疗：取颈5～7夹脊穴，胸5～11夹脊穴，配风池、大椎、行间、侠溪穴。用平补平泻法，治疗3次，头晕、心悸好转；治疗5次自觉症状消失，血压降至150/80mmHg。3个月后随访未复发。

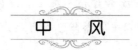

中 风

中风，又名卒中，患者多在中年以上。因其起病急骤，变化多端，与风性善行数变的特征相似，故类比而名"中风"。本病常有头痛、肢麻、疲乏、急躁等先兆症状。发病时以猝然昏仆，不省人事，伴口眼㖞斜，半身不遂，语言不利或不经昏仆而仅以㖞僻不遂为主症。

中医学辨证将本病分为中经络和中脏腑两型。中经络型病位较浅，病情较轻；中脏腑型病位较深，病情较重。根据病因病机不同又可分为闭证和脱证。

【治疗】

处方1 颈5～7与胸1夹脊穴，腰4～5与骶1～3夹脊穴。中经络伴半身不遂者可配风池、肩髃、曲池、合谷、外关、环跳、阳陵泉、足三里、解溪、昆仑，针用补法；中经络伴口眼㖞斜可配地仓、颊车、合谷、太冲、内庭、阳白、承泣，针用泻法；伴语言不利配哑门、廉泉，针用平补平泻。

处方2 华佗夹脊穴，配手足阳明、少阳经循行部位，用皮肤针中等强度叩刺，每日1次，10次为1个疗程。

【方义】针刺夹脊穴通过脊神经传导，可起到醒脑开窍、疏通经脉、调气活血的作用。针刺颈 5～7 与胸 1 夹脊穴，可促进上肢功能的恢复；针刺腰 4～5 与骶 1～3 夹脊穴，可促进下肢功能活动的恢复。结合循经取患侧经脉腧穴，疏通经络气血，改善局部血液循环，促进患侧肢体神经肌肉功能恢复，达到整体与局部结合，标本兼治的目的。

用皮肤针叩刺华佗夹脊穴、手足阳明经和手足少阳经循行部位，可起到疏通经络、调和气血的作用。此法易于掌握，操作简便，适用于临床推广应用。

【验案】

孙某，男，47 岁，工人。1998 年 11 月 2 日初诊。主诉：左侧肢体不遂 3 个月。现病史：患者于 3 个月前因工作时突然昏倒，神志不清，左侧肢体不能随意运动，口角㖞斜，语言不利。送到医院急诊 CT 检查诊断为脑溢血，出血量 65ml。经住院抢救治疗后神志清醒，意识清楚，但肢体不遂等症状仍存在。后转入针灸科治疗。体格检查：左侧肢体不遂，上肢肌力为 0 级，下肢为 1 级，上下肢肌肉轻度萎缩，口角㖞斜，吐字不清。患者有高血压病史。舌苔白厚微燥，右脉弦硬有力，左脉沉细无力。辨证：风中经络。

治疗：取颈 5～7 与胸 1 夹脊穴，腰 4～5 与骶 1～3 夹脊穴；循经取地仓、颊车、曲池、合谷、肩、外关、环跳、阳陵泉、足三里、解溪、昆仑等穴，以补泻法针刺。治疗 1 个疗程后下肢可以运动，上肢力量尚差。口角㖞斜已纠正，语言清晰。治疗 3 个疗程后下肢活动自如，上肢力量仍未达到正常，但生活可自理。

笔者在临床工作中发现，中风患者在急性期一般采用中西医结合治疗。而病情较轻和经抢救留有后遗症的患者，在恢复期的治疗最有效的方法就是针灸治疗。

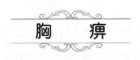

胸 痹

胸痹是指胸部闷痛，甚则胸痛彻背，短气，喘气不得卧为主的一种疾病，轻者仅感闷痛如窒，呼吸欠畅，重者则有胸闷，严重者心痛彻背，背痛彻心。

中医学认为本病的发生多与寒邪内侵、饮食不当、情志失调、年老体虚等因素有关。其病机有虚实两方面，实为寒凝、气滞、血瘀、痰阻，痹遏胸阳，阻滞心脉；虚为心脾肝肾亏虚，心脉失养。本病的治疗实证以活血化瘀、温经通阳、泻浊豁痰为主，虚证以温阳补气、益气养阴、滋阴益肾为法。

【治疗】

处方1 胸4～7夹脊穴，寒凝血脉型可配合心俞、厥阴俞、内关、足三里，针用泻法；气滞血瘀型可配合膻中、膈俞、太冲，针用泻法；痰浊中阻可配合巨阙、膻中、中脘、丰隆、阴陵泉，针用泻法；气血亏虚型可加上心俞、膻中、脾俞、足三里、三阴交，针用补法；心阳虚衰型可加心俞、足三里，灸神阙、气海，针用补法。

处方2 颈6～骶4夹脊穴，配合膀胱经第1侧线部位，用走罐法走罐。

【方义】《灵枢·五邪》曾指出："邪在心，则病心痛。"针刺胸4～7夹脊穴具有调理气机、活血化瘀、通络之功。寒凝血脉型配心俞、厥阴俞助心阳而散寒邪，配内关、足三里可活血通络止痛；气滞血瘀型取膻中、膈俞行气活血，太冲行气解郁；痰浊中阻型取巨阙、膻中振奋心阳、行气止痛，丰隆蠲化浊痰，中脘健脾和胃，阴陵泉利水行湿；气血亏虚型取心俞、脾俞益气健脾，膻中为气会，配足三里、三阴交补益气血；心阳虚衰型取灸神阙，灸气海以回阳固脱，并有扶助元气之作用。

【验案】

姜某，男，46岁，干部。1993年3月10日初诊。病史：患左胸疼痛已四五年，经某西医院确诊为冠心病，冠状动脉供血不足。多次检查心电图异常，唇舌青黯，面色黯黑，心烦睡少，脉律不整，长期口干饮少，大便不畅。诊断：胸痹气滞血瘀型。

治疗：选取胸4～7夹脊穴，配合膻中、巨阙、膈俞、太冲穴。针刺用泻法，每天1次，留针30分钟，10次为1个疗程。针刺5次，左胸痛胀减轻。继续治疗1个月，症状基本消失，心电图基本正常，随访2年未见复发。

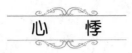

心　悸

　　心悸包括惊悸和怔忡，是指患者自觉心中悸动、惊惕不安，甚则不能自主的一种病证。临床一般多呈阵发性，每因情志波动或劳累过度而发作。且常与失眠、健忘、眩晕、耳鸣等症同时并见。

　　风湿性心脏病、冠状动脉粥样硬化性心脏病、肺源性心脏病以及神经官能症等出现心悸，均可参考治疗。

　　中医学将本病分为气虚心悸、血虚心悸、痰火心悸、血瘀心悸四型。气虚心悸治疗以益气养血安神为主；血虚心悸以补血养心、安神定悸为主；痰火心悸以清热化痰为主；瘀血心悸以活血化瘀为主。

【治疗】

　　处方　胸4～7夹脊穴。气虚型配合心俞、巨阙、神门，针用补法；血虚型配合膈俞、脾俞、通里、足三里，针用补法；痰火型配肺俞、尺泽、丰隆，针用泻法；瘀血型配曲泽、少海、气海、血海，针用泻法。

　　【方义】心悸之证，责之在心，而心包为心之宫城，故针刺胸4～7夹脊穴，具有养心安神，调心脏之功能，安神定志。气虚型配心俞、巨阙为俞募配穴法，可调补心气，神门宁心安神；血虚型加血会、膈俞配合通里可安神定悸，脾俞、足三里健运中焦以助生血之源；痰瘀型配肺俞、尺泽泻肺清火，丰隆和中化痰；瘀血心悸配曲泽、少海可强心定悸止痛，灸血海助阳益气，针刺血海活血化瘀。

　　【验案】

　　程某，男，52岁，干部。1995年4月14日初诊。病史：自诉时发心慌心悸，头晕，甚则跌倒，继则乏力，畏寒，肢冷。夜寐欠安，食欲较差。心电图基本正常，舌质淡胖，苔薄，脉沉细而数。辨证：证属心阳、心气虚。

　　治疗：取胸4～7夹脊穴，配合心俞、巨阙、神门、中脘、足三里。针用补法，每日1次，留针30分钟，10次为1个疗程。针刺6天后，诸症已减轻。针刺 2 个疗程后，诸症基本消失。嘱其畅情志，慎起居，调饮食，以巩固疗效。

冠心病

冠心病是冠状动脉粥样硬化性心脏病的简称，是指冠状动脉病变引起管腔狭窄或闭塞，使心肌血液供应不足而产生的心脏病变。它是中老年人的常见病、多发病。

本病主症表现为心前区疼痛，故可将其归入胸痹、心痛、真心痛等范畴。其发病与寒邪内侵、恣食肥甘、情志失调、年老体虚等因素有关。其病机有虚实两方面：实为寒凝、气滞、血瘀、痰阻，致使胸阳不振，心脉痹阻；虚为气血阴阳亏虚，心脉失养。治疗主要以扶正祛邪、标本兼顾为主。心血瘀阻者，治以活血通络；气阴不足者，治以补心气养心阴；心阳不振者，治以温振心阳；肝气郁滞者，治以疏肝解郁；痰湿壅盛者，治以祛痰化浊；阳气暴脱者，治以回阳救脱。

【治疗】

处方　胸 4～8 夹脊穴，配厥阴俞、心俞、肝俞、内关，针用平补平泻法。

随证选穴：心血瘀阻，膈俞、阴郄，针用泻法；气阴不足，太溪、三阴交，针用补法；心阳不振，命门（灸）、巨阙，针用补法；肝气怫郁，太冲、蠡沟，针用泻法；痰浊壅盛，中脘、丰隆，补中脘，泻丰隆；阳气暴脱，关元、气海，针用补法或灸法。

【方义】针刺夹脊穴和背俞穴可平衡阴阳，调节脏腑气血功能。胸 4～8 夹脊穴主治心脏疾患，厥阴俞、心俞补益心气，活血通络；肝俞疏肝理气，助通心脉；内关为心包经络穴，有宽胸理气、快膈畅中的功效。诸穴合用，可振奋心阳，补益心气，活血化瘀，疏通心脉，使冠状动脉血流通畅，"通则不痛"，则心痛可愈。另外，膈俞、阴郄活血化瘀；太溪、三阴交补气益阴；

命门、巨阙温振心阳；太冲、蠡沟疏肝解郁；中脘、丰隆祛痰化浊；灸气海、关元以回阳固脱，并有扶助元气的作用。

【验案】

刘某，男，45岁。患高血压病6年，伴心慌、胸闷、胸痛3年。心绞痛发作时胸骨后剧烈疼痛，并放射至左侧肩背部，呼吸困难，面色苍白，大汗淋漓，每次发作时间持续15～30分钟。昨夜突然发病，送入我院急诊科，经治后疼痛缓解，今晨转入我科。刻下证见面色苍白，神疲倦怠，心慌憋闷，左侧肩腋及上肢内侧后缘（沿手少阴心经走行部位）隐隐作痛。口唇紫暗，舌暗苔白腻，脉弦涩。证属痰湿郁闭，气滞血瘀。治宜行气活血，温阳通痹。

治疗：针取胸4～8夹脊穴，心俞、厥阴俞、内关、神门、膈俞、三阴交等穴。当日上午针1次，留针30分钟；下午针1次，留针30分钟，症状明显缓解。以后每日1次，连续治疗1周后，加太冲、阳陵泉、太溪、丰隆等穴，又治疗3周后，血压降至140/85mmHg，未再服降压药。后随即出院。随访1年，心绞痛未发作。

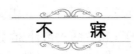

不 寐

不寐，通称失眠，亦称"不得眠""不得卧""目不瞑"。是指以经常不能获得正常睡眠为特征的一种病证。不寐的证情轻重不一，轻者有入寐困难，有寐而易醒，有醒后不能再寐，亦有时寐时醒等，严重者则整夜不能入寐。

神经衰弱、贫血等引起本病，可参照本节诊治。

中医将本病分为实证和虚证，实证有肝郁化火型、痰热内扰型；虚证有阴虚火旺型、心脾两虚型和心胆气虚型。在治疗上当以补虚泻实、调整阴阳为原则。虚者宜补其不足，益气养血，滋补肝肾；实者宜泻其有余，消导和中，清火化痰。

【治疗】

处方 胸4～7夹脊穴。临证肝郁化火型可配肝俞、大陵、行间；痰热内扰型可配合丰隆、中脘、足三里，针用泻法；阴虚火旺型可配合心俞、肾俞、照海，针用补法；心脾两虚型可加心俞、脾俞、神门，针用补法；心胆气虚型可加心俞、胆俞、阳陵泉穴，针用补法。

【方义】不寐之病位在心，胸4～7夹脊穴具有养心安神、活血通络之功。旁开1寸膀胱经的心俞、厥阴俞等穴相邻，针刺之可调整心脏的生理功能。肝郁化火型取肝俞、行间清泄肝火，取大陵泻热安神；痰热内扰型取中脘、足三里健脾化湿，丰隆穴为祛痰要穴；阴虚火旺型加心俞、肾俞、照海，可交通心肾、益阴泻火；心脾两虚型加心俞、脾俞，针补并灸，以益气血生化之源，神门为心经原穴，可养心安神；心胆气血型取心俞、胆俞可补益心胆之气，阳陵泉五行属土，补之可培土生化之源以益胆。

【验案】

董某，男，45岁。1993年6月24日初诊。患失眠20余年，每晚需服安眠药方能入睡。现面色发青，头晕目眩，心烦急躁，夜寐梦多，纳食不香，舌红，苔白且干，脉弦滑且数。据脉症可诊断为不寐，证属肝胆郁热，气机阻滞，热扰心神。

治疗：选取胸4～7夹脊穴，配合肝俞、胆俞、大陵、行间、神门、三阴交穴。诸穴均用泻法，每日1次，每次留针30分钟，10次为1个疗程。患者针刺5天后，睡眠稍好转，心烦急躁症状减轻。针刺3个疗程后，患者睡眠大有好转，已不用依赖安眠药入睡，饮食可。后随访疗效较好，未复发。

癫 狂

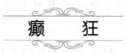

癫与狂都是精神失常的疾患，癫属阴，以沉默痴呆、语无伦次、静而多喜为特征；狂属阳，以喧扰不宁、狂妄打骂、动而多怒为特征。两者在病理上有一定的联系，病情亦可相互转化，故癫狂并称。本病多见于青壮年。

精神分裂症、狂躁性抑郁性精神病、更年期精神病等，均可以癫狂论治。

中医学认为，癫证的病机主要是痰气郁结，狂证病机为痰火亢盛。因此在治疗上，癫证主要以调气化痰、清心安神为主；狂证以平肝降火、清心豁痰为主。

【治疗】

处方 胸4～12夹脊穴，癫证配神门、大陵、印堂、丰隆、三阴交，针用泻法；狂证配合水沟、劳宫、少府、行间、丰隆穴，针用泻法。

【方义】 针刺胸4～12夹脊穴，能调节脏腑功能，疏肝解郁，平衡阴阳，行气化痰，养心安神，扶正祛邪。癫证配神门为心经原穴，善治心性痴呆，大陵为心包经原穴，为治癫狂病的"十三鬼穴"之一，印堂可调气醒脑，三阴交与丰隆相配，可健脾化痰。狂证配合水沟穴是督脉经穴，又是手足阳明经交会穴，泻之能清热祛邪、醒脑开窍。劳宫是心包经荥穴，少府是心经荥穴，行间是肝经荥穴，"荥主身热"，故三穴有清心火、泻肝热的作用，丰隆和胃化痰，诸穴相合，可达清心泻肝、豁痰开窍的作用。

【验案】

张某，男，18岁，高中生。1994年7月21日初诊。主诉：家人代诉，昏睡两昼夜，呼之不应，触之不醒，食饮俱废，以针刺人中，只发觉有眉头稍皱之表情。舌体与舌苔不能查，脉迟细，肢冷已过肘膝，据患者平素无病，诊断为寒痰蒙闭心窍。

治疗：取胸4～10夹脊穴，配合神门、大陵、印堂、膻中、丰隆穴。夹脊穴用补法，针后加灸；神门用补法，余穴用泻法。针灸一次患者已有知觉，1个疗程后病情恢复，精神、饮食均好转。续1个疗程后患者已如常人。半年后随访病情未复发。

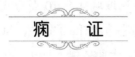

痫 证

痫证是一种发作性神志异常的疾病。又名"痫病"或"羊痫风"。其特征为发作性精神恍惚，甚则突然仆倒，昏不知人，口吐涎沫，两目上视，四肢抽搐，或口中如作猪羊叫声，移时苏醒。

痫证有原发性和继发性之分，前者与遗传有关。无明显病因可查，多在青少年时期发病，后者多因其他疾病所引起。

中医辨证分为实证和虚证。实证一般是在痫证初期，发病时猝然昏倒，不省人事，牙关紧闭，口吐白沫，角弓反张，抽搐颈急，或有吼叫声，发作后肢体酸痛疲乏，略加休息即可平复如常人。虚证在痫证后期发作次数频繁，抽搐强度减弱，额有冷汗，呼吸困难有鼾声，舌紫，脉细而弦。苏醒后精神萎靡，眩晕，心悸，食少，腰膝酸软，表情痴呆，智力减退，脉细无力，舌淡少苔。实证治疗以熄风化痰、降火宁神为主；虚证治疗以补益心脾、化痰镇静为主。

【治疗】

处方 胸4～10夹脊穴，针用补法。

【方义】可改善脏腑功能，促进血液循环，扶正祛邪，调节阴阳平衡。实证配穴：风池为祛风要穴，太冲平肝熄风、醒脑宁神，丰隆和胃降浊、清热化痰，鸠尾能降气解郁，是治疗痫证的要穴。虚证配通里能养心益智，肾俞、三阴交滋肾平肝熄风，阳陵泉、筋缩解痉挛而止抽搐。

【验案】

谢某，男，8岁。1992年4月6日初诊。2年前因脑震荡愈后遗癫痫证，每周发作2至3次，发作时两目上吊，口吐涎沫，四肢抽搐，有时发出尖叫声，继而昏迷不知人事，待3～5分钟后自醒，醒后如常人。经多方治疗，效果均不明显。2年来一直靠西药维持。刻下见患儿形体消瘦，面色发青，心烦急躁，夜寐不安，大便干结如球状。舌红，目干，脉弦滑数。诊断为痫证，肝经郁热、脉络受阻型。

治疗：针对患儿症状，选取胸4～10夹脊穴，配伍风府、鸠尾、太冲、丰隆、三阴交穴。针刺用泻法，留针30分钟，每日1次，10次为1个疗程。治疗1个疗程后，未再发作，大便较稀，日2次，余症减轻。3个疗程后，期间只发作1次，其余症状均有明显好转。6个疗程后痫证再未发作。随访3年，一切正常。

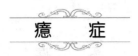

癔　症

　　癔症，原称"歇斯底里"，常由于情感矛盾，内心冲突，暗示或自我暗示引起。临床特征是不能以神经系统的损害来解释的感觉障碍、知觉障碍、运动障碍、记忆障碍和意识障碍。发病年龄多在16～35岁之间，女性高于男性。其发病同精神因素、遗传因素、性格特征等有关。

　　癔症与中医学所说的"薄厥""气厥""脏厥""郁证"有相同之处。病机主要为七情内伤，阴阳失和，气机紊乱，躁扰五脏。治疗以调阴阳、理气机为关键，滋阴益气、养心安神为首要环节。

【治疗】

　　处方1　膈俞、心俞、肾俞及相应的夹脊穴，配合内关、三阴交穴。针刺用平补平泻法，每日1次。

　　处方2　胸5～10夹脊穴。配心俞、人中、十宣穴。针刺用泻法，每日1次。

　　【方义】心主神志，肾藏志，故针刺心俞、肾俞及相应的夹脊穴可滋阴补肾、养心安神。膈俞及夹脊穴补血养阴。配内关宁心安神，三阴交滋阴养血。诸穴合用共奏滋阴养血、宁心安神之功。胸5夹脊穴属心可宁心安神；胸7夹脊穴与膈俞相对可调理气机；胸9～10夹脊穴属肝胆，可疏肝利胆；配人中、十宣可醒脑开窍，唤醒神志，治本病有立竿见影之效。

【验案】

　　刘某，女，36岁。工人。1999年8月6日初诊。主诉：哭笑无常3日。病史：3日前因情志不舒而发病。发病初胸胁胀满，烦躁不安，失眠多梦，易惊，继而哭笑无常，不能自控。口服西药安定片后略有好转，但反复发作，遂来我处诊治。查：舌尖边红，舌苔淡黄，脉象弦数。心电图、脑电图检查均正常。诊断：癔症。中医辨证：肝气郁结，心阴不足。

　　治疗：取胸1～8夹脊穴针刺，用泻法，得气后留针15分钟，每日1次。

针 1 次后症状减轻，针 3 次后痊愈。

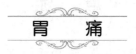

胃　痛

　　胃痛，又称胃脘痛，是以上腹部近心窝处经常发生疼痛为主症。胃痛常见于急、慢性胃炎，胃或十二指肠溃疡及胃神经官能症等。

　　胃痛之主要部位系在上腹胃脘部近心窝处，痛时可以牵连胁背，或兼见胸脘痞闷，恶心呕吐，纳差，嘈杂，嗳气或吐酸，或吐清水，大便溏薄或秘结，甚至呕血、便血等症。临床辨证分虚实两类，治疗以理气和胃止痛为主，邪盛以祛邪为急，正虚以养正为先。

【治疗】

　　处方　胸 9～12 夹脊穴。实证可配合中脘、足三里、内关、公孙、行间，针用泻法；虚证可加脾俞、胃俞、中脘、章门、足三里、三阴交，针用补法。

　　【方义】胸 9～12 夹脊穴，具有疏肝理气、健脾和胃、通络止痛之功，与膀胱经第 1 侧线脾俞、胃俞、胆俞、肝俞相邻，针刺之可调节相应脏腑的功能，平衡阴阳，和胃止痛。实证配穴：中脘是胃的募穴，足三里为胃经的合穴，二穴合用可疏通胃气，导滞止痛；内关、公孙是八脉交会配穴法，能宽胸解郁，善治胸胃疼痛；行间疏肝理气。虚证配脾俞、胃俞、中脘、章门为俞募配穴法，再加足三里、三阴交用灸法可温中散寒，补脾和胃。

　　【验案】

　　刘某，女，54 岁，干部。1992 年 3 月 10 日初诊。患胃痛病多年，1989 年因肝囊肿而住院手术切除。去年去医院检查，胃镜示糜烂性胃炎。经其他方法治疗乏效，遂来求治。刻下急躁易怒，脘胀嘈杂，时感烧心灼痛，按之痛稍加重，口干，欲饮水，纳差。伴见咽痒，干咳无痰，尿黄，大便日行 1 次，内有不消化物。闭经多年。舌红苔薄黄，脉弦滑。无药物过敏史。证属肝郁化火，克胃犯肺。

　　治疗：选胸 9～12 夹脊穴，配中脘、足三里、内关、公孙、行间、太渊。内关、公孙、行间针用泻法，余穴用补法。每日 1 次，留针 30 分钟，10 次为

1个疗程。1个疗程后，患者症状减轻、饮食转佳，二便可。3个疗程后，患者疼痛烧灼感消失，病情基本恢复，嘱其注意饮食，远劳怒，保持精神乐观。随访2年未复发。

呕　吐

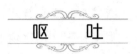

　　呕吐是一个症状，是由于胃失和降，气逆于上所引起的病证。所以任何病变，有损于胃，皆可发生呕吐。一般以有声有物谓之呕，有物无声谓之吐，无物有声谓之干呕。其实呕与吐同时发生，很难截然分开，故一般并称为呕吐。

　　中医辨证分虚实两型，实证多因邪气犯胃，浊气上逆所致，治以祛邪化浊，和胃降逆；虚证乃中阳不振，或胃阴不足，失其和降，治以扶正为主，温中健胃，滋养胃阴。

【治疗】

　　处方1　胸11～12夹脊穴，颈5～7夹脊穴，胸3夹脊穴，主治外感型呕吐。感受风寒者可配合谷、外关，针用泻法；感受风热者可配大椎、曲池，针用泻法。

　　处方2　胸10～12夹脊穴，主治饮食所伤型呕吐。可配中脘、下脘、足三里、璇玑，针用泻法。

　　处方3　胸9～12夹脊穴，主治肝气犯胃型呕吐。可配内关、上脘、阳陵泉、太冲，针用泻法。

　　处方4　胸11～12夹脊穴，主治脾胃虚弱型呕吐。可配合脾俞、胃俞、章门、中脘，针用泻法。

　　处方5　胸11～12夹脊穴，腰1～2夹脊穴，主治胃阴不足型呕吐。可配中脘、足三里、三阴交、内庭，针用补法。

　　【方义】胸11～12夹脊穴可宽胸理气，和胃降逆。颈5～7夹脊穴配胸3夹脊穴，可祛风解表。风寒型加合谷、外关祛风散寒，解表宣肺；风热型加大椎、曲池通阳泄热解表。饮食所伤型配中脘、足三里具有疏理气机、和胃降逆的作用，下脘、璇玑行气导滞而清宿食。胸 9～12 夹脊穴刺之可健脾和胃、疏肝理气，主治肝气犯胃型呕吐，再配内关理气降逆，上脘宽胸利膈，太冲降肝火，阳陵泉疏肝解郁。脾胃虚弱型取胸 11～12 夹脊穴，再配脾俞、胃俞、章门、中脘，用俞募配穴法，共奏健脾益胃之功。胃阴不足型除选胸 11～12 夹脊穴，又增腰 1～2 夹脊穴，利三焦而滋肾阴，再配足三里、中脘理气和胃降逆，三阴交补脾，内庭清泄阳明，共收益胃养阴止呕之功。

【验案】

林某，女，51 岁，干部。1992 年 10 月 15 日初诊。数日前出差外地，因生活失常，又食冷物，导致胃脘不适。返家途中因坐车受风寒，晚到家后即发恶心呕吐，先吐清水，后吐苦水，并水泻 3 次。刻下饮水、食物即吐，形寒、肢冷、肠鸣、口干。按之腹部柔软，微感不适。舌暗红，苔薄白腻，脉弦滑。既往体健，无药物过敏史。证属风寒湿外干，脾胃不调。

治疗：取胸 11～12 夹脊穴、颈 5～7 夹脊穴、胸 3 夹脊穴，再配合谷、足三里、阴陵泉，合谷、阴陵泉用泻法，足三里用补法，夹脊穴平补平泻法。留针 30 分钟，每日 1 次，10 次为 1 个疗程。针 2 次后，症状减轻，1 个疗程后诸症痊愈。嘱其注意饮食，忌生冷油腻，以巩固疗效。

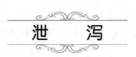

泄 泻

泄泻，是指排便次数增多，粪便稀薄，甚至泻出如水样便而言。一般以大便溏薄而势缓者为泄，大便清稀如水而直下者为泻。本病一年四季均可发生，但以夏秋两季为多见。

凡急慢性肠炎、肠结核、肠功能紊乱、结肠过敏等病均可参照本节论治。

泄泻的主要病变在于脾胃与大小肠，临床辨证首先应区别寒热虚实。急性泄泻治以调整肠胃气机为主；慢性泄泻以健脾、疏肝、温肾为法。

【治疗】

处方 1 胸 11～12 夹脊穴，腰 4、骶 1 夹脊穴。配合天枢、上巨虚、下巨虚，针用泻法。主治急性泄泻。

处方 2 胸 9～腰 2 夹脊穴，脾虚配足三里、脾俞，针用补法；肝郁配肝俞、行间，针用泻法；肾虚配肾俞、命门，针用补法。主治慢性泄泻。

【方义】胸 11～12 夹脊穴，腰 4、骶 1 夹脊穴与膀胱经第 1 侧线相邻，刺之可调整胃肠功能，分清泌浊，达到止泻止痛之目的。配天枢、上巨虚、下巨虚，可增强止泻止痛之功。胸 9～腰 2 夹脊穴，刺之可调理肠胃，补脾益肾。脾俞、足三里健脾益气以治脾虚泄泻，肝俞、行间疏肝解郁以治肝郁泄泻，肾俞、命门温肾壮阳以治肾虚泄泻。

【验案】

袁某，男，20 岁，学生。1993 年 9 月 5 日初诊。半年前曾患急性菌痢，当时便利脓血。经服西药治疗，虽脓血便消失，而泄泻未止。每日 1～7 次不等，泻前腹痛，内有不消化之物，并伴腹部坠胀。服西药抗生素多时，效不佳，遂来求治。刻下，每日泻 4～5 次，内仍有不消化之物，但无脓血。仍伴脘腹胀，纳少，食后胃中不适，偶欲吐，虚汗多，乏力，动则加重，口干饮水多，尿黄，舌红苔薄白，脉细滑无力。便检无致病杆菌及脓血，无药物过敏史。证属脾虚气滞，湿停夹热。

治疗：选胸 9～12 夹脊穴，配太冲、足三里、阴陵泉、内庭。胸 11～12 夹脊穴、足三里用补法；胸 9～10 夹脊穴、太冲、阴陵泉、内庭用泻法。每日 1 次，留针 30 分钟，10 次为 1 个疗程。治疗 1 个疗程后小便转清，溏泻次数减少，饮水减少。治疗 3 个疗程后，患者症状皆无。嘱其注意饮食，慎食生冷油腻，加强锻炼，增强体质。

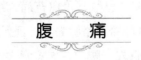

腹　痛

腹痛是指胃脘以下，耻骨毛际以上的部位发生疼痛的症状而言，是临床极为常见的证候，可伴发于多种脏腑疾病。

腹痛为外感时邪，饮食不节，情志失调及素体阳虚等导致的气机郁滞，脉络闭阻及经脉失养所致。临床辨证主要根据病因、疼痛部位、疼痛性质等，辨其寒、热、虚、实，在气、在血、在腑、在脏。一般分为四型：寒热腹痛、食滞腹痛、肝郁腹痛、阳虚腹痛。治疗以"通"字立法。

【治疗】

处方1 腰4～骶1夹脊穴，主治寒邪腹痛，配足三里、公孙、合谷，针用泻法。

处方2 胸11～12夹脊穴，腰4～骶1夹脊穴，主治食滞腹痛，配天枢、气海、内庭穴，针用泻法。

处方3 胸9～10夹脊穴，主治肝郁腹痛，配膻中、足三里、太冲，针用泻法。

处方4 胸11～12夹脊穴，腰2、4夹脊穴，主治阳虚腹痛，配气海、足三里穴，针用补法。

【方义】 腰4～骶1夹脊穴可调大小肠功能，刺之可温补肠腑以止痛，配足三里温中理气，公孙健脾导滞，大肠经原穴合谷既可发汗解表又可调整传导功能，可收散寒止痛之效。胸11～12夹脊穴，健脾和胃，消食导滞，配天枢通调胃肠功能，气海功于理气导滞，内庭穴为治疗伤食的经验要穴。数穴合用，可使消化传导功能恢复。胸9～10夹脊穴刺之有疏肝理气之功，配合膻中为气之会穴，功于理气；足三里调和中气，太冲疏肝解郁、调畅情志。胸11～12夹脊穴，腰2、4夹脊穴合用，功能健脾和胃、温阳益肾，配气海、足三里补益中气、温中散寒，数穴合用共奏温阳益肾、濡养脉络之功。

【验案】

余某，女，35岁。1994年7月6日初诊。自诉腹痛阵阵发作，以手按之则舒，脉象弦细带滑，按之急数，舌白苔润，纳食欠佳，心烦梦多。中年禀质薄弱，木土不和，气机郁滞，络脉失养。证属肝郁腹痛，兼有心肝血虚。

治疗：取胸9～10夹脊穴、腰4～5夹脊穴、膻中、血海、三阴交、足三里、太冲穴。胸9～10夹脊穴、太冲穴用泻法，余用补法。每日1次，10次为1个疗程，留针30分钟。针后1个疗程，胃口大开，腹痛症状消失。嘱其注意饮食调理，以防复发。

便 秘

便秘是大便秘结不通，排便时间延长，或欲大便而艰涩不畅的一种病证。一般表现是大便次数减少，经常三五或六七日，甚至更久才能大便一次。或者虽然次数不减，但是粪质干燥坚硬，排出困难。也有少数患者，虽有便意，大便并不干硬，但排便困难，不能顺利排出。

便秘虽属大肠传导功能失常，但与脾胃与肾脏的关系甚为密切。中医辨证一般分为热秘、气秘、虚秘、冷秘四型，治疗并非单纯通下就能完全解决，而是必须随着不同的致病原因，分别采用不同的治疗方法。热秘以清热保津为主，气秘治疗以疏肝理气为主，虚秘以补气养血为主，冷秘以补肾助阳为主。

【治疗】

处方 1 胸 11～12 夹脊穴、腰 4 夹脊穴，主治热秘，配曲池、上巨虚、腹结，针用泻法。

处方 2 胸 9～10 夹脊穴、腰 4 夹脊穴，主治气秘，配阳陵泉、行间，针用泻法。

处方 3 胸 1～12 夹脊穴、腰 4 夹脊穴，主治虚秘，配三阴交、足三里、关元穴，针用补法，可加灸。

处方 4 腰 1～4 夹脊穴，主治冷秘，配气海、照海、石关穴，针用泻法，可加灸。

【方义】胸 11～12 夹脊穴针用平补平泻可健脾和胃、清热保津，腰 4 夹脊穴用泻法可疏通大肠腑气，配曲池泻阳明之热，上巨虚配腹结行津液以调肠通便。胸 9～10 夹脊穴，刺之有疏肝理气、开郁利胆之功，配行间、阳陵泉增强解郁行气之功。胸 11～12 夹脊穴、腰 4 夹脊穴针刺用补法，可鼓舞中气，健旺中焦，配三阴交、足三里生气化血，关元补下焦元气，以助排便传送之力。腰 1～4 夹脊穴针用补法可补肾助阳，配气海助阳逐冷、温煦下焦以散凝结，照海、石关补益肾气，诸穴合用可使肾气复振，便秘可通。

【验案】

陈某，男，66岁，退休职工。1993年11月12日初诊。便秘数年，时而发作，从去年始加重，每每便结如球状，难以排出，3～5日一次。食润肠药好转，停则依然如故。西医诊为老年习惯性便秘，经中西医多方治疗乏效，遂来求治。刻下伴腹胀，按之胀憋加重，难出虚恭，乏力，纳呆，饮食乏味，晨起口干，头晕，失眠，尿频，舌黯红，苔薄腻色灰而干，脉弦滑。既往曾查出前列腺肥大，无药物过敏史。证属精亏血虚肠燥。

治疗：选取胸11～腰2夹脊穴、腰4夹脊穴、血海、三阴交、太溪、足三里、上巨虚、腹结。针用平补平泻法，每日1次，留针30分钟，10次为1个疗程。针刺5次后，患者腹胀减轻，大便变软。针刺3个疗程后，诸症解除，嘱告患者多食新鲜瓜菜和适当运动，以促进胃肠蠕动提高和巩固疗效。

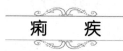

痢　疾

痢疾是以腹痛、里急后重、下痢赤白脓血为主症，多发于夏秋季节。临床表现以大便次数增多，粪中带有黏液脓血，腹痛里急后重为主。一般分湿热痢、疫毒痢、噤口痢、寒湿痢、休息痢5种类型。本病多由饮食生冷不洁之物，或外感暑湿疫毒之邪，外邪与食滞交阻肠腑，大肠传导功能失职，湿热相搏，气血凝滞，脏腑脉络受损，遂致痢下赤白脓血。

凡急性细菌性痢疾、中毒性菌痢和阿米巴痢疾，均可参照本节论治。

【治疗】

处方1　胸11～12夹脊穴，主治湿热痢，配合天枢、上巨虚、曲池、内庭，针用泻法。

处方2　腰4夹脊穴，主治寒湿痢，配合合谷、中脘、气海穴，针用泻法。

处方3　胸11～12夹脊穴，腰4夹脊穴，主治噤口痢，配合中脘、内关、内庭穴，针用泻法。

处方4　胸11～12夹脊穴，腰2、4夹脊穴。主治休息痢，脾气虚加脾俞、胃俞、关元，针用补法；阳虚加脾俞、肾俞，针用补法；阴虚加照海、血海，针用补法。

处方5　腰4夹脊穴，胸4～5夹脊穴。主治疫毒痢，可配大椎、十宣点刺放血。

【方义】胸11～12夹脊穴、腰4夹脊穴、骶1夹脊穴位与相应之脾、胃、大小肠等腧穴旁，刺之可调脏腑功能，起到健脾化湿、调肠胃、和气血之功。天枢为大肠募穴，上巨虚为大肠下合穴，二穴合用可调气化湿行血；曲池、内庭，清热除湿；合谷散寒，中脘、气海温中和胃除湿。内关宽中止呕，内庭清泻阳明之热，脾俞、胃俞、关元益气健脾和胃；脾俞、肾俞合用温阳益肾；照海、血海滋阴养血；大椎、十宣放血以泄热解毒。

【验案】

于某，女，33岁，干部，1996年8月16日初诊。自诉去年6月患痢疾（急性菌痢）后未愈，1年来经常腹痛，大便日行2～4次，质软夹有黏液，有下坠感，时轻时重，曾多方求治，效果不佳。近日又加重，遂来求诊。刻下除见上症外，又见矢气频作，倦怠乏力，食少，舌淡苔薄黄，脉弦缓。证属中虚湿滞，寒热夹杂。

治疗：取胸11～12夹脊穴，腰2、4夹脊穴，配天枢、上巨虚、阴陵泉、曲池、中脘。夹脊穴、中脘针用补法，阴陵泉、曲池用泻法，天枢、上巨虚用平补平泻法。每日1次，留针30分钟，10次为1个疗程。1个疗程后，症状减轻，3个疗程后，诸症皆无，嘱其平日饮食宜清淡，少肥甘，忌生冷黏腻，以巩固疗效。

慢性胃炎

胃炎是指由于各种原因引起的胃黏膜炎性变化。慢性胃炎可由急性胃炎经久不愈转变而来，亦可由于长期服用胃刺激物、上消化道慢性感染病灶的细菌或其毒素吞入胃中，有心功能衰竭或门静脉高压使胃长期瘀血，胃酸缺乏使细菌在胃内繁殖，蛋白质或维生素B族缺乏使消化道黏膜变性，自身免疫反应等原因所致。

中医学将本病归为"胃脘痛"范畴，一般以虚证为主，治疗以温补脾胃为主。

【治疗】

处方 胸7～12夹脊穴，针用补法，配肝俞、胆俞、脾俞、胃俞，其中肝俞、胆俞针刺用泻法，脾俞、胃俞针刺用补法。

【方义】 胸7～12夹脊穴刺之可调节胃肠功能，扶正祛邪，活血化瘀，改善胃部血液循环，消除胃部炎症，促进胃黏膜修复与再生。配肝俞、胆俞、脾俞、胃俞疏肝利胆，健脾益胃。诸穴合用可共克顽疾，修复损伤的胃黏膜。

【验案】

王某，女，46岁。因胃病反复发作3年多于2003年4月来医院针灸科就治。患者于3年前开始自觉上腹部胀痛，且呈逐渐加剧之势。曾在不同医院就诊给予内服药物，始终未治彻底。近日以来胃脘胀闷顶痛，胸闷嗳气，不思饮食，身体消瘦，疲乏无力，反复感冒。检查：体瘦面黄，面色晦暗。胃镜检查提示：中度萎缩性胃炎。中医辨证属肝郁气滞，脾胃失运。治当以疏肝解郁、健运脾胃为法。

治疗：针取胸7～12夹脊穴、肝俞、胆俞、脾俞、胃俞、内关、中脘、足三里、阳陵泉、太冲等穴。每日1次，每次留针30分钟，中间行针1次，10次为1个疗程。治疗10次后自觉症状明显减轻。共治5个疗程后，在同一医院胃镜检查为轻度萎缩性胃炎。

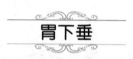

胃下垂

胃下垂是指由于胃膈韧带与胃肝韧带松弛无力、胃张力减退，胃小弯角切迹低于髂嵴连线水平而言。本病多由腹壁紧张度减低，腹壁脂肪缺乏和肌肉松弛以及腹压下降所引起。胃下垂多见于体质瘦、胸廓狭长者，妇女多育也易罹患本病，其症状轻重表现与病者神经敏感性有明显关系。

中医学认为本病多由先天禀赋不足，或病后失调，饮食不节，损伤脾胃，以致脾胃虚弱，中气下陷，升举无力，因而发生下坠。治疗主要以升举中气、健脾和胃为主。

【治疗】

处方 取膈俞、胃脘下俞、肝俞、脾俞、胃俞、肾俞、三焦俞、气海俞穴与其相对应的夹脊穴，均用补法。

【方义】脾俞、胃俞健脾益胃，升阳举陷；三焦俞主气机升降；气海俞补益中气；肾俞温煦肾脾之阳；肝俞、膈俞疏肝和胃，调畅脾胃气机，使其升降有序，共治根本。针刺背俞穴透夹脊穴，为一穴连两经，可疏通脏腑经络，调节脏腑功能，有健脾益胃、提升中气之功。

【验案】

邸某，女，31岁。因胃痛、腹胀半年前来就诊。患者于去年12月出现胃痛、腹胀，食欲减退，嗳气频频。曾服药治疗效果不显。身体消瘦，疲乏无力，每天进食不足半斤。经X线钡餐检查：胃小弯在髂骨脊下4cm。腹部松软无压痛，面黄，舌苔薄白，脉沉缓无力。中医辨证为脾胃虚弱，中气下陷。治以补中益气、健脾和胃、升阳举陷之法。

治疗：针取背部膈俞、胃脘下俞、肝俞、脾俞、胃俞、肾俞、三焦俞、气海俞等穴及其与之相平阶段上的夹脊穴为主，用补法。配以百会、足三里，针用平补平泻法。留针20～30分钟，每日1次。治疗10次后，胃痛、腹胀等症消失，精神转佳。X线钡餐复查：胃小弯在髂嵴下2cm，连续治疗2个月后停止治疗。半年后做X线钡餐检查，胃小弯在髂嵴上1cm。

慢性结肠炎

慢性非特异性溃疡性结肠炎又称溃疡性结肠炎，是一种原因不明的以直肠、结肠黏膜及黏膜下层炎症为特征的慢性非特异性疾病。

临床以慢性腹泻、腹痛、里急后重、黏液脓血便为主症，具有痛程长、反复发作、迁延难愈等特点，是一种严重危害人类健康的疾病，其病变主要累及直肠黏膜、乙状结肠黏膜。其发病与免疫调节失常、遗传、感染、精神因素有关。

中医对本病的认识，《内经》称为"肠澼"，《难经·五十七难》称为"小肠泻"，《伤寒杂病论》称为"下利"，《诸病源候论》称为"滞下"，后世称之为"泄泻""久泄"。本病的特点为"本虚标实"。一般初期为脾胃虚弱，日久则脾肾阳虚，虚实夹杂时为湿热蕴结、肝郁脾虚。可分为以下四型。

1. 脾胃虚弱型　症见肠鸣，便溏，腹部隐痛，粪便夹有不消化食物或黏液脓血便，胸闷，纳呆，神疲乏力，舌质淡，苔白或白腻，脉濡缓。

2. 湿热蕴结型　症见身热，腹痛，腹泻或里急后重，粪便夹有黏液脓血，舌质红，苔黄腻，脉滑数。

3. 肝郁脾虚型　症见腹痛即泻，泻后痛减，或见胁肋胀满，胸闷纳呆，发病常与情志变化有关，舌苔薄白或苔黄，脉弦细。

4. 脾肾阳虚型　泄泻日久，畏寒肢冷，腰膝酸困，肠鸣泄泻多在五更，舌淡，舌体胖大，苔薄白，脉沉细无力。

【治疗】

处方1　取胸11～12夹脊穴，配脾俞、胃俞、足三里、上巨虚、下巨虚，针用补法，主治脾胃虚弱型。

处方2　取胸10～12及骶1夹脊穴，配脾俞、阴陵泉、曲池、三阴交、合谷，针用泻法，主治湿热蕴结型。

处方3　取胸9～12夹脊穴，配肝俞、胆俞、脾俞、三阴交、太冲，针用平补平泻，主治肝郁脾虚型。

处方4　取胸11～12与腰1～2夹脊穴，配脾俞、肾俞、命门、关元、三阴交、太溪，用温补法，主治脾肾阳虚型。

处方5　用铺灸法。中药散剂：肉桂、丁香、吴茱萸各5g，食盐、花椒各2g。上药研细末备用。铺灸部位：胸11～12与腰1～2督脉夹脊穴，铺灸方法用华佗夹脊穴的治疗方法中铺灸方法二。本法适用于脾胃虚弱和脾肾阳虚型。

【方义】治疗本病以本虚标实为特点，辨证分型论治为方法。针胸 11～12 夹脊穴，配脾俞、胃俞，健脾益胃以治本，辅以足三里、上巨虚、下巨虚，为胃、大肠、小肠经之合穴，分利清浊而止泻；针胸 10～12 及骶 1 夹脊穴，清利肠道湿热，配脾俞、阴陵泉、三阴交，健脾利湿，曲池、合谷为阳明经穴用泻法，清利湿热，行气止泻；针胸 9～12 夹脊穴，配肝、胆、脾俞，健脾疏肝，辅以三阴交、太冲分清浊而利气机；针胸 11～12 与腰 1～2 夹脊穴及脾俞、肾俞补益脾肾，配命门、关元、太溪温补肾阳，温煦脾阳，有"益火之源，以消阴翳"之意。铺灸疗法中，肉桂、丁香、吴茱萸、椒、盐，共奏温补脾肾、升清止泻之功。针药结合，扶正祛邪，标本同治。

【验案】

案例 1：徐某，女，36 岁。1998 年 3 月 11 日初诊。主诉：腹痛腹泻 2 年余。素体肠胃不好，2 年前患细菌性痢疾经治疗后好转，但腹泻反复发作，泻下时腹部隐隐作痛，粪便中夹有不消化食物及黏液血便，纳呆，乏力，舌质淡，苔白腻，脉细滑无力。在某医院结肠镜检查诊断为溃疡性结肠炎。中医辨证：脾胃虚弱。

治疗：取胸 11～12 夹脊穴，配脾俞、胃俞、足三里、上巨虚、下巨虚，针刺用补法。治疗 3 次后腹痛腹泻明显减轻，治疗 10 次后，各种临床症状完全消失。随访半年未见复发。

案例 2：肖某，男，42 岁，农民。2002 年 12 月初诊。主诉：腹痛腹泻 3 年余。症见每日清晨黎明之时腹痛即上厕所，泻后痛减，泻下稀便带有黏液脓冻，腰膝酸困，肢冷畏寒，舌质淡，舌体胖，脉象沉细无力。结肠镜检查诊断为溃疡性结肠炎。中医辨证：脾肾阳虚。

治疗：先用脾肾阳虚型针刺法治之，症状减轻。但时有反复不能根治，后用铺灸疗法治疗 5 次后临床症状完全消失。3 个月后又行结肠镜检查：结肠黏膜恢复正常，随访 1 年未见反复。

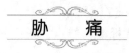

胁 痛

胁痛是以一侧或两侧胁肋疼痛为主要表现的病证，也是临床比较多见的一种自觉症状。

肝居胁下，其经脉分布于两胁，胆附于肝，其脉亦循于胁，故胁痛之病，主要责于肝胆。形成胁痛的原因较多，临床辨证应结合兼症，分清气、血、虚、实。气滞、血瘀、湿热而致的胁痛一般为实证；肝阴不足而致的胁痛，则为虚证。根据"通则不痛"的理论，治疗上应以通为主，实证多采用理气、化瘀、清热、利湿等法，虚证滋阴柔肝为治。

【治疗】

处方 1 胸 9～10 夹脊穴，主治肝郁胁痛，配期门、侠溪、中庭穴，针用泻法。

处方 2 胸 9～11 夹脊穴，主治湿热胁痛，配阴陵泉、太冲，针用泻法。

处方 3 胸 8～10 夹脊穴，主治瘀血胁痛，配行间、膈俞、三阴交穴，针用泻法。

处方 4 胸 5、9～11 夹脊穴，主治阴虚胁痛，配血海、三阴交穴，针用补法。

【方义】 胸 9～10 夹脊穴，用泻法可调肝胆之生理功能，行气解郁，期门为肝之募穴，功能疏肝理气，侠溪配中庭善解少阳之郁火，止胸胁疼痛。胸 9～11 夹脊穴功能疏肝利胆、健脾利湿，配阴陵泉清热化湿，太冲降气解郁。胸 5 夹脊穴针用补法，柔肝敛阴，胸 8～11 夹脊穴刺之滋阴养血、疏肝止痛，血海配三阴交补阴以养血，使阴血充沛，络脉得以濡养，则虚性疼痛可平。

【验案】

柳某，男，25 岁，干部。1993 年 9 月 2 日初诊。去年 12 月查出单项转氨酶（SGPT）高，服联苯双酯月余，降为正常。近月来肝区隐痛，咽干午后重，伴嗳气，大便时干时稀，1 至 3 日 1 次，倦怠乏力，纳可，尿不黄。切其腹柔软，无压痛，胁下未触及肝脾。舌苔白腻，脉弦数。证属肝胃不和，湿热蕴结。

治疗：选胸 9～12 夹脊穴、支沟、阳陵泉、太冲、足三里、中脘。胸 9～10 夹脊穴，支沟、阳陵泉、太冲用泻法，胸 11～12 夹脊穴针用补法，中脘、足三里用平补平泻法。每日 1 次，留针 30 分钟，10 次为 1 个疗程。治疗 3 个疗程，诸症消失。随访 1 年肝区痛未发，转氨酶正常。

急性胆囊炎

急性胆囊炎系由细菌感染，浓缩的胆汁或反流入胆囊的胰液的化学刺激反应引起的胆囊炎性疾病，以发热、右上腹痛及压痛、呕吐、白细胞增多等为临床表现。

中医认为本病多由肝郁气滞、肝胆湿热所致。应用华佗夹脊穴治疗有疏肝利胆、缓解疼痛的作用。

【治疗】

取胸 7～10 夹脊穴，膈俞、肝俞、胆俞、期门、阳陵泉、内关、支沟穴。疼痛发作时针刺用泻法，疼痛缓解时用平补平泻法。

【方义】胸 7～8 夹脊穴通膈、胰之腑，配膈俞可疏利气机；胸 9～10 夹脊穴属肝胆，配肝俞、胆俞有疏肝利胆之功；配合肝之募穴期门、胆之下合穴阳陵泉、心包之络穴内关、三焦之经穴支沟，对缓解胆囊炎症所引发的疼痛有较好的疗效。

【验案】

焦某，男，48 岁。2003 年 2 月 10 日初诊。主诉：右上腹疼痛 1 周，加重 3 天。1 周前饮食油腻过多而引发右上腹疼痛，痛时连及胁肋，自服消炎利胆片疼痛不减。近 3 日疼痛加重，即去某医院诊治。B 超检查为急性胆囊炎。经静脉滴注抗生素，口服解痉止痛药仍不见缓解，遂邀余会诊。舌质红，舌苔滑腻，脉象弦数。中医辨证：肝气郁结，湿热蕴结。

治疗：取胸 7～10 夹脊穴，配膈俞、肝俞、胆俞、期门、阳陵泉、内关、支沟穴，针用泻法。针后即感疼痛减轻，共针 5 次疼痛完全消失。

慢性胆囊炎

慢性胆囊炎为胆囊疾病中最常见者，本病多为急性胆囊炎的后遗症，有的无急性发作病史，而在就医的时候即为慢性，或与胆后病同时存在。

本病发作时的症状与胆结石发作时相似，患者有轻重不一的腹胀，上腹或右上腹不适感，持续性钝痛或右肩胛区疼痛，胃灼热、嗳气、反酸等胃肠道症状。上述症状虽不严重，但顽固不愈，往往进油腻后加剧，可呈现急性胆囊炎或胆绞痛的典型症状。

中医认为本病多因肝郁气滞、湿热蕴结、肝阴不足、瘀血阻络而致。针对病因病机施治可获良效。

【治疗】

处方 1 取胸 7～10 夹脊穴，针用平补平泻法。肝郁气滞型配期门、肝俞、支沟、阳陵泉，针用泻法；湿热蕴结型配期门、阳陵泉、足三里、阴陵泉，针用泻法；肝阴虚型配三阴交、阴郄、膏肓、支沟、肾俞、肝俞，针用补法；瘀血阻络型配膈俞、血海、行间、大包，针用泻法。

处方 2 取胸 9～10 夹脊穴、阳陵泉、三阴交。每穴注射柴胡注射液 0.5ml，隔日 1 次，7 次为 1 个疗程。

【方义】胸 9～10 夹脊穴属肝胆，具有疏肝利胆、行气止痛之功。根据病因病机与辨证分型，肝郁气滞者配肝之募穴期门、肝俞为俞募配穴法而疏肝理气，支沟与阳陵泉为治疗胁疼之成方，能和解少阳，解除胁疼；湿热蕴结者配少阳胆经之合穴阳陵泉，期门为肝之募穴，肝胆表里，同布于胸胁，二穴相配疏肝利胆，更取足三里调和胃气，阴陵泉健脾利湿，诸穴合用能除湿热，止胁疼的效果；肝属木，肾属水，乙癸同源，故取肝俞、肾俞补肝肾之阴，阴郄、膏肓、三阴交健脾柔肝而清湿热，支沟通络止痛，诸穴合用，疏肝利胆、养阴和络清热，适用于肝阴不足；血瘀阻络者配膈俞、血海活血化瘀，行间为肝经之荥穴，大包为脾之大络，行气通络止痛。

柴胡注射液具有疏肝利胆、清热消炎之功，在夹脊穴与阳陵泉、三阴交穴位注射，发挥药物与针刺的双重作用，治疗本病有良效。

【验案】

柳某，男，53岁，干部。2004年4月10日初诊。主诉：右胁及上腹痛3年余。病初表现为肝气郁结，症见胸胁胀满，胀甚时胁肋及上腹疼痛，嗳气吞酸，B超检查诊断为慢性胆囊炎。

治疗：依肝郁气滞型针刺之，症状有所减轻，但时有反复。患者又经常饮酒，伤及肝阴，表现为肝阴不足之症，症见胁痛隐隐，口干舌燥，心中烦热，舌红少津，又依肝阴不足型针刺之，仍有效但病不能痊愈。

再以华佗夹脊穴、阳陵泉、三阴交穴位注射法治之，共治疗1月余，各种临床症状完全消失，3个月后B超检查胆囊正常。嘱其慎起居，戒烟酒，忌郁怒，以巩固疗效而防复发。

肋间神经痛

肋间神经由胸2～12脊神经前支组成。肋间神经痛系指一个或几个肋间神经支配区内的疼痛综合征，好发于胸5～9肋间。

中医学根据疼痛部位将其归属于"胁痛""胸胁痛"范围，认为风热之邪，跌仆闪挫为本病的外因，情志失调、忧思恼怒是本病的内因。根据病因辨证分为肝郁气滞、瘀血阻络、湿热阻络、痰湿阻络、气阴不足五型。治疗以疏泄少阳、厥阴气机为主。

【治疗】

处方 肋间上段痛取胸1～5夹脊穴，肋间下段痛取胸7～12夹脊穴，针用泻法；肝郁气滞可配蠡沟、行间、丘墟，针用泻法；瘀血阻络配肝俞、期间、膈俞，针用泻法；湿热阻络配外关、阴陵泉，针用泻法；痰湿阻络配阴陵泉、丰隆、章门，针用泻法；气阴不足配心俞、脾俞、太溪，针用补法。

【**方义**】针刺夹脊穴可以扶正祛邪，激发经气，具有行气活血、舒筋通络之功。肝郁气滞型配蠡沟、行间、丘墟疏肝理气；瘀血阻络型配肝俞、膈俞、期门，起理气行瘀之功；湿热阻络型配外关、阴陵泉清热利湿止痛；痰饮阻络型配阴陵泉、丰隆、章门，健脾化痰逐饮；气阴不足型配心俞、脾俞、太溪补气养阴。

【验案】

陈某，女，30岁。因左侧胁肋部剧烈疼痛2天。患者于2天前因同别人发生口角，争执之后心情不舒，至傍晚渐觉左侧胸胁胀痛。今晨黎明时分，因疼痛加剧而不能睡觉，遂前来就诊。现症见左侧胁肋疼痛剧烈，痛如刀剜，且疼痛牵及左侧上肢及肩背部。检查：左侧胁肋3～5肋间区域、肋骨边缘压痛。伴胸闷烦躁、头昏、不欲饮食，舌红苔薄黄，脉弦数。辨证属肝气郁滞，气郁化火。西医诊断：肋间神经痛。

治疗：针取胸1～5夹脊穴、肝俞、胆俞、阳陵泉、太冲、足临泣等穴。针1次后即觉痛减而舒适。连续治疗5次后诸症消失而停诊。3月后随访未复发。

水　肿

水肿是指体内水液潴留，泛溢肌肤，引起眼睑、头面、四肢、腹背甚至全身浮肿，严重者还可伴有胸水、腹水等。

水不自行，赖气以动，故水肿一证，是全身气化功能障碍的一种表现，其病理变化主要在肺脾肾三脏，其中以肾为本。因肺主通调水道，脾主运化水液，肾主水，蒸化水液，故三脏为病以成是病。临床辨证以阴阳为纲，概分为"阳水""阴水"两类。阳水发病较急，多从头面部先肿，肿势以腰部以上为著。阴水发病较缓，多从足跗先肿，肿势以腰部以下为剧。阳水治疗以疏风利水、清热散寒为主；阴水治疗以健脾温肾、助阳利水为治。

【治疗】

处方1　颈5～7夹脊穴，胸3、11、12夹脊穴，腰4夹脊穴，主治阳水。配合阴陵泉、合谷、外关，针用泻法。

处方 2 胸 3、11、12 夹脊穴，腰 4 夹脊穴，主治阴水。配合水分、气海、太溪、足三里，气海、足三里用补法，余穴针用泻法。

【方义】颈 5～7 夹脊穴，刺之可祛风散寒，胸 3 夹脊穴宣肺利水，腰 4 夹脊穴温阳逐水，配阴陵泉健脾利水，合谷、外关发汗清热。诸穴配合可疏风利水，清热散寒。胸 11～12 夹脊穴可健脾化湿，水分可分利水邪，气海助阳化气，太溪温补肾阳，足三里以健脾行水，诸穴合用，有健脾温肾、助阳利水之功。

【验案】

楚某，女，67 岁，退休工人。1994 年 5 月 10 日初诊。患者病水肿已 3 年余，时轻时重，经某医院诊断为肾病综合征。服中西药罔效，近 2 月来水肿加剧，下肢尤甚，几乎难以行走，由其女搀扶前来就诊。患者面目一身悉肿，按之凹而不起，下肢肿甚，面色白虚浮，眼睑难以开启，两眼如线状。肚腹肿胀如鼓，自觉胀满，小便不利，大便艰涩难下。舌胖质嫩色淡，苔白腻有滑液，两脉沉迟涩滞。证属脾肾两虚，寒湿阻络。

治疗：选胸 3、11～12 夹脊穴，腰 1～2 夹脊穴、水分、气海、足三里穴，阴陵泉穴。针用泻法，重灸气海。每日 1 次，留针 30 分钟，10 次为 1 个疗程。治疗 2 个疗程，患者痊愈。随访半年未复发。

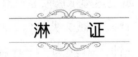

淋　证

淋证是指小便频数短涩，滴沥刺痛，欲出未尽，小腹拘急，或痛引腰腹的病证。

淋证的病因以膀胱湿热为主，病位在肾与膀胱，初起多邪实之证，久病则由实转虚。临床上一般分为热淋、石淋、血淋、气淋、膏淋 5 种类型。初起湿热蕴结，以致膀胱气化失司者属实，治宜清热利湿通淋，佐以行气。病久脾肾亏虚，膀胱气化无权者属虚，治宜培补脾肾。

急慢性尿路感染、结石、结核、急慢性前列腺炎以及乳糜尿等病，有类似五淋证候者，均可参考本节论治。

【治疗】

处方 胸11～腰2夹脊穴，骶2夹脊穴，热淋另加合谷、外关穴；石淋加中极、委阳、然谷穴，针用泻法；血淋加血海、三阴交，针用泻法；气淋加气海、水道、阴陵泉，气海用补法；膏淋加关元、百会，针用补法。

【方义】胸11～12夹脊穴可调脾胃之功能，健脾化湿，腰1～2夹脊穴刺之可除三焦湿热，增强蒸腾气化之功，骶2夹脊穴助膀胱气化。合谷、外关清热，中极利湿，委阳清三焦湿热，然谷为肾经荥穴，可清热利湿。血海、三阴交行血活血而止血。气海、水道、阴陵泉补气健脾利湿。关元、百会升提阳气，助气化而止淋。

【验案】

郝某，女，42岁，1993年10月12日初诊。自10年前患"急性肾盂肾炎"，此后一直未彻底治愈，时好时坏，每遇感冒、着凉、饮食不慎、劳累等均能发作。近几年来，发作时用各种抗生素、消炎药等均无效。改服中药，开始几次有效果，现已无济于事。前天下午因气候变化又突然发作，尿痛、尿急、尿频、尿赤，同时伴有发冷发热，腰痛乏力，又去医院检查：尿蛋白（+），尿红细胞10～15个/HP，尿白细胞30～50个/HP，拟诊为"慢性肾盂肾炎急性发作"。又开药氟哌酸之类药品未服，本已失去信心，但又痛苦难忍，遂来诊治。除泌尿刺激征外，伴见口渴欲饮，心烦急躁，大便偏干，舌红苔黄，脉滑细且数。证属湿热蕴郁膀胱，气化不利。

治疗：选胸9～腰2夹脊穴、骶2夹脊穴、中极、阴陵泉、太冲。针用泻法，每天1次，留针30分钟，10次为1个疗程。1个疗程后，诸症减轻，3个疗程后已无发作。嘱其注意饮食调养与功能锻炼。饮食宜清淡，忌辛辣厚腻之品及寒凉之属。

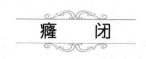

癃　闭

癃闭是指小便量少，点滴而出，甚则小便闭塞不通为主症的一种疾患。其中又以小便不利，点滴而短少，病势较缓者为"癃"；以小便闭塞，点滴不通，病势较急者称为"闭"。癃和闭虽有区别，但都是指排尿困难，只有程度上的不同，因此多合称为癃闭。

瘤闭的病位在膀胱，但和三焦、肺、脾、肾、肝均有着密切的关系。对癃闭的辨证首先应分清虚实，然后再权衡轻重缓急，进行治疗。实证治宜清湿热、散瘀结、利气机而通水道；虚证治宜补脾肾，助气化，而达到气化得行，则小便自通的目的。

【治疗】

处方1 胸9～10、骶3夹脊穴，主治癃闭实证，配合三阴交、阴陵泉、中极，针用泻法。

处方2 胸11～腰2夹脊穴，主治癃闭虚证，配合气海、阴谷、委阳，针用补法。

【方义】胸9～10夹脊穴调肝胆气机，行气活血，骶3夹脊穴助膀胱气化，配三阴交、阴陵泉疏通足三阴经的气血，清利脾经湿热；中极疏通膀胱的气化而通小便。胸11～腰2夹脊穴可以温补脾肾，调三焦气机，配阴谷振奋肾阳，取委阳通三焦之气，灸气海补下焦元气，诸穴合用可奏鼓舞膀胱气化而达启闭通尿的功效。

【验案】

马某，男，62岁。初诊日期：2003年8月12日。主诉：小便闭塞不通1月余。病史：患者因腰椎病变在外科手术治疗，但术后出现小便点滴不爽，排出费力。3日后小便闭塞不通，点滴不出，少腹胀满隆起，每天非导尿不可，中西药治疗无效。来诊时已保留导尿1月余，不能自主排尿，兼见腰膝酸软无力，胸胁连及少腹胀满不适，精神疲乏，食欲不振，面色白，舌体胖大，边有齿印，舌质淡，苔薄白，脉沉细。辨证为肝郁脾虚，肾阳虚衰。

治疗：取胸9～10与腰1～2夹脊穴，配三阴交、气海、中极穴。胸9～10夹脊穴用泻法，以疏肝解郁；腰1～2夹脊穴用补法，以补益脾肾，配三阴交、气海、中极穴，以通利水道。针刺3次后有自主排尿感，拔去导尿管，小便可自行排出，但觉淋漓不尽。又针刺3次后小便通畅，各种临床症状消失，随访1月未复发。

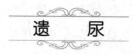

遗 尿

遗尿是指年满3周岁以上的儿童夜间不自主地排尿。以男孩居多。正常排尿活动须在大脑皮层和皮质下等排尿中枢的控制及膀胱功能完善的前提下才能完成。小儿遗尿，多属功能性，其原因一部分是因尚未建立起排尿反射，功能发育尚不成熟（如膀胱肌肉控制排尿功能差，膀胱容量较小），另一部分由于情绪及体质上的影响如紧张受惊、病后体虚、白天疲劳过度和睡觉过深不易觉醒等。

中医学将其称为"遗溺"，认为尿液的正常排泄，主要与肾于膀胱的开合功能有关。肾司固藏，主气化，膀胱有贮藏和排泄小便的作用。若肾气不足，下元不能固摄，每致膀胱约束无权，则有遗尿。其次如脾虚而气陷，肺气不调，肺脾气虚，上虚不能制下，水液下输失其正常，也能引起此证。根据临床表现，中医辨证分为肾阳不足和肺脾气虚两型。治疗以温补脾肾、益气固涩为主。

【治疗】

处方1 腰2～骶1夹脊穴，主治肾阳不足型遗尿。配合太溪、中极、关元穴，针用补法。

处方2 胸3～5夹脊穴，胸11～12夹脊穴，主治肺脾气虚型遗尿。配合气海、太渊、足三里穴，针用补法。

处方3 胸11～骶1夹脊穴，肾俞、膀胱俞，用皮肤针叩刺。也可叩刺后拔罐。

【方义】 腰2～骶1夹脊穴有补益肾气、固摄下元之功，配关元、太溪补肾益气，中极振奋膀胱功能，诸穴相配，肾气充实，则膀胱约束有权。胸3～5夹脊穴、胸11～12夹脊穴具有补益脾肺之效，配气海既可调中焦，又可补下焦；足三里健脾益气；太渊既可补肺气又可补脾气，诸穴合用，使脾气能升，肺气能降，肾气能固，膀胱得以制约，则遗尿可止。

【验案】

李某，男，10岁，学生。2003年3月7日初诊。主诉：遗尿7年余。病史：自幼有遗尿之症，时轻时重，经中药治疗后好转，1月前因饮食不节而患腹泻后遗尿加重，每日夜间不自主排尿，遂来我科就诊。症见面色萎黄，形体瘦弱，爱流口涎，饮欲不佳，舌质淡，舌苔淡白而滑，脉象细弱。中医辨证：脾虚气陷。

治疗：取胸11～骶1夹脊穴，配肾俞、关元、三阴交、足三里穴。针刺用补法，得气后留针30分钟，每日1次，7次为1个疗程。

治疗3次后遗尿次数减少，治疗1个疗程后再无发生遗尿现象，各种临床症状消失。随访半年未复发。

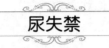

尿失禁

尿失禁是在清醒状态下小便不能控制而自行流出的一种疾病。临床分五型。

1. 充溢型尿失禁　是由于尿路有较严重的机械性（如前列腺肥大）或功能性梗阻引起尿潴留，膀胱压上升到一定程度并超过尿道阻力时，尿液自尿道流出。

2. 无阻力性尿失禁　是由于尿道阻力完全丧失，膀胱内不能储存尿液，患者站立时尿液全部由尿道流出。

3. 反射性尿失禁　是由于上运动神经元病变导致患者不自主地间歇排尿（即间歇性尿失禁），排尿无感觉。

4. 急迫性尿失禁　由于逼尿肌无控制性收缩而发生尿失禁。

5. 压力性尿失禁　是当腹压增加时（如咳嗽、打喷嚏、上楼梯、跑步）即有尿液从尿道排出。

本病属中医学"小便失禁"的范畴。多由肾气不固，脾肺气虚，湿热下注，下焦瘀滞而致。

【治疗】

取腰 1～4 与骶 1～2 夹脊穴，膀胱俞、肾俞、中极、关元、三阴交穴。脾肺气虚者配肺俞、脾俞、足三里，针用补法；湿热下注者配阴陵泉、行间，针用泻法；下焦瘀滞者配次髎、太冲，针用泻法；肾气不固者配命门、太溪，针用补法。针刺夹脊穴针尖朝脊柱方向，中极、关元穴针尖向会阴部，背俞穴用直刺，其他腧穴用常规刺法。

【方义】腰 1～4 与骶夹脊穴主治下焦疾患，针刺夹脊穴下的神经根而影响脊神经的排尿、控尿功能；中极、膀胱俞为俞募配穴法，可调理膀胱气化，增强膀胱对尿液的约束能力；肾俞补肾固涩；三阴交为足三阴交会穴，可调理肝脾肾的气机。根据辨证配脾俞、肺俞、足三里以补益脾肺；配阴陵泉、行间以清利湿热；配次髎、行间以活血行滞；配命门、太溪益补肾固本。诸穴相配，扶正祛邪，共奏益肾固涩之功。

【验案】

李某，男，47 岁，干部。2005 年月 20 日就诊。主诉：尿失禁 3 月余。3 个月前患中风偏瘫，经治疗左侧肢体瘫痪基本恢复，但遗留小便失禁，不能自主排尿与憋尿，排尿时排出量少，每次约 50～100ml，憋尿时间短，站立时小便从尿道排出。经中西医药物治疗，症状不见改善，遂来我院就诊。症见面色白，腰膝无力，舌质淡，舌体胖，舌苔白腻，脉象沉细无力。辨证：肾气不固。

治疗：取腰 1～4 与骶 1～2 夹脊穴、膀胱俞、肾俞、中极、关元、命门、太溪。针用补法，每日 1 次，留针 30 分钟，中间行针 1 次，10 次为 1 个疗程。治疗 7 次后即可自主排尿，但仍有腰膝无力，排尿次数较多。又继续治疗 1 个疗程排尿完全可以自主，各种临床症状也随之消失。随访半年未见复发。

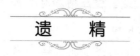

遗　精

不因性生活而精液遗泄的病证，称为遗精。其中有梦而遗精的，名为"梦遗"；无梦而遗精的，甚至清醒时精液流出者，名为"滑精"。青壮年偶有遗精，过后无其他症状者，多属精满自溢现象，不需治疗。

　　本病的发生多因情志失调、饮食失节、房事过度等引起。其病与五脏均相关联，中医辨证为心肾不交、肾虚失藏、湿热下注三型，总的治则是：在上清心安神，在中调其脾胃、升举阳气，在下益肾固精。

【治疗】

　　处方1　胸4～5夹脊穴，腰2夹脊穴，主治心肾不交型，配神门、三阴交、大陵穴，针用补法。

　　处方2　腰2～4夹脊穴，主治肾虚失藏型，配关元、太溪、志室，针用补法。

　　处方3　腰2、胸11夹脊穴，主治湿热下注型，配中极、阴陵泉、三阴交穴，针用泻法。

　　【方义】胸腰夹脊穴相配可泻上补下，使阴阳和调、水火相济，配神门与大陵清泻心火，配三阴交补益肾阴。诸穴相配可达清心火、益肾阴的作用，以固关止遗。腰2夹脊穴补肾，配关元是任脉和肝、脾、肾三经的交会穴，可补益下元虚损，益气固精。志室、太溪补益肾气，主治滑精。胸11夹脊穴可健脾利湿，配中极乃膀胱募穴，泻之可宣通膀胱之气，使湿热由小便排出。阴陵泉、三阴交清热利湿。诸穴相配，可达清热利湿、防精外泄的作用。

　　【验案】

　　马某，男，28岁。初诊日期：1998年6月30日。患者初期因失恋而夜寐不安，头晕耳鸣，梦中遗精，五心烦热。经中医以阴虚火旺治之，口服知柏地黄丸，梦遗等症好转。后因手淫不良习惯，致梦遗加重，症见遗精频作，甚者一夜遗精3～4次，时有滑精，腰膝酸软无力，头晕目眩，肢冷畏寒，面色少华，舌质淡，脉细数。辨证为肾虚不藏。

　　治疗：取胸4～5夹脊穴，以养心安神；腰2～4夹脊穴补肾固精。治疗1周后睡眠好转，梦遗次数明显减少。治疗3周后无发生梦遗与滑精现象，各种临床症状完全消失。随访半年未复发。

105

阳痿

阳痿即阳事不举，或临房举而不坚之证。

本病多由纵欲过度，久犯手淫，或因思虑过度所致。中医辨证分为虚证和实证。由肾虚引起者属虚证，由湿热下注引起者属实证。

【治疗】

处方1 胸11、腰2夹脊穴，主治虚证阳痿，配合关元、三阴交、命门穴，针用补法。

处方2 胸9、11、腰2夹脊穴，主治实证阳痿，配合八髎、阴陵泉，针用泻法。

【**方义**】胸11、腰2夹脊穴强腰健脾、益肾壮阳，配关元、三阴交调补脾肾，命门培补肾气以振奋肾经功能。胸9、11和腰2夹脊穴配合应用调肝健脾，加八髎、阴陵泉清利下焦湿热，诸穴配合可达补益肾气、清利湿热、恢复肾气作强之功。

【**验案**】

田某，男，24岁。1994年5月13日初诊。患者新婚3个月，婚后即阳事不举，夫妻关系随之恶化。曾自购补肾壮阳丸药服之无效。2月来心情苦闷异常，每晚独自饮酒解愁，不能自拔。自述半年以来疲乏嗜睡，日渐严重，甚至工作中即可入睡。患者形体肥胖，面色潮红而光亮。舌苔黄腻，根部垢厚，脉濡软且滑。证属湿热壅盛，阻滞经络。

治疗：选胸9、胸11、腰2夹脊穴，八髎、阴陵泉、太冲。针用泻法，每日1次，留针30分钟，10次为1个疗程。针刺1个疗程后，患者嗜睡乏力症状减轻，精神渐佳。3个疗程后，患者自诉功能恢复，夫妻关系和好。嘱其戒酒，忌辛辣之物，并劝其每日运动锻炼，以为强身健体之计。

肾绞痛

本病是多由泌尿系结石而引发的剧痛症，以阵发性腰部或腹部绞痛并沿输尿管向下或向上放射，伴程度不同的尿痛、尿血为主要特征。属中医"腰痛""血淋""石淋"的范畴。多从下焦湿热、气滞血瘀、肾气不固论治。

【验案】

周某，男，42岁，干部。初诊日期：1994年7月16日就诊。主诉：腰腹痛如绞3小时。既往患肾结石1年余，今日上午肾绞痛发作，在单位医院注射杜冷丁针剂缓解，1小时后疼痛又发，来院急诊。腰腹疼痛以右侧为剧，面色苍白，恶心呕吐，大汗淋漓，舌质红，苔薄黄，脉弦滑数。查体：镜下血尿，红细胞满视野，白细胞5～10/HP，蛋白（＋）。腹部X线及B超检查：右肾结石。诊断：肾结石肾绞痛。中医辨证：石淋（湿热淋）。

治疗：取腰1～5夹脊穴，患者取俯卧位，穴位皮肤常规消毒后，针刺夹脊穴，进针深度1.6寸左右，得气后腰腹有酸胀放射感，留针30分钟，中间行针1次。针刺后疼痛即刻缓解，10分钟后腰腹绞痛消失，又连续治疗7次以巩固疗效。随访半年未复发。

按：肾结石属中医学的"腰痛""石淋""血淋"的范畴。常因外感湿热或肝经湿热下注，湿热煎灼尿液，日久结成砂石，阻塞尿道，伤及气血，水道梗塞不通，通降不利则发为腰腹绞痛或淋漓尿血。

针刺腰夹脊穴主治下焦疾患，针感直达病灶，疏通经络，活血化瘀，清利湿热，解痉止痛。通过夹脊穴刺激脊神经根，经神经通路将信息传入皮质中枢而产生兴奋灶，提高痛阈。同时通过皮质中枢进行神经调节，达到解痉止痛的作用。

腰夹脊穴处于腰骶部的疼痛区或压痛点，"以痛为腧"，可治疗肾绞痛及牵涉性疼痛，作用快，止痛效果好，优于杜冷丁等的止痛效果，且复发少，又有一定的通淋排石作用，是治疗肾结石引起肾绞痛的有效方法。

107

消　渴

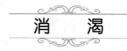

　　消渴是以多饮、多食、多尿、身体消瘦，或尿浊、尿有甜味为特征的病证。因患者小便甘甜，故又称糖尿病。

　　消渴之名，首见于《内经》。《灵枢·五变》曰："五脏皆柔弱者，善病消瘅。"指出五脏虚弱是发生消渴的重要因素。饮食不节、情志失调、劳欲过度是本病发生的主要原因，阴虚燥热为其主要病机。历代医家根据本病的"三多"症状的主次，把本证分为上、中、下三消。但在治疗上不宜绝对划分，均与肺、脾胃、肾有密切关系。

　　【治疗】

　　处方1　胸3～5、8夹脊穴，主治上消，配少府、太渊、胰俞，针用平补平泻。

　　处方2　胸8、11～12夹脊穴，主治中消，配合内庭、三阴交、胰俞，针用平补平泻。

　　处方3　胸9～10、腰2夹脊穴，主治下消，配合太溪、太冲、胰俞，太溪针用补法，余穴针用平补平泻。

　　【方义】胰俞是治疗上中下三消的经验穴。胸3～5夹脊穴主治上消心肺，可清心润肺，胸8夹脊穴位于胰俞旁，可助胰俞养阴润燥之功。少府泻心火，太渊补肺阴。胸11～12夹脊穴调中焦脾胃，配内庭清胃热，三阴交补脾以布津液。胸9～10、12夹脊穴治下焦肝肾，配太溪补肾纳气，太冲平肝降火。

　　【验案】

　　信某，女，23岁，工人。1993年7月11日初诊。糖尿病半年余。血糖280mg/dl，尿糖（+++）。现症：口渴引引，多食易饥，食毕即饥，饥而再食。一日夜可食主食3kg以上。心胸烦热，大便干结，数日一行，小便黄赤，舌红，苔黄干燥，脉弦滑数，按之振振有力。证属胃火炽盛灼津。

　　治疗：选胸8、11～12夹脊穴，内庭、三阴交、中脘。针用平补平泻法，每日1次，留针30分钟，10次为1个疗程。针刺2个疗程后，血糖降至

120mg/dl，尿糖为（＋）～（±），诸症悉平。

白细胞减少症

当周围血液白细胞低于 $4 \times 10^9/L$，为白细胞减少症。白细胞减少症最常见的是由中性粒细胞减少所致。本病多由某些致病因素损伤骨髓、化学毒物及放射线伤害、骨髓造血功能衰竭、免疫因素、感染等造成。

本病临床以原发为主，表现为头晕、乏力、低热等全身症状。中性粒细胞是人体抵御感染的第一防线，因而粒细胞减少的临床症状主要是易有反复感染。中医认为本病属"虚劳""气血虚"等范畴，病位在脾肾，脾为后天之本，气血生化之源；肾为先天之本，藏精生髓，血为精所化。从脾肾气血论治，针刺结合铺灸对升高白细胞数有良好效果。

109

【治疗】

处方1 取胸9～12夹脊穴及腰1～4夹脊穴，配脾俞、肾俞、膈俞、足三里、血海穴，均用补法，每日1次，10次为1个疗程。

处方2 取胸9～12与腰1～4夹脊穴，施灸材料、方法同华佗夹脊穴治疗方法中的铺灸方法二。

【方义】 胸9～12夹脊穴属肝、胆、脾、胃，具有疏肝健脾益胃之效，可促气血生化之源；腰1～4夹脊穴属肾主髓，具有补肾填精益髓之效，可促进骨髓造血与精血互化；配肝俞、肾俞、膈俞、血海、足三里、三阴交，均可调整脏腑功能，以加强气血生化，并可有效消除临床症状，标本同治。针刺与铺灸均在脊髓部位，能促进骨髓的造血功能，临床观察表明，确有"升高白细胞"的疗效。

【验案】

崔某，男，43岁，放射科医生。2005年2月10日初诊。主诉：头晕、乏力2年余。自述在某基层医院从事放射工作16年，因防护不当而患本病。

自觉头晕乏力，腰膝酸困，食欲不振，失眠心悸。易感冒、低热、咽喉干痛。实验室检查：白细胞计数：$1.8 \times 10^9/L$。面色白，舌质淡，脉沉细。诊断：白细胞减少症。中医辨证：肝肾阴虚，气血不足。

治疗：取胸 9～12 与腰 1～4 夹脊穴，依法铺灸，隔日 1 次，10 次为 1 个疗程治之。治疗 5 次后各种症状明显减轻，共治疗 3 个疗程，临床症状完全消失。实验室检查：白细胞计数 $6.8 \times 10^9/L$，半年后复查白细胞计数在正常范围内。

笔者用本法治疗白细胞减少症 66 例，治愈 38 例，占 57.6%；好转 26 例，占 39.4%；无效 2 例，占 3.0%，总有效率为 97.0%。[铺灸治疗白细胞减少症 66 例. 上海针灸杂志，2004.23（1）；19] 应用本法治疗贫血、白血病亦有一定疗效。

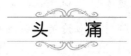

头　痛

头痛是临床常见的自觉症状，可单独出现，亦可出现于多种急慢性疾病当中。本文所指头痛主要是以头部疼痛为主的疾患。大致包括西医学的高血压、神经衰弱、三叉神经痛、贫血、脑震荡后遗症及一部分脑实质病变在内。

中医辨证将头痛分为外感头痛和内伤头痛两大类。外感头痛又可分为风寒型、风热型、风湿型；内伤头痛分为肝火上扰型、痰浊阻窍型、血瘀阻络型、气血亏虚型、肾虚头痛型。外感头痛者治疗以祛风散寒、化湿通络为主；内伤头痛治疗以育阴潜阳、活血通络、益气养血为主。

【治疗】

处方 1　颈 1～5 夹脊穴。主治外感型头痛。风寒型配风池，可加灸；风热型配大椎、曲池，针用泻法；风湿型配足三里、阴陵泉、合谷，针用泻法。

处方 2　胸 7～10 夹脊穴。主治肝阳上亢型头痛，亦可配太冲、行间、太溪，针用泻法。

处方3 胸 10 ～ 12 夹脊穴。主治痰浊阻窍型头痛。可配丰隆、脾俞、胃俞，针用泻法。

处方4 胸 4 ～ 7 夹脊穴。主治血瘀阻络型、气血两亏型头痛。血瘀阻络型配血海、三阴交及局部阿是穴，针用泻法；气血亏虚型配脾俞、肾俞、足三里、三阴交，针用补法。

处方5 胸 12 ～腰 3 夹脊穴。主治肾虚头痛，可配上星、肾俞、关元、太溪，针用补法。

处方6 颈 1 ～ 5 夹脊穴，阿是穴。主治六经头痛，如前额痛（阳明经）配印堂、头维、内庭；偏头痛（少阳经）配风池、太阳、太冲；枕后痛（太阳经）配天柱、风府、后溪、申脉；头顶痛(厥阴经)配百会、四神聪、太冲。针用泻法。

处方7 颈 3 ～ 7 夹脊穴。用皮肤针中度叩刺，微出血后拔火罐，留罐 5 ～ 10 分钟。

【方义】 颈 1 ～ 5 夹脊穴，能治疗头面疾患，具有疏散外邪、疏经通络、活血化瘀之功效。风寒型配风池，风池为足少阳、阳维脉的交会穴，功于祛风，以治头痛连及项背兼见恶风、畏寒等症；风热型配大椎、曲池，疏散风热、清泻肺热，以治头痛而胀，甚则头痛如裂兼见面红目赤、发热口渴等症；风湿型配足三里、阴陵泉、合谷，以健脾化湿止痛。痰浊型头痛取胸 10 ～ 12 夹脊穴，具有健脾化浊之功，配足三里、阴陵泉益气健脾渗湿。可治头痛如裹、肢体困重、纳呆胸闷等症；肝阳上亢型头痛取胸 7 ～ 10 夹脊穴，具有平肝潜阳之功，配太冲、行间，平肝泻火镇痛；肾虚型头痛取胸 12 ～腰 3 夹脊穴，具有补肾填精之功，配太溪、关元、肾俞，补肾、育阴潜阳；气血两虚、血瘀阻络型头痛取胸 4 ～胸 7 夹脊穴，具有补益气血、活血化瘀之功，配血海、三阴交活血行瘀，通窍止痛。

按六经辨证治疗头痛，选颈 1 ～ 5 夹脊穴配合头痛部穴位和远端穴位，有疏风清热、通络止痛的作用。

【验案】

李某，男，42 岁，干部。1998 年 6 月 22 日初诊。症状：头顶痛 10 余年，曾多方求治无效。目下除头顶疼痛，又伴烦躁、失眠、肝区胀满、口苦、咽干欲饮，大便不调，舌体胖，质暗红，苔薄白，脉弦滑。患者有甲肝病史，已治愈。辨证：属风邪入络，肝阳上亢。

治疗：取颈 1～5 与胸 2～10 夹脊穴，配太冲、太溪、三阴交，太冲用泻法，太溪、三阴交用补法，1 个疗程后诸症痊愈。

枕神经痛

本病是指枕大神经、枕小神经支配的枕区和上颈部的疼痛。常因感受风寒之邪而致，多发于寒冷季节。属中医学的"后头痛""太阳经头痛"。病位在督脉与足太阳膀胱经。

【治疗】

取颈 1～3 夹脊，配玉枕、风池、阿是穴。针刺颈夹脊穴时针尖向内下方，针刺深度为 0.5 寸，得气后留针 20 分钟，中间行针 1 次，用泻法。每日针 1 次，10 次为 1 个疗程。

【方义】颈 1～3 夹脊穴接近枕区，针感直达病变部位，可以调节枕神经功能，加强局部血液循环。配玉枕、风池，疏散风寒，通络止痛。根据压痛点取阿是穴"以痛为腧"。诸穴相合，切中病机与痛点，疼痛发作时，针刺之有立竿见影之效，连续治疗以治本。

【验案】

郑某，男，38 岁，工人。2002 年 12 月 4 日初诊。主诉：颈枕部疼痛 15 日。因感冒引发枕部连及上颈部疼痛，头部转动或因喷嚏、咳嗽时加重，表现为持续性疼痛，阵发性加剧，不能入睡。经某医院神经内科诊断为枕神经痛。经西药治疗无效，遂来我院就诊。检查：乳突与第一颈椎间压痛明显，并向周围放射。颈椎 X 光片与头颅 CT 检查正常。舌苔薄白，脉象弦紧。中医辨证：风寒阻络。

治疗：取颈 1～3 夹脊，配玉枕、风池、阿是穴。针 1 次后颈枕部疼痛明显减轻，治疗 5 次诸症皆愈。

面神经麻痹

面神经麻痹，亦称面瘫，是以口眼喎斜为主要症状的一种疾病。根据其病症位于头面部，多突然发病，春秋多见的特点，一般认为其致病原因，多由脉络空虚，风寒之邪乘虚侵袭阳明、少阳脉络，以致经气阻滞，经筋失调，筋肌纵缓不收而发病。

本病起病突然，每在睡眠醒来时，发现一侧面部板滞、麻木、松弛，眼睑闭合不全，流泪，口角下垂，不能蹙额、皱眉、露齿、鼓颊和吹口哨，额纹消失，鼻唇沟平坦。治疗以散风通络为主。

【治疗】

处方 颈5～7与胸1夹脊穴，针用平补平泻法；配合地仓、颊车、合谷、足三里，其中地仓、颊车、合谷针用泻法，足三里针用补法。

随病选穴：鼻唇沟歪斜较甚并流涎加人中、耳和髎；不能抬眉加攒竹；乳突部痛加翳风；颏唇沟歪斜加承浆；舌麻味觉消失加廉泉，均用泻法针刺治疗。

【方义】 颈5～7与胸1夹脊穴有祛风散寒、疏通经络之功；地仓、颊车、人中、耳和髎、攒竹等均属局部取穴，目的是祛风散寒，疏通局部经气，调和气血，使筋脉得濡润温煦则面瘫自可痊愈。合谷是治面瘫的主穴，因"面口合谷收"。足三里健脾胃以助正气，"正气存内，邪不可干"。诸穴合用则风寒除，气血调，面瘫可愈。

【验案】

陶某，女，57岁，工人。1997年3月4日初诊。患者自诉，3天前坐公交汽车回家后感觉半侧面部麻木，闭目不严，喝水时从嘴角外溢，遂来就诊。刻下见上述症状，还有右侧鼻唇沟变浅，右目迎风流泪，无肢体障碍，吐字不清晰，饮食可，二便调，舌淡苔白，脉浮紧。证属面瘫风邪阻络。

治疗：取颈5～7与胸1夹脊穴、地仓、颊车、合谷、足三里、承浆、下关。除足三里穴用补法外余用泻法。每日1次，留针30分钟，10次为1个疗程。针刺 1 个疗程后，口、鼻唇沟变浅等症状减轻，针刺 3 个疗程后，诸症痊愈。嘱其适寒热、避风寒，加强锻炼身体，以巩固疗效。随访 1 年未复发。

三叉神经痛

三叉神经痛是指在三叉神经分布区内发生阵发性烧灼样（或电击样）剧痛。多见于 40～70 岁成年人，女性多于男性。

本病属于中医学"面痛"范畴，其发病机制乃是风邪外袭，经络气血阻滞不通，或肝、胃实热上冲，或阴虚阳亢，虚火上炎所致。临床辨证分为外感风邪、肝胃火升、阴虚阳亢三型。治疗以疏导患部经气为主，并佐以祛风、泻火、滋阴。

【治疗】

处方1 颈 5～7 与胸 1 夹脊穴，针用泻法，主治外感风邪型，配地仓、下关、合谷，针用泻法。

处方2 胸 9～12 夹脊穴，针用泻法，主治肝胃火升型，配合四白、下关、太冲、内庭，针用泻法。

处方3 胸 9、腰 2 夹脊穴，针用平补平泻法，主治阴虚阳亢型，配太阳、攒竹、下关、太溪、风池，太溪用补法，余穴用泻法。

【方义】 颈 5～7、胸 1 夹脊穴具有祛风散寒、宣肺解表功能，地仓、下关局部选穴，意在疏通患部经气，加合谷取"面口合谷收"之意，又可增强祛风解表之力。胸 9～12 夹脊穴疏肝健脾和胃，配局部穴疏通经气，太冲、内庭清泄肝胃之火。胸 9、腰 2 夹脊穴，刺之可平肝潜阳、滋阴补肾，配太溪育阴、风池潜阳。

【验案】

强某，女，34 岁。1981 年 5 月 21 日转诊。患者于 1980 年 3 月开始牙痛，痛甚时牵及右侧鼻翼、面部、项区，遇冷遇热均可使疼痛加重。疼痛为持续性。因疼痛而不能饮食和睡眠，并伴有头晕、面赤、面热和胁痛，在当地医院诊断为三叉神经痛，曾行拔牙手术及口服中药等均未见效。刻下又出现额部及两太阳穴处疼痛，头皮紧，痛甚时恶心发热，胸闷气短，心烦口苦，睡眠不佳，大便干燥。以清晨和疲劳后症状加剧。中医辨证系肝火犯胃，风热上扰。治以祛风清热，调和肝胃。

治疗：取颈 5～7、胸 1 夹脊穴为主，配胸 9～12 夹脊穴、四白、下关、阳白、丝竹空、太冲、内庭等穴。针用泻法，留针 15～30 分钟，每日 1 次，针治 3 次后头痛眩晕减轻，针加头维、中脘等穴 10 次后症状完全消失而停诊。半年后随访未复发。

臂丛神经痛

臂丛系由颈 5～胸 1 脊神经的前支组成，主要支配上肢的感觉和运动。由于这些神经成分所组成的神经根、神经索和神经干的原发性或继发性病变所产生的疼痛，总称为臂丛神经痛。

臂丛神经痛的特点是肩部及上肢的疼痛，中医学称其为"肩臂痛"。主要由于风寒湿邪闭阻经络、痰湿流注经络、外伤瘀血内停经络，而致气血运行不畅，不通则痛。辨证分为风痹型、寒痹型、着痹型、热痹型、气滞血瘀型、气血虚弱型等。治疗以祛风散寒除湿、活血化瘀、疏通经络为主。

【治疗】

处方 颈 4～7 与胸 1 夹脊穴，针用平补平泻法，并根据中医辨证及疼痛部位配穴。风痹型配风池、曲池、合谷、外关，用泻法；寒痹型配肾俞、手三里、外关、合谷，用温通针法；着痹型配大椎、脾俞、曲池、外关，用泻法；热痹型配大椎、曲池、合谷，针用泻法或刺络放血疗法；气滞血瘀型配天鼎、肩髃、合谷、阿是穴，针用泻法；气血虚弱型配脾俞、足三里、阳溪，针用补法。

【方义】 颈夹脊穴针刺可使针感直达病所，疏通局部经气，调节神经血管功能，活血化瘀，达到"通则不痛"的目的。其余配穴均以疼痛部位和循经取穴为原则，以祛风散寒，疏导经气，舒筋活络。

殷某，男，39岁。患者因颈部酸困疼痛伴右侧上肢、胛背酸胀困痛3年多，加重1周前来就诊。患者于3年前出现颈部酸困不适，后渐觉疼痛，且伴右侧胛背及上肢酸胀困痛，曾服消炎痛（吲哚美辛）、布洛芬等药治疗，时好时坏。近1周来，疼痛加重，不能自如活动，严重时影响睡眠，且伴有左侧耳鸣及右侧视力模糊。检查：神经牵拉征阳性。诊断为臂丛神经痛。中医辨证系寒湿痹阻，脉络失和。治以散寒逐痹，祛湿通络。

治疗：针刺颈4～胸1夹脊穴、风池、天宗、秉风、肩贞、手三里、养老、听宫等穴。针用平补平泻法，每日1次，每次留针30分钟，期间行针1次。治疗3次后疼痛明显减轻，继续治疗7次后疼痛基本消失未继续治疗。约1周后症状又作，复来就治，依上法治疗，10次为1个疗程，连续治疗3个疗程，各种临床症状基本消失，功能活动正常。半年后随访未复发。

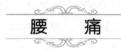

腰　痛

腰痛，又称"腰脊痛"，疼痛的部位或在脊中，或在一侧，或两侧俱痛，是临床上常见的证候之一。因腰为肾之府，故腰痛与肾的关系最为密切。

腰为肾府，乃是肾之精气所溉之域。肾与膀胱相表里，足太阳经过之。此外，任、督、冲、带诸脉，亦布其间，故内伤则不外乎肾虚，而外感风寒湿热诸邪，以湿性黏滞，最易痹着腰部，所以外感总离不开湿邪为患。治疗以散寒清热利湿、补肾强腰为主。

【治疗】

处方1　胸3、胸11、腰2夹脊穴，主治寒湿腰痛，配委中、腰阳关穴。

处方2　胸11～12夹脊穴、腰2夹脊穴，主治劳损腰痛，配阳陵泉、三阴交穴。

处方3　腰2～4夹脊穴，主治肾虚腰痛，配委中、志室、太溪穴。

【方义】 胸3夹脊穴属肺，有祛风散寒之功；胸11夹脊穴属脾，可健脾化湿；腰 2 夹脊穴属肾，可温阳补肾；委中为治腰背疼痛的要穴，腰阳关助阳散寒化湿。诸穴合用散寒温阳运湿以治腰痛。胸 11～12 夹脊穴健脾生血，配阳陵泉舒筋、三阴交活血。腰 2、4 夹脊穴刺之强腰补肾，配委中治腰痛，配志室补肾，配太溪滋阴，诸穴相配可奏补肾强腰止痛之功。

【验案】

薛某，女，40 岁，工人。1994 年 4 月 3 日初诊。腰痛半年有余。经某医院尿常规检查尿蛋白阳性持续不降，确诊为慢性肾小球肾炎。西医建议激素治疗，患者惧而未服。后就诊于某中医，令服六味地黄丸 3 个月。尿蛋白增加为（++），腰痛加剧。刻下患者除腰痛不能自支外，还见一身疲乏，夜寐梦多，舌红苔白而润，脉濡滑且数。证属湿邪阻滞，热郁于内。

治疗：选取胸 11～腰 2 夹脊穴，中脘、足三里、阴陵泉、腰阳关、公孙、内关。夹脊穴和腰阳关针用补法，余穴针用泻法，每天 1 次，留针 30 分钟，10 次为 1 个疗程。针刺 3 个疗程后，化验检查尿蛋白转阴，腰痛消失。患者精力日增，未再反复。

坐骨神经痛

坐骨神经痛是指坐骨神经通路及其分布区的疼痛，即在臀部、大腿后侧、小腿后外侧和足外侧的疼痛。

本病属于中医学的"痹证"范围。认为由于风寒或风湿之邪客于经络，经气阻滞不通则痛。治疗主要以祛风除湿、散寒通络为主。

【治疗】

处方 1　腰 3～5 与骶 1～3 夹脊穴，针用平补平泻法，行痹型配风门、膈俞，针用泻法；痛痹型配肾俞、关元，针用补法；着痹型配足三里、阴陵泉，针用泻法；热痹型配委中、内庭，针用泻法；气滞血瘀型配太冲、三阴交穴，太冲泻法，三阴交平补平泻法。

处方 2　腰 3～5 夹脊穴，针刺后配合电针。

处方 3　腰 3～5 夹脊穴，水针疗法。

【方义】针刺腰 3～5 与骶 1～3 夹脊穴针感可直达病所，发挥针刺镇痛作用，扶正祛邪，通经活络止痛。行痹型配风门、膈俞祛风散寒，调气和血；痛痹型配肾俞、关元温阳散寒；着痹型配足三里、阴陵泉健脾利湿；热痹型配委中、内庭清热解毒；气滞血瘀型配太冲、三阴交活血化瘀。

【验案】

王某，女，50 岁。初诊日期：2004 年 5 月 15 日。主诉：腰痛抽掣伴向双下肢放射半年余。病史：患者在半年前一次劳动过程中，因持力太重，不慎扭伤了腰部，突感腰部剧痛异常，腰直不起来，同时腰部烧灼样刺痛向双下肢放射。遂前往当地医院诊治，经拍 X 线片示 $L_{2～3}$ 椎间盘突出，经止痛、对症处理及休息，半卧睡硬板床后症状有所缓解。近 3 月来，患者上述症状逐渐加重，特别是双下肢后侧正中线的疼痛持续加重，烧灼样的刺痛在阴雨天尤甚。患者自行贴敷麝香虎骨膏、拔火罐、吃止痛药等未见明显好转，遂来我科就诊。查：直腿抬高试验及加强试验均呈阳性，疼痛剧烈无休止，痛苦面容，舌质红，苔黄腻，脉弦细。中医辨证：瘀血阻络，湿热下注。

治疗：按照夹脊穴的原理，取支配下肢所属神经阶段腰丛的夹脊穴 $T_{12}～L_4$，并辨证配穴环跳、委中、承山、昆仑、三阴交、阳陵泉等穴连续治疗 2 个疗程后，腰疼及双下肢烧灼样的放射痛基本消失，阴雨天上述症状未见明显加重。后又以上法继续治疗 1 个疗程，患者腰部活动自如，所有疼痛及不适全部消失，疗效判定为临床治愈。1 年后再次复查未见复发。

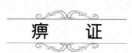

痹　证

痹证是由于风寒湿热等外邪侵袭人体，闭阻经络，气血运行不畅所导致的以肌肉、关节、筋骨发生酸痛、麻木、重着、屈伸不利，甚或关节肿大灼热等为主要临床表现的病证。

痹证的发生主要是由于正气不足，感受风、寒、湿、热之邪所致。内因是痹证发生的基础，体虚弱，正气不足，腠理不密，卫外不固，是引起痹证的内在因素。因其易受外邪侵袭，且在感受风、寒、湿、热之邪后，易使肌肉、关节、经络痹阻而形成痹证。根据痹证形成的原因，中医辨证分为行痹、痛痹、热痹、着痹四型。治疗的基本原则是祛风、散寒、除湿、清热，以及疏经通络。

【治疗】

处方 上肢痛取颈 5～胸 1 夹脊穴，下肢痛取腰 2～骶 2 夹脊穴，上下肢俱痛取上述两组夹脊穴。行痹另配风门、膈俞，针用泻法；痛痹配命门、关元，针用泻法；着痹配足三里、阴陵泉、商丘，针用泻法；热痹配大椎、曲池，针用泻法。

【方义】颈 5～7 与胸 1 夹脊穴，其脊神经布于上肢，主治上肢疼痛；腰 2～5 与骶 1～2 夹脊穴，其脊神经布于下肢，主治身体下部关节疼痛，具有祛风散寒利湿、通经活络、活血化瘀之功，以除风寒湿痹。行痹取风门、膈俞祛风活血，取"治风先治血，血行风自灭"之意。痛痹配命门、关元，用灸法，治寒以热，可益火之源，振奋阳气，驱散寒邪。湿痹取足三里、阴陵泉、商丘，以健运脾胃，利湿通络。热痹配大椎、曲池清热利湿。

【验案】

刘某，女，24 岁，教师。1993 年 7 月 6 日初诊。今年 2 月帮同事搬家，因劳累出汗着风寒而致腕、指、膝、趾关节疼痛。经住院治疗，腕、指、趾关节疼痛虽已，而膝关节并跟腱疼痛不已。着凉加重，活动减轻。曾服西药治疗月余乏效，遂来求治。刻下症如上述，又伴膝关节屈曲不利，痛处不红不肿。二便正常，月经按期而行，量少色黑，不痛不胀，白带多，末次月经 6 月 21 日。舌质黯红，苔白腻，脉弦滑。1989 年曾患支气管炎，无药物过敏史。证属风寒湿痹，血气亏虚。

治疗：选颈 5～胸 1 夹脊穴，腰 2～5 和骶 1～2 夹脊穴，关元、足三里、命门、阴陵泉、三阴交。夹脊穴和阴陵泉用泻法，关元、命门用灸法，足三里、三阴交用补法。每天 1 次，留针 30 分钟，10 次为 1 个疗程。针刺 3 个疗程后，患者诸症消失，身体恢复痊愈。嘱其忌食生冷，慎避风寒，免着凉水，适当锻炼身体，以增强体质。

119

不安腿症

不安腿症是指休息时两小腿深部出现难以忍受的不适感，捶打、按摩或活动后症状可暂时缓解者。本病的病因和发病机制尚未十分清楚，可能由于某种代谢产物的积聚，引起局部的缺血缺氧所致。见于尿毒症、糖尿病、叶酸缺乏、贫血、慢性肺心病、癌症、某些药物反应、妊娠期而并发此症。

本病属中医"血痹"的范畴。因风寒湿邪闭阻血脉，肝肾不足，气血不足而不能濡养筋脉所致。本病好发部位在下肢，治疗多从肝肾着手，利湿通络为主。

【治疗】

处方 取腰 1～4 与骶 1～2 夹脊穴，配风市、血海、阳陵泉、委中、承山、昆仑穴。针用平补平泻法，每日 1 次，留针 30 分钟，中间行针 1 次。

【方义】腰骶夹脊穴下的神经根组成坐骨神经走行于下肢，支配下肢的功能活动与感觉，针刺对下肢病变有较好的治疗作用。配风市祛风，血海养血，阳陵泉疏筋，足三里强壮下肢，委中与承山利湿通络。诸穴相合，可治下肢不安。维生素 B_1 在腧穴注射，可营养神经，促进血液循环，加速代谢产物的排出，可有效缓解下肢不适与不安。

【验案】

卢某，女，32 岁。2006 年 1 月 25 日就诊。主诉：双下肢不适 10 日。10 日前因下肢受凉而发病，双下肢出现难以忍受的不适感，自行捶打或按摩后可暂时缓解。每晚发作时不能入睡，遂来我院就诊。各项检查均正常，下肢未发现阳性体征。诊断：不安腿症。辨证：寒湿痹阻。

治疗：取腰 1～4 与骶 1～2 夹脊穴，配风市、血海、阴陵泉、委中、承山、昆仑穴。针刺用平补平泻法，针 1 次后症状减轻，针 2 次后症状消失。随访 1 月未见复发。

痿 证

　　痿证是指肢体筋脉弛缓，四肢痿软无力，日久因不能随意运动而致肌肉萎缩的一种病证。其中以下肢痿弱较多见，故又称"痿躄"。"痿"是指肢体痿弱不用，"躄"是指下肢软弱无力，不能步履之意。

　　痿证主要是筋脉失于濡养所致。凡起病急，发展快，属于肺热津伤或湿热浸淫者，多属实证；病史较久，起病与发展较慢，属于肝肾亏损者，多属虚证。治疗上《素问·痿论》载"治痿者独取阳明"，是指补脾胃、清胃火、去湿热以资养五脏的一种重要措施。

【治疗】

　　处方1 胸3、胸11～12夹脊穴，主治肺胃热盛型痿证，配尺泽、曲池、合谷、内庭，针用泻法。

　　处方2 胸11～12夹脊穴，主治湿热浸淫型痿证，配阴陵泉、商丘、内庭，针用泻法。

　　处方3 胸9～10、腰2夹脊穴，主治肝肾亏损型痿证，配太冲、太溪、悬钟，针用补法。

【方义】胸3、11～12夹脊穴刺之可清肺热、健脾胃，配尺泽清肺热以生津液，合谷、曲池清热，内庭清胃火。湿热浸淫型除针刺胸11～12夹脊穴以健脾利湿外，配阴陵泉化湿热以健中州，内庭、商丘清热化湿。刺胸9～11夹脊穴、腰2夹脊穴可调补肝肾两脏精气，配太冲降肝火，太溪滋阴补肾，悬钟为髓会，填精补髓。

【验案】

　　张某，男，19岁。四肢瘫痪7天。因晨练出汗较多，自感头部发紧，周身疲乏，次日即觉四肢无力。第3天病情迅速发展，出现四肢瘫痪。查：四肢呈完全性瘫痪，肌张力减弱，肌容量正常，深浅感觉无变化，四肢腱反射消失，病理反射未引出。舌黯，苔白腻，脉细数。证属痿证之湿热浸淫型。治宜清热利湿，疏经活络。

治疗：取胸 11～12 夹脊、腰 1～2 夹脊穴，配大椎、曲池、阴陵泉、商丘、委中等穴。针用泻法，每日 2 次。首次治疗后，双下肢即可屈伸活动。治 3 天后每日 1 次。15 日后痊愈出院。

类风湿性关节炎

类风湿性关节炎是一种以关节病变为主，能引起肢体严重畸形的慢性全身性自身免疫性疾病。凡构成关节的各种组织都有病变，但是最基本的病变先发生在滑膜。西医学认为它的发病过程与免疫反应有关，在与诱发因素（如寒冷、潮湿、外伤、感染、精神刺激等）作用下，机体自身产生免疫病理反应而发病。本病发病年龄多在 20～45 岁，女性多于男性，一般比例为 2.5∶1。在绝大多数情况下，本病不致影响患者寿命，但在少数情况，可造成严重残疾，使患者完全丧失劳动能力。

中医学把本病归属于"痹"的范围。有的称之为"白虎历节"。《济生方·痹》载："皆因体虚，腠理空疏，受风寒湿气而成痹也。"故本病主要是人体营卫虚弱，风寒湿邪乘虚内袭，正气进一步被阻遏，气血凝涩、肝肾亏损而致。本病临床分寒湿型、湿热型、肝肾亏虚型，治疗以扶正祛邪、理气活血为主。

【治疗】

处方 胸 1～腰 5 督脉夹脊穴段。用铺灸疗法（方法见"华佗夹脊穴治疗方法"中的铺灸疗法）。

【方义】督脉为阳脉之海，统督阳经；华佗夹脊穴络肾贯脊，旁通膀胱经。类风湿性关节炎病本在肝肾督脉，标在肌肉关节筋骨。铺灸疗法可祛风散寒利湿，壮督益阳，温补肝肾。阳气得布，寒气自散，筋骨得濡，功能得复。

【验案】

汪某，男，48 岁，工人。2003 年 6 月 13 日初诊。主诉：四肢关节疼痛 2

年余。病史：2年前因外出居住潮湿之地而引起关节疼痛，病初以手指小关节疼痛为主，逐渐发展至脚趾关节及腕、膝关节，每日早晨关节僵直沉重明显，遇寒冷潮湿疼痛加重，得热则疼痛缓解。经几家医院治疗病情不见好转，关节开始变形，严重时功能活动受限。实验室检查：血沉50mm/h，抗链球菌溶血素"O"测定（ASO）、类风湿因子阳性。舌质紫暗，舌苔白腻，边有齿印，脉象沉迟。诊断：类风湿性关节炎。中医辨证：肝肾不足。

治疗：取胸1～腰5夹脊穴及督脉穴，用中药蠲痹散进行铺灸（方法见华佗夹脊穴的治疗方法中的铺灸疗法）。铺灸3次后关节疼痛减轻，晨僵消失。共铺灸7次各种临床症状完全消失，功能活动正常。化验血沉、ASO、类风湿因子均在正常值内。随访1年未见复发。

重症肌无力

重症肌无力是一种神经肌肉接头间传递功能障碍，主要表现为受累横纹肌异常，易于疲劳，经休息和给予抗胆碱酯酶药物后可有一定程度的恢复。本病病因尚未十分明了，但一般认为与免疫功能异常有关。发病年龄以15～35岁为多见，女性多于男性。

中医学将本病归于"虚劳"范围。认为先天禀赋不足、劳倦过度等原因使脾胃气虚，倦怠乏力而致本病。中医学认为脾主四肢肌肉，因此治疗多从脾论治，以健脾益气为主。

【治疗】

处方 颈5～7夹脊穴，胸1～4、11夹脊穴，腰3～5与骶1夹脊穴，配合大椎、筋缩、命门、腰阳关穴，针用补法。

【方义】针刺夹脊穴可调节阴阳平衡，通经活络，活血化瘀，激发经气以调整神经和肌肉间的传递功能。颈5～7夹脊穴所处的脊神经对上肢有支配作用，对上肢肌无力起治疗作用，腰3～5夹脊穴对下肢有支配作用，针刺之对肌肉的营养和运动有增强功能。配督脉大椎、筋缩、命门、腰阳关穴壮督通阳，健脑益髓，振奋阳气，可恢复肢体功能。

123

【验案】

郑某，男，42岁，农民。就诊日期：1996年9月6日。主诉：上下肢肌无力1年余。病史：1年前开始全身疲乏，继而四肢肌肉松弛无力，肌肉萎缩，上肢不能持物，下肢不能行走，生活不能自理。经介绍来我处就诊。查体：心肺肝脾检查正常，四肢肌肉萎缩，肌力Ⅱ级，肌张力下降，腱反射减弱，舌质淡，舌苔薄白，舌体胖大，脉细弱。疲劳试验即新斯的明试验阳性。诊断：重症肌无力。中医辨证：脾胃两虚，气血亏损。

治疗：取双侧颈5～7与胸1～4夹脊穴，双侧腰1～5与骶1夹脊穴，督脉之大椎、筋缩、命门、腰阳关穴。穴位常规消毒后针刺，用补法，每日针1次，10次为1个疗程。

治疗2个疗程后四肢即可活动；治疗3个疗程后临床症状消失，肌力增加；治疗5个疗程后，肌肉萎缩恢复，肌力正常；生活自理，各项检查正常，基本治愈出院，随访1年未复发。

足底痛

足底痛包括跖痛和跟底痛。跖痛是指跖部疼痛，常因足弓劳损引起；跟底痛系患者在行走或站立时跟底部感到疼痛，多为足跟脂肪纤维垫部分消退、急性滑囊炎、跟骨骨刺及平跖足引起。

本病属中医"骨痹"范畴，因感受风寒湿邪或外伤劳损或气血虚弱不能濡养或肾气不足不能主骨均可引起足底疼痛。治疗以补肾通经活络为主。

【治疗】

处方　取命门、肾俞透刺夹脊穴，针用补法。

【方义】命门、肾俞针刺可补肾益阳，壮骨增髓；透刺夹脊穴通经活络，活血化瘀，散寒利湿。腰骶夹脊穴处神经通下肢至足跟，针刺可调节神经功能，减轻压迫，促进血液循环，以达治疗作用。

【验案】

邓某，女，56岁，农民。1998年7月20日初诊。主诉：足跟痛3月余，3月前开始足跟疼痛，并逐渐加重，严重时疼痛难忍，足跟不能着地，不能远行，伴见腰膝酸软，双脚沉重无力，时有麻木不仁。口服去痛片、维生素 B_1 片，疼痛虽能减轻，但反复发作。X光拍片未见异常。

治疗：取命门、肾俞透夹脊穴针刺，用补法。每日1次，10次为1个疗程，治疗3次后疼痛减轻，治疗1个疗程后疼痛完全消失。随访半年未复发。

多发性神经炎

多发性神经炎，又名周围性神经炎，系指由中毒、感染或变态反应等所引起的周围神经病变。临床表现为多发性或单一性的周围神经麻痹，对称性或非对称性的肢体运动、感觉、自主神经功能障碍。

中医学根据本病症状认为系湿流四肢、经络阻滞、气血瘀滞所致。早期肢体疼痛、发麻与"着痹"相似；后期出现肢体感觉减退，运动功能障碍及肌肉萎缩等症状，则可归属于"痿证"的范围。本病与脾有一定关系。临床治疗以健脾清化湿热、疏通经络、调和气血为主。

【治疗】

处方 上肢病取颈5～7与胸1～4夹脊穴。下肢病取腰1～5与骶1～2夹脊穴。配合脾俞、足三里、三阴交，针用平补平泻法。

【方义】上、下肢的运动分别由臂丛神经和坐骨神经支配。臂丛神经从颈5～8与胸1椎发出；坐骨神经从腰4～5与骶1～3椎发出。针刺颈5～7与胸1～4夹脊穴，腰1～骶2夹脊穴能治疗上下肢神经的病变，可宣导阳气，疏通经络，调节和促进人体功能活动和肢体运动。配合脾俞健脾利湿，足三里健脾胃以营养肌肤，三阴交调气血、疏通经络，诸穴合用可达疏经络、利关节、调气血、养肌肤的作用。

【验案】

王某，女，32 岁。四肢瘫痪，伴麻木无力，咯脓血 7 天而来住院，患者于 7 天前发热、咳嗽、胸痛，继则四肢瘫痪，咯吐脓血痰。在当地医院诊断为感染性多发性神经炎，治疗未见好转，转来我院治疗，查：嗜睡，喉中痰鸣，呼吸微弱，两肺布满中小水泡音和痰鸣音。四肢瘫痪，不能活动。脑脊液无色透明，蛋白阴性，血糖阳性，细胞总数 34 个 /mm³，白细胞 4 个 /mm³。西医诊断为感染性多发性神经炎；中医辨证属肺热叶焦，消灼津液。当滋肺清热，宣通肺气。

治疗：取胸 1～4 与腰 1～5 夹脊穴，配尺泽、列缺、鱼际、曲池、照海、合谷、内庭等穴。针刺平补平泻，每日 2 次，针 5 次后每日 1 次。针第 5 次时，痰鸣音消失，痰减少，呼吸平稳，两肺湿啰音不明显，四肢痿软不能动。继续治疗 9 次后，渐可下地行走。又治 2 周后已能自立活动。2 年后随访，病未复发，正常生活工作。

震颤麻痹

震颤麻痹，又称帕金森病，是以四肢震颤、肌肉强直、运动减少为主要特征的锥体外系疾病。本病多见于 50～60 岁的男性。病因目前尚不清楚，一般认为可能是锥体外系中多巴胺的浓度过低，以致苍白球和黑质变性所致。本病在中医学中称为"风颤"，主要是由于肝风窜犯四肢所致。凡年过半百，肝肾不足，水不涵木或平素多郁易怒，肝阳偏亢之人，均可使阴阳失衡，肝风横窜四肢，扰乱脉络，以致震颤不能自已。治疗主要以熄风镇颤、补益肝肾为主。

【治疗】

处方 大椎、神道、灵台、筋缩、命门与相对应的夹脊穴，针用平补平泻法，配风池、太溪、三阴交穴，其中风池针用平补平泻法，太溪、三阴交针用补法。

【方义】 督脉为阳脉之海，行于脊髓，通于脑，针刺督脉穴可壮督益髓，华佗夹脊穴刺之可调节脏腑功能，平衡阴阳，增强血液循环，促进新陈代谢。配风池平肝熄风镇静，补三阴交、太溪平补肝肾，以制肝风。诸穴合用共奏熄风镇颤、平补肝肾养血之功。

【验案】

李某，男，49岁，工人。1995年12月8日初诊。患者一身颤动2年余，西医诊断为帕金森综合征，曾服用中药、西药疗效不佳。就诊时患者神情呆滞，少言音低，震颤以上肢及头部为甚，伴心烦梦多，纳食不香，舌红苔白，脉濡滑且数。证属血虚肝热，络脉失和。

治疗：选大椎、神道、灵台、筋缩、命门与相对应的夹脊穴，太溪、行间、三阴交穴。针刺除太溪、三阴交外，余用泻法。每天1次，留针30分钟，10次为1个疗程。针刺1个疗程后，患者诸症减轻，3个疗程后，患者震颤已止，精神恢复。随访1年未复发。

延髓麻痹

延髓麻痹是延髓和桥脑颅神经运动核的变性疾病，为运动神经元病的一种类型，呈进行性吞咽、构音困难及面肌和咀嚼肌的无力。

【验案】

郑某，男，56岁，干部。初诊日期：1994年3月6日。主诉：语言不清，吞咽困难16天。病史：与半月前突然昏倒，神志不清，6小时清醒后留有语言不利，吞咽困难，右侧肢体无力。即去某医院脑系科诊治，头部CT检查诊断为脑梗死，真性延髓麻痹。收入住院治疗，给予维脑路通注射液静脉点滴、口服血塞通等药，病情仍不见好转。吞咽困难依靠鼻饲和输液维持生命，特请余会诊。查体：痛苦面容，语言不清，声音嘶哑，张口无力，舌伸不出，流涎吞咽困难，饮水当即喷出。右侧肢体轻度偏瘫，右上肢与下肢肌力3级，肌张力减弱。舌质红，舌苔薄白，脉弦细。

治疗：取颈3～7夹脊穴，配廉泉、金津、玉液穴。患者取坐位，头向前倾，放松颈部肌肉，穴位常规消毒后，取2.0寸毫针针刺两侧夹脊穴，得气后留针 30 分钟，中间行针 1 次，每日针 1 次。起针后再针廉泉、金津、玉液穴，用 2.5 寸毫针向舌根方向刺入 1.5～2.0 寸，得气后 20 秒出针。每日 1 次，7 次为 1 个疗程。

治疗 1 个疗程后发音清晰，可以吞咽，但有呛咳，可以饮水，并能进少量半流食。治疗 2 个疗程后各种临床症状完全消失，语言、吞咽与肢体功能活动恢复正常，肌力 Ⅴ 级。又巩固治疗 1 个疗程痊愈出院。

按：本病多发于脑梗死或脑干出血的患者，属中医中风的重症。轻者可改善症状，重者靠鼻饲维持生命，有的终生残疾，是目前尚无有效治疗方法的疑难危重病证。

针刺夹脊穴可改善椎动脉及椎基底动脉的血液循环，促进脑梗死与脑出血的消散吸收。并通过脊神经反射，提高中枢对延髓神经的调节作用。颈夹脊按神经节段分布主治头面颈咽疾病，故对真性延髓麻痹有一定的治疗作用。针刺夹脊穴可调节阴阳平衡，疏通经络，促进吞咽、语言与肢体功能的恢复。

针刺廉泉、金津、玉液可促进舌下神经、吞咽迷走神经及舌咽与咽肌的功能恢复，加快修复和重建受损的神经反射通路，使发音与吞咽功能恢复正常。

先天性疼痛缺失

【验案】

案例 1：邓某，男，10 岁，学生。初诊日期：2002 年 2 月 10 日。病史：患儿出生时难产，出生后一切正常，但自幼对疼痛不敏感，经常跌伤、烫伤而不哭不叫，父母认为儿子坚强，没有认识到是病态。至该儿上学在一次踢足球时跌伤，右肘关节脱位，肱骨骨折，在医院复位时医生发现该童不知疼痛，遂做疼痛试验，发现疼痛缺失。经某医院神经科专家会诊为先天性疼痛缺失，曾去多家医院治疗无效。经介绍来我处诊治，笔者临床 20 余载，治疗疼痛无数，但未遇不知疼痛的病例，从华佗夹脊穴入手试治。查体：头颅、心肺、肝脾、腹部均正常，B 超、X 线、实验室检查均无异常；神经系统检查生理反射存在，病理反射未引出；疼痛感觉实验，头颅至四肢全身疼痛缺失。

治疗：取颈 5～7 与胸 5～10 及腰 3～5 夹脊穴，配百会、四神聪穴针刺治之。患者取俯卧位，穴位常规消毒后先针双侧夹脊穴，再针百会、四神聪穴。用平补平泻法，得气后留针 30 分钟，中间行针 1 次，每日针 1 次，7 次为 1 个疗程。治疗 6 次后针刺时开始有了疼痛感觉，治疗 10 次后疼痛恢复正常，随访 1 年未复发。

案例 2：无独有偶，笔者在援马达加斯加医疗队工作时，又遇一先天性疼痛缺失患者，女，18 岁。初诊日期：2001 年 1 月 9 日。病史：患者自幼对疼痛无知觉，经常被烫伤或受外伤。曾在当地多家医院求治，因无良法而放弃治疗，近日来中国医疗队求治。查体未发现异常，全身疼痛感觉缺失。

治疗：取颈 5～7 与胸 5～10 及腰 3～5 夹脊穴，配百会、四神聪穴针刺治之。针 5 次后开始有痛觉，但较正常人迟钝，治疗 15 次后痛觉恢复正常，对疼痛刺激反应如常人，随访半年亦正常。

按：疼痛对人体的意义有两重性，持续的疼痛或严重的疼痛给患者带来痛苦，需要进行治疗。然而疼痛对人体也有有利的一面，疼痛往往是疾病的征兆，也是一种保护性反应。先天性疼痛缺失者不能对伤害性刺激做出迅速反应，从而经常产生创伤或烫伤。

对本病的病因病机，文献中论述很少。可能与中枢神经系统感觉障碍有关。中医认为"心主神明"，"诸痛疮痒，皆属于心"。如心脑功能失调或经络经气不畅，传感失常可致本病。

针刺夹脊穴将刺激信息通过脊髓神经内传导通路至中枢神经系统，对中枢神经系统起调节作用，使感觉障碍恢复正常。针刺夹脊穴又可通督健脑，养心安神，调节脏腑功能，疏通经络，促进传感。针刺百会、四神聪可醒脑开窍，使机体恢复感觉意识，以达到新的平衡。

第二章

外科病证

脱　肛

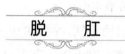

脱肛是直肠黏膜、肛管、直肠全层和部分乙状结肠向下移位，脱出肛门外的一种疾病。其特点是直肠黏膜及直肠反复脱出肛外伴肛门松弛。常见于体质虚弱的小儿、老人和多产妇女。

中医学对本病早有认识，认为由于禀赋不足，或久泻久痢，或妇女生育过多，导致体质虚弱，中气下陷，不能收摄，形成肛门松弛，升举无力而脱肛；亦可因便秘、痔疾，使湿热郁滞于直肠，排便努责，约束无权而脱肛。中医辨证分为气虚脱垂、湿热下迫两型，治疗以补气升陷、清利湿热为主。

【治疗】

处方　腰 3～5 夹脊穴、大肠俞，气虚脱垂型配百会、长强、气海，针用补法；湿热下迫型配足三里、阴陵泉、委阳，针用泻法。

【方义】腰 3～5 夹脊穴位于气海俞、大肠俞、关元俞旁，针刺可调整肠腑功能，治疗大肠疾病。大肠俞可助夹脊穴调节肠腑经气，促进直肠回收。气虚脱垂配百会升阳举陷，长强位近肛门可调节肛肌的约束力，气海益气补虚。湿热下迫型配足三里、阴陵泉、委阳调补脾胃，清热利湿，共奏湿热除而统摄有权之功。

【验案】

何某，男，42岁，干部。1998年11月23日初诊。主诉：肛门坠胀，有物脱出3年余。病史：因患痢疾后，开始大便时感觉肛门坠胀，大便时有物脱出，但能自行回纳。2年后逐渐加重，甚则咳嗽，下蹲后或行走时脱出，须以手助其回纳。伴有神疲乏力，面色不华，舌淡苔白，脉细弱。诊断：肛管直肠脱垂。中医辨证：脾虚气陷。

治疗：取腰3～5夹脊穴，配大肠俞、脾俞、关元、足三里、气海穴。针刺用补法，每日1次，10次为1个疗程。治疗1个疗程后肛门坠胀消失，脱肛次数减少；治疗3个疗程后大便时无脱肛现象，各种临床症状完全消失，随访1年未复发。

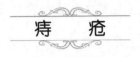

痔疮

痔疮是指直肠末端黏膜下和肛管及皮下的静脉丛发生扩大、曲张所形成柔软的静脉团。痔疮是肛门直肠病中常见的疾病，多发于成年人。

中医学对痔的成因早有记载，《内经》曰："因而饮食，筋脉横解，常为痔。"以后历代医书有关痔的记载颇多，有："大肠积热，久忍大便"，"久泻久痢"，"过食辛辣，过量饮酒"，"妇人妊娠，关格壅塞，经脉流溢肠间"，"气血亏损，气虚下陷等"。本病多因久坐或负重远行，或饮食失调，嗜酒辛辣，或久泻日久体质亏耗，或妊娠多产或七情郁结，气机失宜，或长期便秘等各种因素，导致肛肠气血不调，络脉阻滞，燥热内生，下达大肠，湿热与血瘀结滞肛门而发病。根据痔的发生部位不同，可分为内痔、外痔、混合痔。中医辨证分型为湿热瘀滞，气虚下陷。治疗主要是疏经导气。

【治疗】

处方 腰3～5与骶1～3夹脊穴，针刺结合挑治法。湿热瘀滞配二白、会阴，针用泻法；气虚下陷配百会、神阙，针用补法。

【方义】针刺腰骶夹脊穴可调节肛肠的生理功能，结合挑治法可疏通经脉，活血化瘀，促进局部血液循环，使肛周静脉血流通畅。湿热郁滞型配会阴可疏导肛门瘀滞之气血，二白为治痔疮的经验穴；气虚下陷型配百会升阳举陷，补神阙益气血，膈俞属足太阳经，其脉系于肛门，善治虚损血证。

【验案】

孙某，男，28岁，工人。2003年1月20日初诊。主诉：便血1年。病史：与1年前开始大便时下血，便秘时加重，血鲜红。经用马应龙痔疮膏减轻，但时轻时重，反复发作。肛肠科检查为混合痔，建议手术治疗。因患者不愿手术遂来我院治疗。

治疗：取腰3～5与骶1夹脊穴针刺，用泻法，每日1次，15日为1个疗程。并结合挑治疗法。治疗1个疗程后便血消失，大便不秘结。治疗2个疗程后复查，痔核完全消失。随访1年未复发。

慢性前列腺炎

本病是泌尿生殖系统最常见的疾病之一，发病年龄集中在20～50岁之间。一般分为细菌性和无菌性前列腺炎两种类型。

中医学无此病名，根据症状，归属于"淋浊""癃闭"范畴。认为本病一般多由于房劳不节，忍精不泄或有手淫恶习，劳伤精气，日久肾阳亏损，命门火衰则不能蒸化，或嗜酒和过食肥甘至脾虚湿热内蕴，败精壅滞，腐宿凝阻溺窍，终必久瘀化腐而发病。中医辨证分为虚实两型。虚证宜补肾益气、健脾化湿为主；实证以理气活血、清热化湿为主。

【治疗】

处方　腰1～5与骶1～2夹脊穴，针用平补平泻法。虚证配肾俞、脾俞，针用补法；实证配三焦俞、委阳，针用泻法。

【方义】针刺腰骶夹脊穴，可治下焦肾、膀胱、前列腺疾病，具有补肾壮阳、清热利湿、活血通络、通调水道之功。虚证配肾俞、脾俞加强补肾健脾之功；实证配三焦俞、委阳用泻法，可泻下焦湿热。

【验案】

杨某，男，46岁。初诊日期：2002年6月21日。主诉：少腹及会阴部坠痛1年余。病史：于1年前患泌尿系感染，出现尿频、尿急、尿痛等症状，经口服西药呋喃旦丁后好转。1月后自觉少腹及会阴部坠痛，到医院就诊，口服阿奇霉素等西药不见好转。又自购前列康口服，症状略有减轻。近3月来症状加重，少腹及会阴部坠痛不适，下午尤甚，伴见腰膝酸困，性功能减退，早泄，阴囊潮湿，尿后有黏液排出，失眠多梦。遂来我科就诊。前列腺液检查：白细胞22个/HP，卵磷脂小体减少。B超检查提示为慢性前列腺炎。舌质红，苔白腻，脉弦滑。中医辨证：肾虚，肝经湿热下注。

治疗：遂按照夹脊穴的原理，取支配前列腺所属阶段的夹脊穴 T_{10}~S_3，并辨证配穴太冲、三阴交、中极、阴陵泉等穴连续治疗1个疗程后，患者上述症状全部消失，并行3次前列腺液检查均正常，临床判定为临床治愈。1年后再次复查未见复发。

133

男性不育症

凡婚后同居3年以上未采取避孕措施，女方生殖功能正常而未能怀孕称为不育。男子不育症是精子的产生、成熟、运输或射精能力缺陷等因素所引起的女方不能生育的总称。

西医学认为生殖细胞成熟障碍、内分泌功能紊乱、精子抗体形成、精索静脉曲张、输送精子管道阻塞和外生殖器畸形等是影响男性生育能力的主要因素。

中医学称本病为"无嗣"。认为本病与先天之本的肾、后天之本的脾以及任脉、冲脉的元气精血不足有关。治疗以补肾益精为主。

【治疗】

处方1 脾俞、肾俞、气海俞、关元俞及相应的夹脊穴，配合太溪、复溜、公孙、列缺。针用补法，每日1次，15次为1个疗程。

处方2　腰1～5夹脊穴铺灸。中药生精散：菟丝子、急性子、补骨脂、淫羊藿、女贞子各10g，皂角刺16g，冰片0.5g。铺灸方法同"华佗夹脊穴治疗方法"的铺灸法。

【方义】肾为先天之本，脾为后天之资，针刺脾俞、肾俞及相应的夹脊穴可健脾益肾、培补后天以养先天。气海俞、关元俞及相应的夹脊穴可壮下元，促进精子生成，亦能加强精子活力。配肾经原穴太溪，经穴复溜具有补肾益精的作用。公孙通冲脉，列缺通任脉，二穴能充盈流畅、冲任二脉之经气。铺灸疗法中腰1～5夹脊穴可补肾填精，疏通精道；中药菟丝子、补骨脂、淫羊藿、女贞子，补益肾气，填补肾精，可增加精子数量，增强精子活力，又以急性子、皂角刺活血通络，使精子顺利排出。

【验案】

冯某，男，32岁，干部。2002年5月20日初诊。主诉：婚后3年未育。患者已婚3年，性生活正常，其妻经检查无生殖系统缺陷。经中西药治疗未能生育，来我院就诊。查体：生殖器发育正常，两侧睾丸对称，无压痛；附睾与输精管无结节；无精索静脉曲张。前列腺液检查正常。精液检查：精液量5ml，色灰白，30分钟完全液化，精子计数1×10^7/ml，精子活力Ⅰ级5%，Ⅱ级15%，Ⅲ级25%，精子畸形40%。舌质红舌苔淡白，边有齿痕，舌体胖大。脉细数，诊断：精少症。中医辨证：肝肾阴虚。

治疗：取脾俞、肾俞、气海俞、关元俞及相对应的夹脊穴，针刺用补法，每日1次，得气后留针30分钟，15次为1个疗程。同时取腰1～5夹脊穴，以生精散铺灸。3日灸1次，5次为1个疗程。治疗3个疗程后，化验精液均达到正常值。3月后其妻受孕。

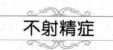

不射精症

【验案】

宋某，男，32岁，工人。初诊日期：1999年3月2日。主诉：同房不射精2年余。患者未婚同居，因怕女方受孕，故同房时强忍不射。又因情志不舒，婚后发生同房时不能射精，其妻亦不能受孕，前来就诊。自述阴茎勃起正常，有时腰酸膝软，少腹有坠胀感，头晕，疲乏无力，失眠多梦，舌质红，脉弦细。化验精液常规，无精子活动。辨证：肝郁气滞，心肾不交，精道阻滞。

治疗：取胸 7～12 与腰 1～3 夹脊穴。患者取俯卧位，穴位常规消毒后针刺，用泻法。得气后留针 30 分钟，中间行针 1 次，每日针 1 次，10 次为 1 个疗程。针 3 次后同房时有精液射出，针 1 个疗程后各种临床症状消失，射精正常。化验精液常规属正常范围。随访 1 年未复发，其妻怀孕并产一健康女婴。

按：本病病因有二：一是未婚同居时同房强忍不射，败精瘀滞，阻塞精道；二是情志不舒，肝郁气滞，精道不畅，而致不能射精。

治疗取胸 7～12 夹脊穴，疏肝解郁，化瘀通络；针腰 1～3 夹脊穴，壮督强肾，清利湿热，化瘀通关，疏通精道。既能促进生精，又能排精，故能获效。

泌尿系结石

泌尿系结石是泌尿系统各部位结石的统称，是泌尿系统的常见病。结石的形成可能与体内胶体晶体平衡失调，代谢紊乱以及尿路病变如尿路感染、梗阻、异物等因素有关。典型临床表现可见血尿、阵发性绞痛及胀痛。严重的可导致肾功能不全，后果严重。

本病属中医"石淋""砂淋"范畴。结石的形成与水液代谢及与肝、脾、肾三脏密切相关。根据发病原因，中医辨证分为湿热下注、气滞血瘀、脾肾气虚三型。治疗原则：发作时以清利湿热、行气通淋为主，平时以益肾、通调膀胱气机为主。

【治疗】

处方 取脾俞、三焦俞、肝俞、膀胱俞及其相对应的夹脊穴，针用泻法。湿热下注配阴陵泉、委阳、太冲，针用泻法；气滞血瘀型配气海、血海、足三里，针用泻法；脾肾气虚型配气海、关元，针用补法。

【方义】根据本病发病原因，取脾俞、三焦俞、肝俞、肾俞、膀胱俞及相应的夹脊穴，取益肾固本、通调膀胱气机之意。配阴陵泉通水道，委阳、太冲清泄下焦湿热，气海、血海、足三里益气活血，气海、关元补肾益气。

【验案】

肖某，男，32岁，职员。2003年4月19日初诊。主诉：腰腹隐痛1年余。病史：1年前开始腰腹隐隐作痛，小便艰涩。去某医院泌尿科诊治，B超检查诊断为肾结石。口服中药排石等治疗，症状未见减轻。近几日突发腰腹绞痛难忍，排尿时有中断，尿中带血，尿道涩痛。医院建议手术治疗，因经济困难不能手术，遂来我院就诊。

治疗：取脾俞、肝俞、肾俞、膀胱俞、三焦俞及其相应的夹脊穴，配阴陵泉、三阴交、委阳、太冲、关元、气海穴。针刺用泻法，每日1次，得气后留针30分钟，中间行针1次。治疗3次后腰腹疼痛缓解，小便通利。治疗10次后各种症状完全消失，先后从尿中排出大小不等的结石20余粒。B超检查：肾、膀胱及输尿管未发现结石。随访半年未见复发。

带状疱疹

带状疱疹病毒侵犯皮肤及脊神经后根神经节，引起脊神经感觉区疼痛。疱疹沿神经走行分布，其好发部位依次为肋间神经，三叉神经，腰、骶、颈神经分布区，病变部位疼痛呈刀割样或烧灼样，沿神经放射，并出现痛觉过敏。

中医认为本病因火热毒盛而致，称"缠腰火丹"。又因其好发于腰脊肋间，疱疹密集成群如带状，又称"缠腰龙"。胸胁者，肝胆经脉所过，治疗多以清利肝胆湿热、清热解毒为主。华佗夹脊穴下有相应的脊神经分布，与循经取穴相结合，多有良效。

【治疗】

处方1 取胸7～11夹脊穴，配日月、期门、阿是穴，针用泻法。主治胸胁部带状疱疹。

处方2　取腰 1～骶 2 夹脊穴，配阿是穴，针用泻法。主治腰骶部带状疱疹。

【方义】胸椎脊神经横行分布于肋间为肋间神经，针刺胸夹脊穴可调节脊神经与肋间神经的功能。胸胁部属肝，针刺胸 7 ～ 11 夹脊穴可疏肝利胆，行气活血，通络止痛。针刺腰骶夹脊穴调肝肾之气机，清热利湿。所取阿是穴均在肋间神经或疱疹周围，针尖刺向疱疹中心，有通络止痛之功，可有效缓解疼痛。一般 7 ～ 10 日疱疹消失，疼痛也随之自愈。

【验案】

莫某，男，28 岁，工人。1999 年 6 月 7 日初诊。3 天前出现发热（ 37.8℃ ），倦怠、全身不适。继而胸胁出现小水疱疹，逐渐增多，密集成群成带状，疱疹部位呈烧灼样疼痛，接触衣物或碰触后呈放射样疼痛，剧痛难忍，来院就诊。

治疗：取胸 7 ～ 11 夹脊穴，配疼痛敏感部位的阿是穴 5 处，针尖朝向疱疹中心，用泻法。针刺后即感疼痛减轻，烧灼样剧痛变为钝痛，触摸病变部位不再出现放射，共治疗 7 次，临床症状完全消失。

第三章

妇科病证

痛　经

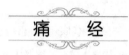

妇女经期前后或经期中发生腹部疼痛以致影响工作及日常生活者称为痛经。亦称"经行腹痛"。中医学讨论的痛经，包括西医学的原发性痛经和继发性痛经。

中医学认为痛经多由肝气郁结、血行受阻或经期受寒、饮冷，以致寒湿客于胞宫，气血运行不畅所致；也可因气血虚弱，肝肾亏损而使胞脉失养引起痛经。根据病因辨证分型为寒湿凝滞、肝郁气滞、气血亏虚型。治疗分别以温寒利湿、疏肝理气、补气养血为主。

【治疗】

处方1　胸7、11、12及腰1、2夹脊穴，主治寒湿凝滞型痛经，配合中极、水道、大赫，针用泻法。

处方2　胸7、9、10及腰3～5夹脊穴，主治肝郁气滞型痛经，配气海、太冲、三阴交，针用泻法。

处方3　胸7、9～12及腰1～5夹脊穴，主治气血不足型痛经，配合脾俞、三阴交、血海，针用补法。

【方义】胸7、11、12夹脊穴刺之可行气活血，健脾利湿；腰1、2夹脊穴刺之可温阳散寒；中极为任脉经穴，可调理冲任；水道利湿散寒；大赫疏通局部经气；胸7、9、10夹脊穴疏肝解郁，行气祛瘀；腰3～5夹脊穴刺之温肾活血，通经止痛；气海、太冲理气调经；三阴交活血行气调经。气血不足型痛经针刺夹脊穴，可健脾益气，养血调经。配脾俞、三阴交、血海养血活血调经，加强针刺补气养血的作用。

【验案】

邵某，女，24岁，教师，未婚。1996年4月7日初诊。自诉3年来每逢月经来潮时，胸胁胀满，心烦易怒，嗳气不畅，两乳胀痛，经期或前或后，少腹满痛，痛剧则呕吐。经色发紫且经行不畅。舌质红有瘀点，舌苔薄白，脉弦。证属肝郁气滞血瘀，治宜行气活血止痛。

治疗：取胸7、9、10及腰3～5夹脊穴，气海、太冲、三阴交，针用泻法，每日1次，留针30分钟，10次为1个疗程。针刺1个疗程后心烦、胸闷症状减轻，经色、量亦有改善；3个疗程后，诸症消失，患者精神状态大有好转，随访1年未见复发。

139

月经不调

凡月经的周期、经期和经量发生异常，以及伴随月经周期出现明显不适症状的疾病，总称月经不调。临床上把月经提前，称为经早；把月经延后，叫作经迟；把月经先后不定期，叫作经乱。

本病的致病因素很多，或外感寒、热；或内伤忧思郁怒；以及房事不节，产育过多等，均可导致气血失调，冲任损伤，酿成本证。经早多由血热和气虚而致。经迟多因血虚、血寒和气滞引起。经乱多由肝郁、肾虚而致。治疗经早以清热调经为主；治疗经迟以温经和血为主；治疗经乱以调补肝肾为主。

【治疗】

处方1　胸7～腰2夹脊穴，主治经早。实热配太冲、曲池；虚热配三阴交、合谷，针用泻法；郁热配行间，针用泻法；气虚配足三里、气海，针用补法。

处方2　胸9～腰4夹脊穴，主治经迟。寒湿配气海、三阴交、归来，针用泻法；虚寒配命门、太溪，针用补法；血虚配膈俞、足三里，针用补法；气滞配蠡沟，针用泻法。

处方3　胸9、10及腰2～4夹脊穴，主治经乱。肝郁配三阴交、太冲、关元，针用泻法；肾虚配肾俞、太溪，针用补法。

【方义】月经不调与肝、脾、肾及冲任二脉关系密切，故选取胸、腰部夹脊穴具有疏肝调脾、健脾养血、温阳益肾之功，调整脏腑功能。经早实热配太冲、曲池清解血分之热；虚热配三阴交、合谷清解血分之虚热；郁热配行间疏肝解郁，泻肝热；气虚配足三里、气海健脾益气而摄血。经迟寒实配气海可和血调冲，三阴交健脾益肾，归来用灸法可温通胞脉；虚寒配命门、太溪温肾壮阳，以治内寒；血虚配膈俞养血调经，足三里可促进气血生化之源；气滞配蠡沟疏肝解郁，理气行血。经乱肝郁配三阴交、关元补肾调肝、调和冲任，太冲疏肝解郁；肾虚配肾俞、太溪调补肾气，益肾之封藏，则血海蓄溢有时，经水自调。

【验案】

柳某，女，32岁，工人。2003年6月6日初诊。患者经期紊乱，前后不定期，有时一月来潮2次，有时2月1次，经量多，色暗红，有血块，少腹坠痛，胸肋胀闷，烦躁易怒，睡眠不佳。舌质暗红，舌苔薄白，脉象弦数。中医辨证：肝郁血滞。

治疗：取胸8～10与腰1～2夹脊穴，配太冲、三阴交、期门、关元穴。针刺用平补平泻法，得气后留针30分钟，中间行针1次，每日针1次，10次为1个疗程。

治疗：2个疗程后月经来潮，少腹坠痛及胸胁闷胀等临床症状完全消失，月经量、色均正常。以后月经每月按时来潮，无不适症状出现。

慢性盆腔炎

盆腔炎是指妇女盆腔器官发生炎症，包括子宫内膜炎、输卵管炎、卵巢炎、盆腔腹膜炎及盆腔结缔组织炎。局限于输卵管及卵巢时，常称为附件炎。

盆腔炎在中医学中可属"带下""瘕"等范畴。病因多为热毒或湿浊瘀滞胞宫与胞络，致使气血运行不畅，进而邪毒热结，冲任受损而成病。中医辨证分为实热型和血瘀型，治疗湿热证以清热化湿、通络行气为主；血瘀型以破血散结、调理脾肾为主。

【治疗】

处方 1 腰 3～5、骶 1～2 夹脊穴，主治实热型，配大椎、合谷、大肠俞，针用泻法。

处方 2 胸 7、腰 2～4、骶 2 夹脊穴，主治血瘀型，配膈俞、太冲、蠡沟，针用泻法。

【方义】 腰、骶椎夹脊穴位于腰骶脊神经旁，针刺夹脊穴具有疏肝补肾、活血化瘀、调节内分泌的作用。实热型配合大椎、合谷、大肠俞以清热化湿，清肠行气。血瘀型配膈俞、太冲、蠡沟活血化瘀，补脾益肾。

【验案】

葛某，女，36 岁，家属。2002 年 11 月 7 日初诊。主诉：少腹坠痛 4 月余。病史：4 月前因人工流产后开始少腹坠痛。发热 39℃，医院妇产科诊断为急性盆腔炎，住院治疗，静点青霉素、口服退热药等，腹痛缓解，发热退。出院后仍觉少腹坠痛，腰痛，带下黄稠，每逢月经期加重，来院就诊。妇科检查：少腹压痛明显，宫颈水肿糜烂，附件有粘连现象。实验室检查：白细胞数增多。舌质红，舌苔薄黄，脉象滑数。诊断：慢性盆腔炎。中医辨证：湿热下注，气滞血瘀。

治疗：取腰 3～5、骶 1～2 夹脊穴，配大椎、关元、合谷、太冲、三阴交、蠡沟。针刺用泻法，每日 1 次，得气后留针 30 分钟，中间行针 1 次，10 次为 1 个疗程。

治疗 5 次后少腹坠痛减轻，治疗 1 个疗程后腹痛、腰痛消失，带下减少，治疗 2 个疗程后各种临床症状完全消失，月经期正常。妇科检查：附件与宫颈炎症消失。化验血象：白细胞数正常。

子宫脱垂

子宫脱垂是指子宫从正常位置沿阴道下垂、子宫颈外口达坐骨棘水平以下，甚至子宫全部脱出阴道口外。根据病情分为3度。

轻度（Ⅰ）：子宫体下垂，子宫颈外口位于坐骨棘水平以下。但仍在阴道口内，腹压增加时脱出，休息卧床后能自动回缩。

中度（Ⅱ）：子宫颈及部分子宫体脱出阴道口外，不经手还纳不能复位回缩。

重度（Ⅲ）：整个子宫体脱出阴道口外，还纳困难，脱出的子宫黏膜因与衣裤摩擦，可出现糜烂、溃疡、脓性分泌物渗出。

中医学称本病为"阴脱""阴菌""阴痔""阴茄""阴挺下脱"。《诸病源候论》卷十四曰："胞络伤损，子脏虚冷，气下冲则令阴挺出，谓之下脱，亦有因产而用力偃气，而阴下脱者。"人体腹腔内脏腑之所以各安其位，泰然不动者，皆赖中气之升举也。故若房劳多产，产时用力过度，产后劳倦失宜，每成此疾。产后大便干结，痢疾里急后重，均为致病之因。本病初发为脾肾气虚，中气下陷，病久则生湿化热，湿热下注，形成虚实夹杂之候。

【治疗】

处方1 取腰1～4与骶1～2夹脊穴，配百会、气海、关元、维道、三阴交，针用补法。脾气虚者配归来、脾俞，针用补法；肾气虚者配肾俞、太溪，针用补法；湿热下注者配中极、阴陵泉、蠡沟，针用泻法。每日针1次，10次为1个疗程。

处方2 先取腰1～5夹脊穴与骶夹脊穴督脉夹脊段施铺灸疗法，铺灸中药用黄芪、升麻、肉桂、五倍子、菟丝子各50g，共研细末备用，铺灸方法同"华佗夹脊穴治疗方法"中铺灸疗法二。再取任脉之关元、气海、中极、曲骨穴段施铺灸疗法，铺灸中药，方法同上。每日1次，10次为1个疗程。

【方义】 腰骶夹脊穴主治下焦疾患，通过调整脊神经可减轻腹压，增强子宫平滑肌收缩力与筋膜、韧带的张力；百会位于巅顶，属于督脉，督脉起于胞宫，上行至巅顶交会诸阳经，有升阳举陷、固涩胞宫作用；维道位于腰腹，交会于带脉，能维系与约束冲、任、督、带诸脉，固摄胞宫；三阴交调肝脾肾，维系胞脉。根据辨证配脾俞、归来、足三里宜健脾益气、升举胞宫；配肾俞、太溪补益肾气，升提胞宫；配中极、阴陵泉、蠡沟清热利湿，兼顾胞脉。

铺灸腰骶夹脊穴及任脉诸穴，既发挥了腧穴的治疗作用；又有灸疗之升阳举陷、调理冲任、固摄胞宫之效；中药黄芪、升麻、肉桂、五倍子、菟丝子，益气升阳、补肾固脱之功。三法合力，扶正祛邪，以治本虚标实之候，故能奏效。

【验案】

夏某，女，36岁，农民。2003年8月11日就诊。因分娩用力过度，产后常感会阴坠胀，伴腰膝无力，又因大便干燥而努挣用力，症状加重，子宫颈及部分宫体脱出阴道口外，用手还纳不能回缩复位。妇科检查诊断为子宫脱垂（Ⅱ）。经中西药治疗效果不明显，因患者不愿手术，经介绍来针灸科治疗。查：腹软无压痛，未触及包块，面虚浮无华，舌淡苔白，脉象沉细。辨证：脾肾两虚，中气下陷。

治疗：取腰1～4与骶1～2夹脊穴、百会、气海、关元、维道、三阴交、脾俞、肾俞、归来、太溪，针用补法，每日1次，留针30分钟，中间行针2次，10次为1个疗程。治疗1个疗程后会阴下坠感减轻，虽有子宫脱出但可以自动回缩。因患者恐惧针刺，改用铺灸疗法，每日1次，连续治疗3个疗程，诸症消失，妇科检查子宫位置恢复正常。随访半年未复发。

治疗时应积极治疗便秘，以减轻腹压，注意休息，忌劳累，不宜久蹲与提重物；亦可配合中药内服，指导患者做提肛运动。

更年期综合征

更年期综合征是指妇女达到一定年龄（约45～51岁）时，出现以月经紊乱、潮热、烦躁易怒等为主的多种临床表现的一种综合性症候。妇女进入更年期，由于卵巢功能逐渐减退，雌激素分泌量的减少，垂体反馈性地分泌多量的激素，引起甲状腺及肾上腺皮质功能亢进，内分泌失调，以致自主神经功能紊乱而产生各种临床症状。

中医学认为妇女在经断前后，随着肾气日衰，天癸将竭，冲任二脉逐渐亏虚，肾气失衡，以致脏腑功能失常。因此本病的发生主要是肾之阴阳失调。中医辨证分肝肾阴虚、脾肾阳虚、心肾不交、肝阳上亢、肾阴阳两虚五型。治疗主要以调补肾阴肾阳为主。

【治疗】

处方1 胸7～10、腰2～4夹脊穴，针用平补平泻法，主治肝肾阴虚型，配太溪、肝俞，针用补法。

处方2 胸11～12、腰2～4夹脊穴，针用平补平泻法，主治脾肾阳虚型，配脾俞、中脘、关元，针用补法。

处方3 胸9～10夹脊穴，针用平补平泻法，主治肝阳上亢型，配太溪、照海、太冲，其中太溪、照海针用补法、太冲针用泻法。

处方4 胸4～7、腰2～4夹脊穴，针用平补平泻法，主治心肾不交型，配心俞、通里、志室，针用平补平泻法。

处方5 腰1～5夹脊穴，针用补法，主治肾阴阳两虚型，配肾俞、命门、腰阳关，针用补法。

【方义】 本病取胸夹脊穴疏肝降逆，养心安神，健脾益肾；取腰夹脊穴调理冲任气血，平衡肾之阴阳。太溪、肝俞滋阴平阳，补益肝肾；脾俞、中脘、关元温补脾肾，助阳益气；太溪、照海、太冲滋肾养阴，平肝潜阳；心俞、通里、志室镇静安神，交通心肾；肾俞、命门、腰阳关调补肾阴肾阳。

【验案】

侯某，女，48岁，干部。2002年9月13日初诊。主诉：心悸烦躁不安6月。半年前开始经期紊乱，随即出现烦躁不安，心悸心烦；近1月失眠多梦，烘热汗出，头晕耳鸣，时有两胁胀痛，常太息，双手颤抖，大便秘结。服安定片、谷维素片略有好转，停药后症状加重，来院就诊。检查：心电图正常，血压90/130mmHg，舌质红，少苔，脉弦数。诊断：更年期综合征。中医辨证：

肝肾阴虚，虚阳上亢。

治疗：取胸 7～10 与腰 1～3 夹脊穴，配肝俞、心俞、太溪、太冲穴。针刺用平补平泻法，每日 1 次，得气后留针 30 分钟。治疗 3 次后症状明显减轻，治疗 10 次后各种症状完全消失。随访 3 月无复发。

不孕症

不孕症是指婚后夫妇同居 2 年，未采取任何避孕措施而又未怀孕，或曾妊娠过，但近 2 年未再怀孕者。前者称原发性不孕，后者称继发性不孕。引起不孕的因素很多，主要有子宫发育不良、卵巢功能紊乱、黄体功能不全、输卵管炎性或阻塞、子宫黏膜异位症等，本节主要论述排卵障碍与输卵管炎性或阻塞而致的不孕症。

中医称本病为"绝嗣""绝嗣不生"。因先天肾虚胞寒，后天脏腑功能失调，冲任血虚，气滞血瘀，痰湿阻滞而致。针灸治疗本病，首见于《针灸甲乙经》，其言曰"女子绝子，血在内不下，关元主之"。《针灸资生经》有"妇人无子"一节，内容十分丰富，所列穴位 30 个。《针灸聚英》云："妇人不孕，月不调匀……灸带脉二穴……断产绝孕，经冷，灸关元百壮。"笔者近年来应用华佗夹脊穴为主治疗排卵障碍、输卵管炎性阻塞引起的不孕获得了一定疗效。

145

（一）排卵障碍

【治疗】

处方 1　督脉之悬枢、命门、腰阳关穴，针用补法，胸 9～12、腰 1～4 夹脊穴针用平补平泻法。肾虚胞寒者配气海、血海，针用补法；气滞血瘀者配膈俞、太冲，针用泻法；痰湿阻滞者配丰隆、阳陵泉，针用泻法。经期过后第 3 日至经期前 5 日治疗，每日 1 次。

处方 2　铺灸疗法。取胸 9～12 与腰 1～4 夹脊穴、督脉夹脊段为施灸部位，铺灸药物：仙茅、淫羊藿、补骨脂、肉桂、菟丝子各 50g，牛膝 30g，冰片 2g，上药共研细末备用。施灸方法同"华佗夹脊穴治疗"中的铺灸疗法二。

隔日 1 次，10 次为 1 个疗程。

【方义】肝脾肾功能失调可直接影响排卵而致不孕，取胸 9 ～ 12 夹脊穴可疏肝理气、健脾益胃；腰 1 ～ 4 夹脊穴能补肾壮阳、散寒利湿；督脉之悬枢、命门、腰阳关为强壮要穴，增强排卵助孕之功。肾虚胞寒者配关元、肾俞，壮任督、通二脉，二脉通则月事以时下；气滞血瘀者配血会之膈俞、肝经之太冲以行气活血；冲任血虚者配气海、血海以补益气血；痰湿阻络者配丰隆、三阴交以化痰利湿。诸穴配伍可调脏腑、通任督、行气血、化痰湿，共奏排卵助孕之效。

铺灸督脉与夹脊穴可调和肝脾肾，有很好的温补功效，又可行气活血、祛痰化湿，对各型不孕均有疗效。铺灸药物中仙茅、淫羊藿、补骨脂、肉桂、菟丝子，均有温补脾肾促进排卵的作用；牛膝强腰壮肾，引药入于冲任；冰片芳香渗透，直达病所。灸疗与药物相合，实乃治本之法。

【验案】

任某，女，28 岁。2005 年 9 月 16 日初诊。结婚 4 年未孕，男方性功能与精液检查正常。平素腰膝酸困，头晕耳鸣，月经 2 月一行，量少色黑，经后腰痛有冷感，带下清稀。B 超连续监测卵泡发育欠佳，无排卵。面色白，舌质淡，边有瘀斑和齿痕，舌苔淡白，脉象沉细。诊断：原发性不孕。辨证：肾虚胞寒。

治疗：取胸 9 ～ 12 夹脊穴、腰 1 ～ 4 夹脊穴、督脉夹脊穴、命门、肾俞、关元、气海穴。针用补法，隔日 1 次；不施针刺日施铺灸疗法，隔日 1 次。共治疗 2 月后，月经每月 1 次，经量、色正常，腹痛等临床症状完全消失。又巩固治疗 1 月后受孕，9 月后产下一健康男婴。

（二）输卵管阻塞

【治疗】

取胸 9 ～ 12、腰 1 ～ 4、督脉夹脊穴，配肝俞、膈俞、关元、曲骨、三阴交、太冲、夹阴穴（平耻骨联合上缘，腹股沟处，左侧为夹 1，右侧为夹 2），其中胸 9 ～ 12 夹脊穴针用平补平泻法，腰 1 ～ 4 夹脊穴及关元、曲骨、三阴交针用补法，肝俞、膈俞、太冲、夹阴穴针用泻法。每日针 1 次，10 次为1个疗程。

【方义】胸9～12夹脊穴疏肝健脾，腰1～2夹脊穴补肝肾、利下焦。配肝俞、膈俞、太冲，可疏肝解郁、行气活血，旨在取疏通之意；配丰隆、三阴交有健脾利湿化痰作用，去除瘀滞在输卵管的炎性物质；配中极、曲骨属任脉，调冲任；夹阴穴在两侧腹股沟处，可增强子宫及输卵管的血液循环而活血祛瘀，且针感直达病所，促进输卵管炎症吸收，使输卵管畅通，起较好的治疗作用。

【验案】

尹某，女，30岁，农民。2004年3月26日初诊。婚后2年未孕，男子检查未见异常。自述少腹部坠胀不适，腰部酸困，月经每月一行，经前及经期少腹部胀痛，经量少，色黑有块，带下白稠。妇科检查：子宫颈轻度糜烂，附件压痛明显。子宫输卵管X线造影右侧输卵管不通，左侧不完全阻塞。舌质青紫有瘀斑，舌苔白腻，脉象弦滑。中医辨证：寒湿下注。

治疗：取胸9～12、腰1～4、督脉夹脊穴，配肝俞、膈俞、关元、曲骨、三阴交、太冲、夹阴穴。腰夹脊、关元、曲骨、三阴交用补法，其余用泻法。每日1次，10次为1个疗程。治疗1个疗程症状减轻，2个疗程临床症状完全消失，又巩固治疗2个疗程，输卵管X线造影示：两侧输卵管通畅无阻。

第四章
儿科病证

脑性瘫痪

脑性瘫痪是指由于不同原因引起的非进行性脑损害综合征。主要表现为运动障碍，并伴有智力低下、抽搐、听力障碍、视力障碍等。

中医学将本病归为"五软""五硬""五迟"的范畴。其发病原因与先天胎禀不足、肾阳虚衰、脑髓失养、后天乳养失调、风寒袭阳、脾气虚弱有关，以致筋骨肌肉失却濡养而不仁不用，故多属虚证，病程较长。此外，若感受风寒暑湿时行疫毒之邪，使肺热津伤，不能敷布或湿热浸淫、气血不运亦可产生痿废不用之五硬、五软证，起病较急，发展较快，多属实证。从经络角度看，多认为是督脉受损、带脉之气运行失常所致。

根据病因辨证分型为：脾肾两亏气血虚弱型、阳气虚弱寒凝血涩型和邪郁肺胃流注经络型。治疗以补益肝肾、醒脑开窍，兼予活血化瘀、疏通经络。

【治疗】

处方 取督脉之筋缩、中枢、脊中、悬枢、命门穴与相应的夹脊穴。脾肾两亏型另配脾俞、肾俞、太溪，针用补法；阳虚血瘀型另配关元、血海、三阴交，关元针用补法，血海、三阴交用泻法；邪郁肺胃型另配合谷、尺泽、肺俞，肺俞针用补法，合谷、尺泽针用泻法。

【方义】督脉与夹脊穴下的脊神经均通于脑内，肾主骨生髓通于脑，故针刺督脉穴透夹脊穴可壮督益髓，补肾益脑。筋缩、命门为强壮健脑穴，夹脊治筋骨痿弱之症见长。可治肾精不足，脑髓空虚之痿软。脾肾两亏型配脾俞、肾俞、太溪健脾补肾益髓；阳虚血瘀型配关元、血海、三阴交补阳活血；邪郁肺胃型配合谷、尺泽、肺俞祛除肺胃邪热有效。

【验案】

王某，男，2岁。1998年4月20日初诊。家长代诉，患儿出生时有脐绕颈，生后3天黄疸出现。经抢救黄疸退去。现患儿2岁，仍不会走路，不会说话，曾多方求治，均未获良效。其在省人民医院做CT检查，报告未见异常。遂来我科就诊。刻下见患儿四肢痿软，面色萎黄，精神倦怠，自汗、饮食可，消化功能差，大便稀，小便清，舌淡苔厚腻，小儿食指指纹达气关，色青。证属脾肾两亏。

治疗：选筋缩、中枢、肾俞、太溪、足三里。针刺用补法，针后加灸，每天1次，留针30分钟，10次为1个疗程。针刺1个疗程后，患儿肢体力量增加，消化功能增强，精神转佳。针刺2个疗程后患儿能扶坐，扶走，智力较治疗前有所提高，仍不能言语。又配合哑门、廉泉穴针刺。治疗6个疗程后，四肢运动接近正常儿童，肌力达V级，已能学说简单词语。共治疗8个疗程达基本治愈，生活可以自理，只是语言与智力比同龄儿童略差。随访2年无复发。

小脑共济失调

通常于儿童期起病，最早症状为步态不稳，行走笨拙，容易跌绊，一碰就倒，进而步态蹒跚，向两侧摆动，两腿分得很急，以后上肢运动也障碍。开始仅影响精细的动作，后就出现粗大的意向性震颤，躯干平衡受累时，患者站立或坐位时身体不自主地摆动，继而出现头部规律性震颤，常有小脑性构音障碍，语言含糊或呈吟诗状，严重时不能为他人听清。病程后期出现下肢肌力减退，可能有胫前肌和手部小肌肉等轻度萎缩。

中医属"骨摇"的范畴，多因先天不足，肝肾亏损，后天失养，气血虚弱所致。

【治疗】

取颈3～7夹脊穴、胸9～12与腰1～2夹脊穴、大椎、身柱、风府、四神聪、悬钟、阳陵泉，针用平补平泻法；肝肾不足者加肝俞、肾俞、太溪，针用补法；脾胃虚弱者加脾俞、足三里，针用补法；上肢症状明显者加曲池、外关、手三里、合谷，针用平补平泻法；下肢症状明显者加伏兔、环跳、风市、委中、承山、昆仑，针用平补平泻法；每日1次，10次为1个疗程。

【方义】颈夹脊穴临近小脑，通过针刺颈神经根可调节神经系统的稳定性，治疗共济失调引起的诸症；针胸9～12与腰夹脊穴补益肝肾，补先天而益后天，以治筋动骨摇之症；大椎、身柱通督脉经气；风府、四神聪健脑益智；悬钟为髓会，可养髓健脑充骨；筋会阳陵泉可疏经通络，强壮筋骨。根据辨证配肝俞、肾俞、太溪补益肝肾；配脾俞、足三里健脾益胃；配上下肢腧穴通肢体经气。

【验案】

孙某，男，4岁。2006年2月25日就诊。患儿1岁6个月开始走路，但步态不稳，行走笨拙，容易碰倒。2岁时行走步态向两侧摆动，站立摇摆不定，上下身动作不协调，方向不定，向前后左右倾倒，犹如醉汉状，语言含糊不清。曾去北京某医院求治诊断为小脑共济失调。经治疗未见好转。

治疗：取颈3～7与胸9～12及腰骶夹脊穴、大椎、身柱、风府、四神聪、悬钟、阳陵泉、曲池、合谷、环跳、委中、太溪。针用平补平泻法，每日1次，10日为1个疗程。治疗2个疗程后，行走时不再左右摇摆，站立稳定，不再发生左右倾倒，共治疗6个疗程，各种症状基本消失。

小儿麻痹后遗症

　　小儿麻痹后遗症，又称脊髓灰质炎，系由脊髓灰质病毒引起的一种急性传染病，传染源是本病患者和带病毒者，病毒主要侵害中枢神经系统，以脊髓前角运动神经细胞受损明显，可出现肢体迟缓性瘫痪。

　　本病早期有发热、咳嗽、呕吐、腹泻、肢体疼痛、肢体瘫痪呈迟缓性，以下肢多见，或表现单瘫、半身瘫痪，并有腹肌、肋间肌、膈肌瘫痪者。瘫痪肢体在几星期症状消失后1～2周开始恢复，后恢复很慢，遗留肌肉萎缩、关节变形等症，故称小儿麻痹后遗症。

　　中医认为本病先期属"暑湿""湿热"范畴，后期属"痿证""痿痹"的范畴。先期由于感受湿热、时疫之毒，由鼻入肺、胃二经，流注经络，导致气血失调，筋脉肌肉失养。后期出现肢体麻痹、肌肉萎缩瘫痪等症。

151

　　【治疗】 本病的治疗以祛邪通络、濡养筋脉、调补肝肾为主。

　　处方1 上肢麻痹：取颈5～7与胸1夹脊穴，针用补法，配肩髃、曲池、手三里、合谷，针用平补平泻法。

　　下肢麻痹：取腰1～4与骶1～2夹脊穴，针用补法，配环跳、伏兔、阳陵泉、足三里，针用平补平泻法。

　　腹肌麻痹：胸9～12夹脊穴，配带脉、关元、气海，均用补法。

　　腕下垂者加内关；足下垂者加解溪；足内翻者加悬钟；足外翻者加三阴交，均用平补平泻法；肝肾虚者加肝俞、肾俞，针用补法；肺热者加风池、列缺，针用泻法；湿热者加阳陵泉、太冲，针用泻法。

　　处方2 用维生素B_1或维生素B_{12}，或胞二磷胆碱注射液，每穴注射0.5ml，每日1次，7次为1个疗程。

　　处方3 依华佗夹脊穴电针法，每次选夹脊穴及肢体穴4～6个，针刺得气后接通电疗仪，选好波型，调好电量，每次留针30分钟，7次为1个疗程。

【方义】颈 5 ～ 7 与胸 1 夹脊穴的脊神经根组成臂丛神经，针刺之可以促进上肢功能恢复，配肩髃、曲池、手三里、合谷等穴，通经活络，起局部和整体治疗作用；腰、骶夹脊穴下的脊神经根组成坐骨神经，对下肢功能有支配作用，配环跳、伏兔、阳陵泉、足三里，通行下肢气血可促麻痹的恢复；胸 9 ～ 12 夹脊穴可疏肝健脾，加强腹肌运动，配关元、气海补益元气，又为腹部强壮之要穴，共治腹肌麻痹。

小儿麻痹后遗症常伴有腕、足下垂及足内翻、足外翻，故配外关、解溪、悬钟、三阴交，这些腧穴都处在经筋之处，有较好的矫治作用。

本病的治疗还应根据虚实辨证配穴，遵循"治痿独取阳明"的原则，多取手足阳明经穴，以助气血生化之源，疏通经络，濡养经脉；肺热加风池、列缺宣肺清热；湿热加阳陵泉、太冲清利湿热；肝肾阴虚加肝俞、肾俞补益肝肾，因肝主筋、肾主骨，为治本之法。

穴位注射用维生素 B_1 与维生素 B_{12} 或胞二磷胆碱，均有营养神经的作用，作用于腧穴，对神经、肌肉功能的恢复有利。电针疗法刺激量大，可使肢体肌肉形成节律性收缩运动，对顽固性麻痹有一定治疗作用。

【验案】

高某，男，8 岁，学生。1998 年 3 月 16 日初诊。主诉：双下肢瘫痪 3 年余。3 年前因外感而发病，病初症见发热、咳嗽、肢体疼痛。继而出现双下肢无力，病情逐渐加重，双下肢呈弛缓性瘫痪，行走困难，依靠拐杖走路，肌肉萎缩，经某医院儿科检查诊断为小儿麻痹后遗症。查体：双下肢自主运动较差，肌肉松弛，肌力为 I 级，足内翻，舌质淡，边有齿痕，舌苔薄白，脉沉细。中医辨证：肝肾不足，经脉失养。

治疗：取腰 1 ～ 2 与骶 1 夹脊穴，配环跳、伏兔、阳陵泉、足三里、三阴交，针刺用补法。每日针刺 1 次，7 次为 1 个疗程，休息 3 日后再行下 1 个疗程。针刺 2 个疗程后下肢运动较治疗前有力，为提高疗效，又加用胞二磷胆碱在以上腧穴穴位注射，治疗 4 个疗程后下肢运动有力，可不依拐杖行走，但步态不稳。共治疗 8 个疗程，下肢运动正常，肌肉萎缩大部分恢复，可步行上学。

第五章

五官病证

耳鸣、耳聋

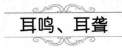

耳鸣、耳聋都是听觉异常、听力下降的症状。耳鸣是耳内鸣响，妨碍听觉的症状；耳聋是听力不同程度的减退，甚至完全消失，其轻者又称为"重听"，重者则称为"耳聋"。耳鸣、耳聋既可单独出现、先后发生，亦可同时并见。

人体内听觉系统的神经部分包括耳蜗内的听觉感受器至大脑皮质中枢的整个联系通道，这些部位的病变称为神经性耳鸣或神经性耳聋。引起耳鸣、耳聋的病因很多，包括：耳科疾病、脑血管疾病、高血压、动脉硬化、贫血、糖尿病、感染性疾病、药物中毒、外伤性疾病等。根据病变性质可分为器质性和功能性两类，X光片、头部CT、各种听力检查有助于鉴别诊断。

中医学对耳鸣、耳聋早有认识，《内经》曰："肾开窍于耳。"《诸病源候论》曰："肾为足少阴之经而藏精气通于耳。耳，宗脉之所聚也。若精气调和，则肾脏强盛，耳闻无音；若劳伤气血，兼受风邪，损于肾脏，耳精脱，精脱者则耳聋。"

耳鸣、耳聋临床表现不同，但病因病机却基本一致。实证者因风邪外袭或内伤情志、饮食，致痰湿内生，气郁化火，循经上扰，蒙蔽清窍所致；虚证者多由久病体虚，气血不足，劳倦纵欲，肾精亏耗，精不上承，耳窍失养而致。根据临床表现分为外邪侵袭、肝胆火盛、痰火郁结、脾胃虚弱、肾精亏损分型论治。

【治疗】

处方1 颈2～6夹脊穴、耳门、听宫、听会、翳风、中渚、侠溪，外邪侵袭者配风池、合谷、外关，针用泻法；肝胆火盛者配行间、丘墟、足临泣，针用泻法；痰火郁结者配丰隆、内庭，针用泻法；胃虚弱者配脾俞、足三里、气海，针用补法；肾精亏损者配肾俞、关元、太溪，针用补法。每日针1次，10次为1个疗程。

处方2 颈3～5夹脊穴，胸9～12夹脊穴，配头皮双侧晕听区。主治偏重肝郁痰火型，针刺用泻法。

处方3 颈3～7夹脊穴，腰1～2夹脊穴，配耳部穴之肾、内耳、外耳、皮质下，主治肾精亏损型。夹脊穴针用补法，耳穴针刺或用王不留行籽压。

【方义】 颈夹脊穴可推动椎动脉的血液循环，使听动脉的血液循环得到改善；夹脊穴通于脊髓神经，将针刺信息通过脊神经传导通路传至大脑皮质听觉中枢而起治疗作用。耳为手足少阳经所辖，耳门、听会属手足少阳经，听宫为手太阳经与手、足少阳经之交会穴，具有贯通经气、开启耳窍之功，为治耳疾之要穴；配手少阳经局部之翳风，远部之中渚、侠溪，通上达下，疏导经脉，宣通耳窍。根据辨证，配风池、外关、合谷以疏风清热；配行间、丘墟、足临泣以清泻肝胆火；配丰隆、内庭以豁痰泻火；配气海、足三里、脾俞以补益脾胃、濡养耳窍；配肾俞、关元、太溪以补肾填精、上荣耳窍。

对偏重于肝郁痰火型者，取胸9～12夹脊穴可疏肝利胆、健脾益胃、泻热化痰；配头皮针之晕听区，乃大脑皮层在头皮的投影区，针刺可改善大脑皮质听觉中枢功能。对偏重于肾精亏损型者，取腰1～2夹脊穴可补肾填精，配耳针之肾、内耳、外耳、皮质下，针感向耳底或耳周传导，王不留行籽贴压，行气活血，且作用持久，方便实用。

【验案】

杜某，男，50岁，干部。2006年7月5日初诊。主诉：耳鸣耳聋1月余。现病史：1月前不明原因出现双耳鸣响如蝉鸣，又因郁怒之后突发加重，右耳听力减退，渐至完全消失。即到省某医院诊治，诊断为神经性耳聋，收入院治疗。经中西药治疗（用药不详），无明显效果，近日又出现左耳听力减退，遂出院寻求针灸治疗。电测听：左耳35dB，右耳60dB。兼见面色忧郁，心烦易怒，睡眠不佳，腰膝酸困，口苦微干，舌质红，脉弦数。辨证：肝肾阴虚，火热上扰。

治疗：取颈夹脊3～6穴、耳门、听宫、听会、翳风，配肝俞、肾俞、行间、阳陵泉、中渚穴。针刺用泻法，每日1次，10次为1个疗程。治疗1个疗程后，耳鸣减轻，2个疗程后双耳听力均有提高，又配合耳穴肾、肝、胆、内耳、外耳、皮质下，王不留行籽贴压。共治疗4个疗程，耳鸣、耳聋等各种临床症状完全消失。电测听：左耳提高20dB，右耳提高26dB。随访3个月未复发。

按：本法治疗耳鸣、耳聋有一定疗效。但对鼓膜损伤所致听力丧失疗效不佳。耳鸣、耳聋病症相当复杂，在治疗时应明确诊断，配合原发病进行治疗。同时要避免噪音或辐射（如手机）等干扰，保持精神情志稳定，避免劳倦，节制房事。亦可配合食疗以辅助。

第六章

骨伤科病证

痉挛性斜颈

痉挛性斜颈是颈肌扭转或引起头向一侧阵挛性倾斜，目前认为本病为椎体外系器质性病变（特别是基底节神经元的病变）最常见的一类局限性扭转痉挛。

本病以成年人起病者最多见，颈部的深浅肌肉均可受累，但以胸锁乳突肌、斜方肌及颈夹肌的收缩最易表现出症状。一侧胸锁乳突肌收缩时引起头向对侧旋转，颈部则向收缩肌一侧屈曲。两侧胸锁乳突肌同时收缩时则头向前屈曲，称"颈前倾"，两侧斜方肌及颈夹肌同时收缩时则头向后过伸，称"颈后倾"。颈肌的收缩多呈阵挛性跳动式，且往往以一侧更严重。患肌可发生肥大与疼痛，不随意运动，可随情绪激动而加重。

本病发病机制尚不完全清楚，但与精神因素有关，中医认为感受风寒湿邪，颈部筋脉受损，或肝郁气滞、阳升风动可引起本病，属中医学"痉证"的范畴。

【治疗】

处方1 取颈3～7与胸1、9夹脊穴，针用平补平泻法，配风池、风府、肝俞、天鼎、扶突、气舍、水突、合谷穴，其中风池、风府、肝俞、天鼎、扶突、气舍、水突针用平补平泻，合谷穴针用泻法，每日1次。

处方2 取颈4～7夹脊穴，配风池、扶突穴，每穴注射0.1ml阿托品注射液，每日1次或隔日1次，一般治疗3次即可。

【方义】颈夹脊穴下有脊神经根，针刺可疏通经脉、行气活血，对颈部疾病有较好的治疗作用；风池、风府为治风要穴，可祛风通络；天鼎、扶突、气舍、水突均在胸锁乳突肌的前后缘，针感直达病所，可有效缓解颈肌的痉挛与扭转；胸9夹脊穴及肝俞穴属肝，疏肝舒筋，平肝熄风；颈部乃手足阳明经所过之处，因经脉所过，主治所及，取其局部之扶突、天鼎、人迎、水突，远部之合谷，疏通经气，可解颈部之痉。阿托品为解痉药，穴位注射可有效治疗颈肌痉挛，针药结合故能奏效。

【验案】

邵某，男，46岁，工人。2003年3月16日初诊。主诉：颈部向一侧倾斜5天。5日前不明原因头呈不规则动摇，继而颈部阵发性不自主收缩，头向一侧扭转，有时痉挛，卧床休息时减轻，睡眠时消失，随意运动时增强，情绪激动时加重。舌质红，边有瘀点，舌苔薄白，脉象弦数。诊断：痉挛性斜颈。辨证：肝阳上亢。

治疗：取颈4～7与胸1、9夹脊穴，配风池、风府、天鼎、扶突、人迎、水突、肝俞、合谷穴，针刺用泻法，针1次后症状减轻，治疗3次而痊愈，随访3月未复发。

颈椎病

颈椎病，又称颈椎综合征，是指因颈椎间盘退变，颈椎骨质增生，韧带及关节囊的退变、肥厚等病变，刺激或压迫颈神经、神经根、脊髓、血管、交感神经和其周围软组织而引起的疾病。患者年龄大多在40岁以上，颈肩部疼痛为其临床特点。

根据临床症状，分型为颈型、神经根型、椎动脉型、脊髓型、交感神经型。

中医学认为本病的形成是经络阻滞、气血运行不畅所致，治疗以疏通经络、活血化瘀为主要原则。

【治疗】

处方1　颈2～7夹脊穴，针用泻法，主治各型颈椎病配合风池、曲池、外关、合谷，针用平补平泻法。

处方2　颈夹脊穴，皮肤针叩刺。微出血后拔罐。

【方义】颈椎病是颈椎退行性变、骨质增生而压迫其神经、血管产生的病证。颈夹脊穴下有相应的脊神经根、动静脉丛分布，针刺之可调节神经血管功能，改善血液循环，具有疏风散邪、活血化瘀的作用。配风池祛风，曲池、外关、合谷疏通经络之闭阻，使营卫调和则外邪得解。

【验案】

包某，女，42岁，打字员。1995年5月11日初诊。患者自诉颈痛眩晕4个月。头痛，颈部转动时头晕加重，颈部活动受限，低头时会出现手指尖麻木，服用各种药物治疗效果不甚理想，遂来就诊。刻下患者精神困顿，面色萎黄，上述症状仍存在。查体：颈椎棘突压痛明显，压颈实验阳性。颈部正侧位X线片提示：颈4～7椎体骨质增生，椎间隙变窄。舌红有瘀斑、少苔，脉弦细。证属血瘀阻络。

治疗：取颈3～7夹脊穴，曲池、外关、合谷，用平补平泻法，每日1次，留针30分钟，10次为1个疗程。治疗2个疗程后诸症消失，颈部活动自如，颈椎棘突无压痛，压颈试验阴性。嘱其减少低头屈颈工作时间，进行适当颈部锻炼，避风寒、寒湿之邪。随访1年未复发。

漏肩风

漏肩风以肩关节酸重疼痛，运动受限为主症。多由于过度劳累，风寒邪气乘虚侵袭肩部筋脉所致，故名"漏肩风"。寒主收引，风寒之邪侵袭筋脉，遂致气血阻滞，筋脉凝滞而成肩痛，故又名"肩凝证"。又由于患者年龄多在50岁左右，故又有"五十肩"之称。

中医学将之归属于"痹证"的范围，认为多由外伤、劳倦、风寒湿邪侵袭，机体气血不足，以致经络痹阻，气血运行不畅，经筋失用而发本病。临床治疗以调理气血、疏风散寒、化湿通络为主。

【治疗】

处方 颈4～7夹脊穴，针用平补平泻法，配合肩三针穴（肩髃、肩髎、肩贞），针用平补平泻法。

【方义】肩部神经由颈神经根发出，故针刺颈夹脊与肩三针，可调节神经功能，激发经气，活血通络，祛风止痛，使肩部经络畅通、疼痛解除，恢复正常的功能活动。

【验案】

王某，女，50岁，工人。1997年6月10日初诊。主诉：左侧肩部疼痛3个月，活动受限2个月。近日来左肩疼痛加重，因疼痛甚至不能入睡，晨起穿衣与梳洗都有困难，前举、后伸、外展与内旋活动受限。曾用中西药甚至封闭治疗均未见好转。查体：疼痛面容，肩部按之有僵硬感，压痛明显。左上肢各种实验阳性。诊断为肩周炎。

治疗：取颈4～7夹脊穴、肩三针穴，针刺用平补平泻法，每日1次，留针30分钟，10次为1个疗程。针2次后肩痛明显减轻，针5次后肩痛消失，肩关节活动功能明显改善，治疗10次痊愈。随访1年未复发。

急性腰扭伤

急性腰扭伤多发于体力劳动者，为腰部的韧带、肌肉、筋膜等软组织在活动时因用力不当而突然损伤，可伴椎间小关节的错位及其关节囊嵌顿，致使腰部疼痛并活动受限。

民间俗称此病为"闪腰"，古代文献称"概腰"。中医学认为本病主要因外部暴力，以致筋脉损伤，气血瘀滞，气机不通而痛。治疗主要以通络、散瘀、止痛为主。

【治疗】

处方1 腰 1～5 夹脊穴，配委中、手背腰痛穴，针用泻法，每日 1 次。

处方2 腰部夹脊穴用梅花针或一般皮肤针叩刺后加拔火罐。

【方义】 针刺腰部夹脊穴"以痛为腧"，可活血化瘀、通络止痛，改善腰部的血液循环而止痛。"腰背委中求"，针刺委中能疏通膀胱经气血而止痛；手背腰痛穴为治急性腰扭伤的经验穴，刺之可缓解疼痛。夹脊穴刺络拔罐可活血化瘀，通络止痛。

【验案】

李某，男，48 岁，干部。2003 年 3 月 21 日初诊。主诉：腰痛不能活动 3 天。病史：3 日前因体育锻炼腰扭伤，腰痛难忍，不能转侧，生活不能自理。口服去疼片，外贴伤湿止痛膏，疼痛不能缓解。由其同事背来就诊。查体：腰骶部轻度肿胀，局部压痛明显，功能活动受限。腰部 X 光片检查正常。舌质暗红，舌苔淡白，脉弦。诊断：急性腰扭伤。中医辨证：气滞血瘀。

治疗：取腰 1～5 夹脊穴，配委中、手背腰痛穴。针 1 次后腰痛减轻，针 3 次后痊愈。

增生性脊柱炎

增生性脊柱炎，也叫强直性脊柱病、肥大性脊椎炎等。表现为椎体前后缘由唇状骨质增生，有时可扩大到椎间关节周围，最后形成一个环形的骨嵴；骨嵴可在一个间隙中发生，亦可以在几个间隙中同时发生（开始为单发，以后为多发）。骨质增生甚至可以突入脊椎管和椎间孔，椎板和椎弓根也可有骨赘形成，使椎间孔变小，椎间隙变窄和椎管狭窄，产生脊髓压迫症。

中医根据症状辨证分型为气滞血瘀、寒湿痹阻、肝肾亏损三型。治疗分别以活血化瘀、散寒除湿、补肝益肾为主。

【治疗】

处方 取病变椎体相应夹脊穴，用温针灸法，并结合穴位注射。气滞血瘀型配膈俞、三阴交、行间，针用补法；寒湿痹阻型配阴陵泉、大椎、关元，针用温通法；肝肾亏损型配肝俞、肾俞、太溪，针用补法。

【方义】夹脊穴位于脊椎神经根处，针刺与穴位注射结合使用，可以发挥针刺和药物双重功用，通经活络，活血行气化瘀，解除炎症部位水肿与粘连症状。气滞血瘀型配膈俞，三阴交活血化瘀，行间疏肝行气，气行则血行；寒湿痹阻型配阴陵泉健脾利湿，大椎、关元助阳气以散寒；肝肾亏损型配肝俞、肾俞、太溪补肝益肾、壮腰强脊。

【验案】

孟某，男，52岁，工人。2003年6月28日初诊。主诉：腰痛1年余。病史：1年前因受风寒开始腰部疼痛，经中西医治疗效不明显。近3月来腰痛加重，伴见右侧下肢痛，以坐骨神经走行区明显，时有麻木，严重时行走困难，功能活动受限，口服去痛片等药痛不减轻，遂来我院就诊。腰椎X片示：腰3～5及骶1椎体唇样骨质增生，椎间孔变窄。诊断：腰骶椎骨质增生。中医辨证：寒湿痹证，气滞血瘀。

治疗：取腰3～骶2夹脊穴针刺，得气后将艾绒捻于针柄进行温针治之。每日1次，10次为1个疗程。治疗3次后腰腿疼明显减轻，治疗1个疗程腰腿痛完全消失，功能活动自如。随访3个月未见复发。

腰椎间盘突出症

腰椎间盘突出症，是在腰椎间盘发生退行性病变之后，在外力的作用下纤维环破裂髓核突出刺激或压迫神经根、血管、脊髓等组织所引起的腰痛，常伴有下肢放射性疼痛为主要症状的一种病变。

本病好发于30～50岁的体力劳动者，与外伤、职业（驾驶员、举重运动员、煤矿工人、建筑工人、从事弯腰工作者等）、妊娠、遗传、腰骶先天异常等因素有关。多发部位在腰4～5和腰5～骶1两个节段。

本病在中医古医籍中早有记载，《素问·刺腰痛》曰："衡络之脉令人腰痛，不可以咳，咳则筋缩急。"《医学心悟》曰："腰痛拘急，牵引腿足。"从以上文献资料看，先贤已认识到腰痛与腿脚痛的关系，虽没有腰椎间盘突出症之病名，但已详细地描述了这一病证。

本病属中医"腰背痛""骨痹"等范畴。与督脉、足太阳膀胱经、足少阴肾经及经筋有密切关系，多因感受风寒湿邪，经络阻滞，气血运行不畅；或因腰肌劳损，闪挫跌仆，经络受损；或因各种体位不正，导致气滞血瘀、经脉受阻而发病。

【治疗】

处方1 病位三线针法。督脉线取腰阳关（第4腰椎棘突下凹陷中）、第5腰椎棘突下凹陷中、第1骶椎棘突下凹陷中，直刺得气后行补法；夹脊线取腰4～5与骶1夹脊穴，针刺时针尖方向斜向脊柱侧，得气后行平补平泻法；俞穴线取大肠俞、关元俞、小肠俞，从俞穴处进针，以60°～70°角向夹脊穴透刺，行泻法，留针30分钟，中间行针2次，每日1次，10次为1个疗程。

处方2 夹脊穴电针法。选病变节段的夹脊穴3对，针刺时针尖方向斜向脊柱侧，将3组导线左右连接，选用疏波，电流量以局部肌肉出现节律性跳动、患者能忍受为度。每次30分钟，每日1次，10次为1个疗程。1个疗程后休息3日后再行下1个疗程。

处方3 铺灸疗法。取腰2～5、骶1～2、督脉夹脊穴，材料与方法同"华佗夹脊穴的治疗方法"中的铺灸疗法一。隔日1次，10次为1个疗程，休息3日后再行下1个疗程。

【方义】 病位三线针法，取病变节段的督脉线之穴，直接作用于病变部位；取椎间盘突出节段的夹脊穴，可缓解对神经根的压迫、炎性水肿；取相应节段的膀胱经腧穴补益脏腑、疏通气血，起综合治疗作用。应用透刺法一针透两穴，一针连两经，其效相得益彰。

夹脊穴电针疗法取病变节段的夹脊穴，可疏通气血，改善神经周围的血液循环，抑制伤害信息的传导，直接作用于病位，有利于椎间盘的回纳，起到良好的镇痛及治疗效果。

铺灸疗法取病变部位的督脉夹脊穴，灸疗与药物相结合，祛风散寒利湿、行气活血、调补肝肾，可解除肌肉痉挛，减轻炎症与水肿压迫，也为纤维环的修复及髓核的回纳创造了有利条件，是针灸治疗本病的一项重要治疗方法与途径。

【验案】

张某，男，43岁，工人。2004年7月9日初诊。主诉：腰腿疼3年余。长期从事煤矿工作，腰部陈伤劳损而患本病，近日因搬重物而致病情加重，腰腿部僵直酸痛，转侧不利，行走不便，遇劳及阴冷加重，痛处拒按。经多家医院CT、MRI检查确诊为腰4～5与骶1椎间盘突出，经中西医治疗效果不明显，遂来我科诊治。查体：病变部位棘突旁压痛明显，伴有右下肢放射痛，直腿抬高试验阳性，右侧抬腿受限。舌质青紫，舌苔白腻，脉象沉紧。中医辨证：寒湿痹阻，气滞血瘀。

治疗：取腰4～5与骶1～2夹脊穴，腰4～5与骶1棘突下凹陷中，辅以大肠俞、关元俞、小肠俞，以针刺之。针3次后腰腿痛减轻，治疗10次后多种症状与体征消失。随访半年未见复发。

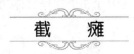

截 瘫

因脊髓损伤或病变引起受累平面以下的双侧肢体瘫痪，称其为截瘫。临床常见双下肢瘫痪，若截瘫平面较高，双上肢亦受累。多因外伤所致，肿瘤、结核炎症及椎间盘突出等亦可发生。受累部位运动及感觉完全或部分消失，常合并大小便功能障碍。

中医学对本病认识较早，《灵枢》认为此证多因外伤引起，称其为"体惰"，并且认识到截瘫的发生与肝肺胃肾有关。肝伤则筋骨拘挛，肾伤则筋髓不足，肺与胃虚者难以濡润筋脉。治疗主要以补肝益肾、宣肺和胃为主。

【治疗】

处方 取脊髓损伤部位上2个椎体开始至下2个椎体的督脉穴与双侧夹脊穴，连接电针后，选用疏波，电流量以局部肌肉出现节律性跳动、患者能忍受为度。上肢配扶突、曲池、少海、外关、合谷，针用平补平泻法；下肢取环跳、委中、阳陵泉、太溪，针用平补平泻法。

【方义】督脉为阳脉之海，阳气不能通达四肢则出现肢体功能障碍。针刺督脉穴宣导阳气，疏通经气。夹脊穴处有脊髓发出的神经根，针刺损伤部位的夹脊穴对损伤的脊神经有直接的治疗作用。上下肢配穴位于肢体神经旁，针刺后通电，可以通过电流刺激激活本神经支配的肌群有规律地收缩，从而达到治疗效果。

【验案】

刘某，男，36岁，工人。2003年8月6日初诊。主诉：下肢瘫痪半年余。病史：于半年前在施工中从三层楼坠下，下肢瘫痪，腰椎压缩性骨折引起截瘫，在某医院住院治疗，但疗效不明显。经介绍来针灸科诊治。查体：腰以下感觉消失，下肢瘫痪无力，肌肉萎缩，肌张力差，腱反射与功能活动消失。

治疗：取腰1～骶3夹脊穴，配环跳、冲门、委中、阳陵泉、足三里、解溪、太冲。针刺得气后接G6805型电针仪，每日1次，每次30分钟，10次为1个疗程。治疗1个疗程后下肢感觉恢复，治疗3个疗程后下肢可以随意运动，挂拐能下地走路。共治疗5个疗程肢体功能达Ⅳ级。1年后能参加一般工作。

科研篇

第一章

内科病证

针刺背俞穴透夹脊穴治疗支气管哮喘 56 例

支气管哮喘为内科常见病，多发于老年人，目前尚无理想的治疗方法，预后较差。笔者应用针刺背俞穴透夹脊穴治疗，取得一定的治疗效果，现总结如下。

1. 临床资料

（1）一般资料：本组 56 例，男 32 例，女 24 例；年龄最小 48 岁，最大 81 岁，平均 55.3 岁；病程最短 1 年，最长 25 年，平均 6 年。中医辨证分型：脾肺气虚 18 例，肾不纳气 10 例，痰浊壅肺 20 例，阴虚肺燥 8 例。

（2）临床表现：反复发作胸闷气急，咳嗽痰多，吐白色泡沫样痰，喉中有哮鸣音，甚则呼吸困难，张口抬肩，不能平卧，唇甲紫绀。每遇外感、气候变化或异味刺激则加重。肺部听诊：两肺可闻及哮鸣音，或伴湿性啰音。

2. 治疗方法

取双侧肺俞、心俞、膈俞、脾俞、肝俞、肾俞穴与相对应的夹脊穴。患者取俯卧位，穴位常规消毒后，选 3.0 寸毫针，从背俞穴进针向夹脊穴由浅入深透刺，至夹脊穴深度为 1.5 寸左右。虚证用补法，实证用泻法，虚中挟实用平补平泻法。得气后留针 30 分钟，中间行针 1 次，每日针 1 次，10 次为 1 个疗程。休息 2 日后再行下 1 个疗程，满 3 个疗程后进行疗效统计。

3. 疗效观察

（1）疗效标准：疗效标准参照国家中医药管理局发布的中华人民共和国中医药行业标准《中医病证诊断疗效标准》。

近期治愈：哮喘控制，哮鸣音消失；好转：哮喘缓解，或发作次数减少；无效：临床症状无变化。

（2）治疗结果：56例中，近期治愈29例，占51.8%；好转24例，占42.8%；无效3例，占5.4%。总有效率为94.6%。

4. 典型病例

殷某，男，62岁，退休干部，初诊日期1993年3月15日。主诉：咳嗽哮喘15年余。自46岁时患支气管哮喘，时轻时重，反复发作。近1年余哮喘加重，秋冬季节最甚，咳嗽，吐泡沫样白痰，哮喘张口抬肩，不能平卧，喉间有哮鸣音。中西药治疗效果不佳。经介绍来我处诊治并收入住院。查体：痛苦面容，面色发青，呼吸困难，唇甲紫暗，两肺听诊可闻及哮鸣音及少许湿啰音，心律快无杂音，肝脾未触及、腹软无压痛。胸部X线拍片：两肺纹理增粗。下肢浮肿，舌质紫暗，舌苔白腻，脉象沉细。诊断：支气管哮喘。辨证：肺气不足，痰浊内阻。

治疗：取肺俞、肝俞、心俞、肾俞与其相对应夹脊穴透刺治之。治疗1个疗程后咳嗽、哮喘明显减轻，呼吸转平稳，可以平卧。治疗2个疗程后咳嗽、哮喘等临床症状与体征完全消失，肺部听诊哮鸣音与湿啰音消失，X线胸片正常。又巩固治疗1个疗程获近期治愈出院。随访1年未见复发。

5. 讨论

（1）支气管哮喘在中医学称为哮喘证。是因肺气虚弱，不能主呼吸；亦因痰浊壅肺，失其宣降而发咳、喘、痰、哮等症。

（2）其病在肺，日久涉及心、肝、脾、肾。首选肺俞以补肺气，止哮喘，祛痰湿；取肝俞通调气机、宣肺利膈，使气机顺降则哮喘气急平息；哮喘日久则久病入络，气滞血瘀，配心俞活血化瘀，改善肺部血液循环，促进痰浊瘀滞消散；肺主吸气，肾主纳气，慢性哮喘要从肾诊治，故配肾俞以补肾纳气，止咳平喘。

（3）取与背俞穴相对应的夹脊穴，疏通经络，调节脏腑与自主神经系统的功能，提高机体免疫功能，和背俞穴相配可增强疗效，提高治愈率。

针刺夹脊穴、背俞穴治疗冠心病心绞痛 52 例临床观察

冠心病心绞痛是冠状动脉供血不足、心肌缺血引起的发作性短暂的心前区疼痛，属中医的"真心痛""心痹"。笔者应用针刺夹脊穴、背俞穴治疗，并设对照组进行疗效观察，现总结如下。

1. 临床资料

（1）一般资料：治疗组 52 例，男 36 例，女 16 例；年龄最小 42 岁，最大 73 岁，平均年龄 52.5 岁；病程最短 3 个月，最长 13 年，平均 5.8 年。轻度心绞痛 11 例，中度心绞痛 26 例，重度心绞痛 15 例。对照组 30 例，男 18 例，女 12 例；年龄最小 40 岁，最大 69 岁，平均 50.8 岁；病程最短 2 个月，最长 12 年，平均 6 年。轻度心绞痛 10 例，中度心绞痛 16 例，重度心绞痛 4 例。

（2）临床表现：可见膻中或心前区憋闷，疼痛，甚则痛彻左肩背，呈发作性或持续不解，常伴有心悸、气短喘促，舌质紫暗有瘀点，舌苔厚腻。脉结代，或细数、迟涩等。心电图有 ST-T 改变。

2. 治疗方法

（1）治疗组：取胸 4 ～ 7 与腰 4 ～ 5 与骶 1 夹脊穴，配心俞、内关、三阴交。穴位消毒后针刺，夹脊穴深度为 1.5 寸左右，用平补平泻手法，得气后留针 30 分钟，中间行针 1 次，每日针 1 次，10 次为 1 个疗程，满 3 个疗程进行疗效统计。

（2）对照组：口服复方丹参片（由丹参、三七、冰片组成，每片含生药 15g），每次 3 片，每日 3 次，治疗满 30 日后进行疗效统计。

3. 疗效观察

（1）疗效标准：参照"冠心病心绞痛及心电图疗效评定标准"分为显效、好转、无效。

显效：心绞痛症状消失或基本消失，休息和活动时心电图恢复正常；好转：心绞痛症状减轻，每周发作少于 2 次，休息时心电图 ST 段回升 0.05mv 以上；无效：临床症状与心电图未改善或加重者。

（2）治疗结果：治疗结果与疗效比较见表 3-1。

表 3-1　治疗组与对照组疗效比较表　　　　　　例（%）

组别	例数	显效	好转	无效	有效率（%）
治疗组	52	25（48.0）	23（44.3）	4（7.7）	92.3
对照组	30	9（30.0）	15（50.0）	6（20.0）	80.0

从表中可以看出治疗组的显效率与有效率均明显高于对照组，二者有显著差异，经统计学处理 $P < 0.01$。

4. 典型病例

吴某，男，56 岁，干部，初诊日期 1998 年 3 月 4 日。主诉：心前区痛反复发作 3 年。于 3 年前工作劳累生气后发生胸痛，服复方丹参片缓解，但反复发作。近 1 年来心前区痛加重，发作时胸痛彻背，胸闷气短，呼吸急促，每次发作需急服硝酸甘油治疗。伴见心悸、失眠、多梦、疲乏无力。此次又因心绞痛急性发作而收入住院，并要求中医与针灸治疗。查体：痛苦面容，面色白，形体肥胖，肺（-），肝脾未触及，腹软无压痛。心电图检查：ST 段下降和 T 波改变，心肌缺血。舌质紫暗，边有瘀斑，舌苔薄白，脉象沉细。诊断：冠心病心绞痛。辨证：心气虚，血瘀阻络。

169

治疗：取胸 4～7 夹脊穴，配厥阴俞、心俞、肝俞穴针刺治之。针 1 个疗程后心绞痛明显减轻，发作次数减少，心慌气短消失。治疗 2 个疗程心绞痛再未发作，临床症状与体征完全消失，心电图检查恢复正常，随访 1 年未复发。

5. 讨论

（1）心脏是供给全身血液循环的重要器官，而供给心脏本身血液循环的则是冠状动脉，如果冠状动脉发生粥样硬化或冠状动脉狭窄、痉挛，就会导致心肌缺血缺氧，而致心绞痛。中医认为，心主血赖于心阳（气）的推动，如心阳虚或心气虚则鼓动无力，心血瘀阻，或心脉瘀阻不通，气血运行不畅，不通则痛。

（2）夹脊穴是脊神经根分布之处，背俞穴是气血输注之穴。针刺之能平衡阴阳，调节脏腑气血功能，活血化瘀，通络止痛，对冠心病心绞痛有较好的治疗作用。胸 4～7 夹脊穴主治心脏疾患；厥阴俞、心俞，补益心气，活血化瘀，疏通心脉，使冠状动脉气血流畅，心肌不缺血与缺氧，则心痛可愈。

（3）通过临床观察，针刺夹脊穴与背俞穴治疗本病，其疗效优于复方丹参片对照组。它有扩张冠状动脉，改善心肌供血，并能降低血脂与血液黏稠度，改善动脉粥样硬化，对治疗与预防心绞痛发作均有良效。

针刺夹脊穴治疗心律失常 113 例临床观察

笔者自 1990 年至 1998 年应用针刺夹脊穴治疗心动过缓、心动过速与早搏 113 例，获满意效果，现总结如下。

1. 临床资料

（1）一般资料：本组 113 例，男 60 例，女 53 例；年龄最小 18 岁，最大 62 岁；病程最短 25 天，最长 16 年。心动过缓 36 例；心动过速 52 例，其中窦性心动过速 21 例，室上性心动过速 16 例，房性心动过速 10 例，结性心动过速 5 例；早搏 25 例，其中频发早搏 11 例，频发房性交界性早搏 2 例。中医辨证：心气虚 41 例，心气阴两虚 30 例，心脾两虚 20 例，心肾不交 12 例，气滞血瘀 10 例。

（2）临床表现：可见心慌心悸，胸闷气短，头晕乏力，睡眠不佳，脉缓或脉数或脉结代。心动过缓者心率每分钟在 50 次以下，心动过速者心律每分钟 100 次以上，早搏可见心律不齐。以上均经心电图诊断，治疗前未使用抗心律失常药物者。

2. 治疗方法

取胸 4～7 与腰 4～5 与骶 1 夹脊穴，配心俞、内关穴。穴位局部消毒后针刺，夹脊穴深度为 1.5 寸左右，用平补平泻法。得气后留针 30 分钟，中间行针 1 次，每日针 1 次，7 次为 1 个疗程，满 3 个疗程进行疗效统计。

3. 疗效观察

（1）疗效标准：痊愈：心动过缓者心律恢复为每分钟 62 次以上，心动过速者心律恢复至每分钟 85 次以下，早搏者心脏听诊早搏消失，心电图恢复正常，临床症状与体征消失，半年未复发者；有效：临床症状与体征减轻，心电图较治疗前有改善；无效：临床症状与体征及心电图无改善。

（2）治疗结果（表 3-2）

表 3-2 治疗结果与疗效比较表 例（%）

病种	例数	痊愈	有效	无效	有效率（%）
心动过缓	36	24（66.7）	11（30.5）	1（2.8）	97.2
心动过速	52	32（61.5）	18（34.6）	2（3.9）	96.1
早搏	25	14（56.07）	9（36.0）	2（8.0）	92.0

从表 3-2 可以看出，3 个类型的心律失常用本法治疗均有明显效果，对比无明显差异。

4. 典型病例

例 1（心动过缓）：苟某，男，38 岁，干部，初诊日期 1999 年 11 月 15 日。主诉：心慌气短 3 年。于 3 年前患病毒性心肌炎治疗后减轻，但心慌气短，头晕乏力，睡眠不佳，多梦。到医院检查心电图提示：窦性心动过缓，心律每分钟 46 次。曾用中西药治疗效果不明显，来我科诊治。查体：心脏听诊心律齐，心律每分钟 45 次。舌质淡，舌体胖，边有齿印，舌苔薄白，脉细缓。中医辨证属心气虚。

治疗：取胸 4 ～ 7 夹脊穴、腰 4 ～ 5 与骶 1 夹脊穴，配心俞、内关穴针刺治之。治疗 1 个疗程后心慌气短等临床症状消失，心律恢复至 60 次每分钟。治疗 2 个疗程后心率为每分钟 76 次，心电图提示正常。随访 1 年未复发。

例 2（心动过速）：赵某，女，53 岁，城镇居民，初诊日期 1995 年 3 月 2 日。主诉：心慌心悸 5 月余。自绝经后感觉心慌心悸，逐渐加重，心脏欲从喉部跳出一样，常常双手扪心稍觉平安，失眠多梦，烦躁易怒。某医院曾以甲状腺功能亢进症、更年期综合征治疗均无明显效果，经人介绍来我处治疗。查体：心脏听诊心率快，每分钟 136 次，律齐。心电图提示：室上性心动过速。面色白，舌质红，少津，舌苔花剥，脉细数。中医辨证为心气阴两虚。

治疗：取胸 4 ～ 7 夹脊穴、腰 4 ～ 5 与骶 1 夹脊穴，配心俞、内关穴针刺治之。针 2 次后心率减慢，每分钟 90 次，临床症状亦减轻。治疗 7 次后各种临床症状与体征完全消失，心率每分钟 82 次，心电图检查正常。随访半年未复发。

例 3（早搏）：刘某，女，28 岁，工人，初诊日期 1998 年 2 月 5 日。主诉：心悸反复发作 1 年。伴见头晕，失眠，多梦，腰膝无力，偶尔有胸前区疼痛，口干。心电图检查提示：频发性房性早搏。面色潮红，舌质淡红，有裂纹，脉结代。中医辨证为心肾不交。

治疗：取胸 4 ～ 7 夹脊穴、腰 4 ～ 5 与骶 1 夹脊穴，配心俞、内关穴针刺治之。治疗 1 个疗程后临床症状与体征完全消失，心电图检查早搏消失，心率每分钟 76 次。随访半年未复发。

5. 讨论

（1）心律失常属中医学的"心悸"等病的范畴。多因心气虚，心气阴两虚，心肾不交，气滞血瘀引起。西医学认为与交感神经、副交感神经、乙酰胆碱与肾上腺素的平衡失调有关。

（2）自主神经系统为交感神经与副交感神经两大部分，前者自脊髓胸腰段发出，后者从脑干与脊髓骶段发出。它的主要作用是支配内脏器官心、肺、胃肠等的功能活动。交感神经与副交感神经的纤维分布到同一器官，但两者的功能则相反，例如交感神经使心跳加快，副交感神经使心跳减慢，它们之间有相互协调统一的作用。针刺胸、腰骶段的夹脊穴（也就是交感神经与副交感神经发出的节段），可影响和调节交感神经与副交感神经的功能活动，使心律减慢或加快，达到平衡阴阳与双向调节的作用。使失常的心律恢复正常，可能是本法治疗本病机制所在。

（3）针刺夹脊穴能调节脏腑功能活动，使失常的脏腑功能得到调节。配心俞穴以补心气、益心阴，内关穴滋阴清心、宽胸理气、安神宁心。现代研究表明有调节心律、双向良性调节作用。通过临床观察，夹脊穴与心俞、内关穴相配，治疗各种类型的心律失常均有效。

针刺夹脊穴为主治疗眩晕 126 例临床观察

眩晕为临床常见病、多发病，可由多种疾病引起。近年来笔者应用夹脊穴治疗各种类型的眩晕 126 例，获满意效果，现总结如下。

1. 一般资料

本组 126 例中，男 75 例，女 51 例；年龄最小 26 岁，最大 65 岁，平均年龄 45 岁；病程最短 2 天，最长 12 年。其中颈性眩晕 42 例，椎底动脉供血不足 21 例，内耳性眩晕 28 例，高血压眩晕 13 例，神经衰弱性眩晕 22 例。中医辨证：瘀血阻络型 21 例，痰浊中阻型 42 例，肝阳上亢型 38 例，气血不足型 25 例。

2. 治疗方法

（1）颈性眩晕取颈 3～7 夹脊穴，常规消毒后，取 2.0 寸毫针，针尖向脊柱方向与脊柱呈 25°～30° 夹角进针，进针深度为 1.0～1.5 寸左右，得气后留针 30 分钟，每日 1 次，10 次为 1 个疗程。

（2）内耳性眩晕取颈 3 ～ 7 夹脊穴，胸 7 ～ 10 夹脊穴，配听宫、听会、太冲、丰隆、翳风。用泻法，得气后留针 30 分钟，每日 1 次，10 次为 1 个疗程。

（3）高血压眩晕、椎底动脉供血不足性眩晕取胸 5 ～ 11 夹脊穴，配曲池、大椎、行间、侠溪。用平补平泻法，得气后留针 30 分钟，每日 1 次，10 次为 1 个疗程。

（4）神经衰弱型眩晕取胸 4 ～ 12 夹脊穴，配足三里、三阴交、脾俞、心俞。用补法，得气后留针 30 分钟，每日 1 次，10 次为 1 个疗程。

3. **疗效观察**

（1）疗效标准：根据国家中医药管理局制定的《中医病证诊断疗效标准》：治愈：症状、体征及有关检查（血压、眼震电图、经颅多普勒、脑电图、CT、X 光等）基本正常；好转：症状与体征减轻，实验室有关检查有改善；无效：症状无改善。

（2）治疗结果：126 例中治愈 88 例，占 69.8%；好转 28 例，占 23.3%；无效 10 例，占 7.9%。有效率为 92.1%。见表 3-3。

173

表 3-3　病种与疗效对比　　　　　　　　　　　　　例（%）

病例	例数	治愈	好转	无效	有效率（%）
颈性眩晕	42	27（64.3）	12（28.6）	3（7.1）	92.9
内耳性眩晕	28	23（82.1）	5（17.1）	0（0.0）	100.0
高血压性眩晕	13	9（69.2）	3（23.1）	1（7.7）	92.3
神经衰弱性眩晕	22	17（77.3）	3（13.6）	2（9.1）	90.9
椎基底动脉供血不足性眩晕	21	12（57.1）	5（23.8）	4（19.1）	80.9

从表中可以看出，夹脊穴治疗内耳眩晕症疗效最佳；对颈性、神经衰弱性、高血压性眩晕亦有良效；对椎基底动脉供血不足引起的眩晕，虽有一定疗效，但治疗时间较长。

4. **典型病例**

例 1：王某，女，46 岁，干部，初诊日期 1996 年 8 月 23 日。主诉：眩晕 2 天，加重 1 天。自觉头旋眼花，不能站立，伴有恶心呕吐，耳鸣、口干，舌质红，舌苔白腻，脉弦滑。曾有类似眩晕发作史，请五官科会诊诊断为内耳眩晕症（梅尼埃综合征）。中医辨证：痰湿中阻，上蒙清窍。

治疗：取颈 2～7 夹脊穴，配翳风、听宫、听会、太溪、丰隆穴，用泻法。得气后留针 30 分钟，每日 1 次。治疗 1 次后眩晕减轻，可以站立，恶心呕吐止。治疗 5 次后症状与体征完全消失。有关检查正常。随访 1 年未复发。

例 2：BETAHIZA，女，42 岁，马达加斯加人，初诊日期 2000 年 8 月 3 日。病史：患颈椎病 3 年，因劳累过度而发生眩晕 3 个月，站立时有欲倒感，左右转动头部时更甚，伴有恶心呕吐，颈部酸痛不适，活动受限。X 线拍片报告：颈 4、5、6、7 椎体唇样增生，颈椎生理弧度弯曲改变。诊断：颈椎病、颈性眩晕。曾服法国西药（药名不详）无效，来中国医疗队要求针灸治疗。

治疗：取颈 3～7 夹脊穴针刺治之，用平补平泻手法，得气后留针 30 分钟，每日 1 次。治疗 2 次后眩晕减轻，恶心呕吐消失。治疗 5 次后眩晕消失，仍有颈部酸痛，治疗 2 个疗程后颈部酸痛消失，活动自如。随访半年眩晕未再发生。

5. 讨论

（1）眩晕一证，可由多种疾病引起，又有多种类型。但头为诸阳之会，脑为元神之府，督脉、足太阳经、足少阳经、足阳明经均在颈部通过，上行至头部。如外邪上犯清窍，脑髓空虚，脏腑功能失调，均可导致眩晕。督脉与脊髓神经亦上通头脑，因"经脉所过，主治所在"，故针刺夹脊穴能治疗眩晕病证。

（2）针刺颈夹脊穴，可通经活络，改善颈部血液循环，使病变局部的炎症、水肿消散吸收，故可治疗颈性眩晕。内耳性眩晕与迷路水肿有关，位置与夹脊穴相邻，针刺夹脊穴有通络利湿之功，配听宫、听会、丰隆、太冲平肝潜阳、化痰利湿，故治疗内耳性眩晕效佳。颈夹脊穴邻近椎动脉，针刺可改善椎基底动脉的供血，改善脑组织缺血、缺氧和循环障碍，故能治疗椎基底动脉供血不足引起的眩晕。胸夹脊穴可调节心、肝、脾等脏腑的功能，平衡阴阳，养心安神，调节神经系统，配补虚安神的足三里、三阴交、脾俞、心俞穴，治疗高血压及神经衰弱性眩晕有良效。

（3）眩晕一证，中医认为多由风、火、痰、虚上犯清窍所致，与脏腑功能失调、髓海不足有关。治疗时根据不同类型选择不同节段的夹脊穴，并根据病机循经取穴，辨证与辨病相结合，整体与局部相结合，起综合治疗作用。

针刺夹脊穴治疗中风后遗症疗效观察

中风后遗症，是指中风患者留有半身不遂、口眼㖞斜、语言不利等症状。为探索本病较有效的治疗方法，笔者将病例随机分为夹脊穴组、夹脊穴配循经取穴组、循经取穴组3组，进行疗效观察，现将结果报告如下。

1. 临床资料

（1）一般资料：3组共180例，男103例，女77例；年龄最小42岁，最大78岁；病程最短16天，最长6年。其中脑出血82例，脑血栓63例，脑梗死35例；左侧瘫98例，右侧瘫82例，伴面瘫者50例，伴语言不利者62例。

将180例随机分为治疗一组（夹脊穴组）、治疗二组（夹脊穴配循经取穴组）、对照组（循经取穴组）各60例，其年龄、病程、分型基本相同。

（2）诊断标准：所有病例均经CT确诊，诊断标准依据1996年国家中医药管理局脑病急诊协作组制定的《中风病诊断与疗效评定标准》。

2. 治疗方法

（1）治疗一组（夹脊穴组）：取颈5～7与胸1夹脊穴，腰4、5与骶1～3夹脊穴。患者取俯卧位，穴位常规消毒后针刺，针尖向脊柱方向斜刺，深度为1.2～1.8寸左右，得气后留针30分钟，中间行针1次，10次为1个疗程，满6个疗程后进行疗效统计。

（2）治疗二组（夹脊配循经取穴组）：取夹脊穴同治疗一组，配循经取穴风池、肩髃、曲池、外关、合谷、环跳、阳陵泉、足三里、解溪、昆仑。患者取俯卧位，穴位常规消毒后先针夹脊穴，方法同治疗一组。再针患肢取穴，得气后留针30分钟，中间行针1次，10次为1个疗程，满6个疗程后进行疗效统计。若语言不利加哑门、廉泉；口眼㖞斜取太阳、迎香、地仓、颊车。

（3）对照组（循经取穴组）：取穴与治疗二组循经取穴相同，方法与疗程亦同。

3. 疗效观察

（1）疗效标准：根据1996年制定的《中风病诊断与疗效标准》，观察其神志、语言、肢体运动功能及其他全身症状。根据治疗前评分与治疗后评分百分数折算。基本痊愈≥81%，6分以下；56%≤显效<81%；11%≤有效<56%；无效：小于11%或病情加重。

（2）治疗结果：经过6个疗程治疗后进行疗效判定，结果治疗一组与治疗二组的治愈率与有效率明显高于对照组，治疗二组的疗效最佳。见表3-4。

表3-4 治疗组与对照组治疗结果与疗效对比　　　　　　例（%）

组别	例数	治愈	显效	有效	无效	有效率（%）
治疗一组	60	28（46.7）	18（30.0）	9（15.0）	5（8.3）	91.7
治疗二组	60	31（57.7）	16（26.7）	11（18.3）	2（3.3）	96.3
对照组	60	21（35.0）	23（38.3）	9（15.0）	7（11.7）	88.3

4. 典型病例

李某，男，56岁，干部，初诊日期1998年9月20日。主诉：右侧瘫痪6个月。半年前早晨起床时发现昏迷不醒，神志不清，右侧肢体不能运动，口角斜，语言不利。到医院急诊，CT检查诊断：脑溢血。经住院治疗后神志清醒，意识清楚，但留有中风后遗症，后转入针灸科治疗。体查：右侧上下肢不能自主运动，肌力为0级，上下肢肌肉轻度萎缩，口角斜，鼻唇沟变浅，语言不清，血压22/15kPa（165/113mmHg）。舌质暗紫，边有瘀斑，舌苔白润，脉象弦滑。辨证：肝风内动，痰湿阻络。

治疗：取颈5～7与胸1夹脊穴，腰4～5与骶1～3夹脊穴；循经取地仓、颊车、哑门、廉泉、风池、肩髃、曲池、合谷、外关、环跳、风市、血海、阳陵泉、足三里、解溪、昆仑穴，并选取顶中线、顶颞前斜线、顶颞后斜线、顶旁1线、顶旁2线、颞前线等头针穴线依法针刺。治疗5次后上肢可以运动，但力弱。治疗1个疗程后上下肢可随意运动，依拐杖可以下床行走，但行走不稳；口角歪斜已正，语言清楚。治疗3个疗程后上下肢活动自如，行走如常人，生活可以自理，肌力恢复正常，CT检查正常。随访1年未复发。

5. 讨论

（1）本病多因脑溢血、脑血栓、脑梗死等，损害大脑皮层组织，使脑组织缺氧、缺血、水肿或坏死而引起后遗症。故本病的治疗要尽快尽早，以减轻对脑组织的损害，早期治疗有利脑细胞的恢复，提高治疗效果。

（2）针刺夹脊穴通过脊髓神经的内传导，起到醒脑开窍、疏通经脉、调气活血作用，改善脑部血液循环，纠正脑组织缺氧缺血，促进病灶的消散与功能的恢复。华佗夹脊穴处的脊神经分布于上下肢，支配其功能活动。针刺颈 5～7 与胸 1 夹脊穴，可促进上肢功能的恢复；针刺腰 4～5 与骶 1～3 夹脊穴，可促进下肢功能活动的恢复。结合循经取患侧经脉腧穴，疏通经络气血，改善局部血液循环，促进患肢神经、肌肉运动。整体与局部结合，起到标本兼治的作用。

（3）从针刺治疗中风后遗症的疗效观察，三组中针刺夹脊穴配循经取穴的疗效最佳。本法突破了针灸治疗中风病，固守某经某穴的传统治法，重视整体，突出局部，发挥了整体与局部的治疗作用。对一些病程长、治疗效果不佳的病例，可应用夹脊穴配循经取穴电针疗法，加大治疗量与刺激，促进肢体肌肉运动与收缩，防止肌肉萎缩。

"三位一体"针法治疗中风后遗症疗效观察

"三位一体"针法是笔者在多年临床经验的基础上，整合头针、夹脊穴、十四经穴的治疗作用于一体，运用于临床治疗疾病的一种方法。"三位"指将头针的治疗作用、夹脊穴的治疗作用、十四经穴的治疗作用结合起来，通过多角度的治疗，最大限度地调动整体与局部治疗作用的协调，从而达到更好的治疗疾病的目的，故称"三位"。"一体"指人体，强调人体是一个统一的整体。"三位一体"针法治疗疾病与常规针灸疗法比较有疗程短、见效快、治愈率高等优点。近年来，应用此法治疗中风后遗症取得了满意疗效，并设对照组进行疗效观察，现将结果报告如下。

1. 临床资料

（1）一般资料：240 例患者，男 143 例，女 97 例；年龄最小 42 岁，最大 78 岁；病程最短 16 天，最长 6 年；其中脑出血 112 例，脑血栓 83 例，脑梗死 45 例；左侧瘫 128 例，右侧瘫 112 例；伴面瘫者 90 例，伴语言不利者 102 例。将 240 例随机分为"三位一体"针法治疗组、头针针刺治疗组、夹脊穴针刺治疗组、循经取穴针刺治疗组 4 组，各 60 例，其年龄、病程、分型基本相同，经统计学处理，无明显差异。

（2）诊断标准：所有病例均经 CT 确诊，诊断标准依据 1996 年国家中医药管理局脑病急诊协作组制定的《中风病诊断与疗效评定标准》。

2. 治疗方法

（1）"三位一体"针法治疗组：①选穴：头针取顶中线、顶颞前斜线、顶颞后斜线、顶旁1线、顶旁2线，语言不利加颞前线，平衡障碍加枕下旁线；取颈5～7与胸1夹脊穴，腰4～5与骶1～3夹脊穴；取患侧风池、肩髃、曲池、外关、合谷、环跳、风市、血海、阳陵泉、足三里、解溪、昆仑，若语言不利加取哑门、廉泉；口眼歪斜取太阳、迎香、地仓、颊车。②操作方法：先针头针，以较快频率捻转得气后留针30分钟，中间行针1次；再针夹脊穴，患者取俯卧位，穴位常规消毒后针刺，针尖向脊柱方向斜刺，深度为1.2～1.8寸左右，得气后留针30分钟，中间行针1次；后针肢体经穴，得气后，合谷、风市、血海、阳陵泉、足三里施以补法，其他腧穴施以平补平泻法，留针30分钟，中间行针1次。10次为1个疗程，满6个疗程后进行疗效统计。

（2）头针针刺治疗组：取顶中线、顶颞前斜线、顶颞后斜线、顶旁1线、顶旁2线。语言不利加颞前线，平衡障碍加枕下旁线。以较快频率捻转得气后留针30分钟，中间行针1次。10次为1个疗程，满6个疗程后进行疗效统计。

（3）夹脊穴针刺治疗组：取颈5～7与胸1夹脊穴，腰4～5与骶1～3夹脊穴。患者取俯卧位，穴位常规消毒后针刺，针尖向脊柱方向斜刺，深度为1.2～1.8寸左右，得气后留针30分钟，中间行针1次。10次为1个疗程，满6个疗程后进行疗效统计。

（4）循经取穴针刺治疗组：取患侧风池、肩髃、曲池、外关、合谷、环跳、风市、血海、阳陵泉、足三里、解溪、昆仑，若语言不利加取哑门、廉泉，口眼歪斜取太阳、迎香、地仓、颊车。得气后，合谷、风市、血海、阳陵泉、足三里施以补法，其他腧穴施以平补平泻法。留针30分钟，中间行针1次。10次为1个疗程，满6个疗程后进行疗效统计。

3. 疗效观察

（1）疗效标准：根据1996年制定的《中风病诊断与疗效标准》，观察其神志、语言、肢体运动功能及其他全身症状。根据治疗前评分与治疗后评分百分数折算。基本痊愈：≥81%，6分以下；显效：≥56%，<81%；有效：≥11%，<56%；无效：<11%或病情加重。

（2）治疗结果：经过6个疗程治疗后进行疗效判定，结果"三位一体"

针法治疗组、头针针刺治疗组、夹脊穴针刺治疗组、循经取穴针刺治疗组的治愈率与总有效率对照有明显差异，"三位一体"针法治疗组的疗效最佳。见表3-5。

表 3-5　各组治疗结果与疗效比较　　　　　　　　　　例（%）

组别	例数	基本痊愈	显效	有效	无效	总有效率（%）
三位治疗组	60	35（58.3）	18（30.0）	6（10.0）	1（1.7）	98.3
头针治疗组	60	21（35.0）	23（38.3）	9（15.0）	7（11.7）	88.3
夹脊治疗组	60	28（46.7）	18（30.0）	9（15.0）	5（8.3）	91.7
循经取穴组	60	25（41.7）	16（26.7）	13（21.6）	6（10.0）	90.0

4. 典型病例

李某，男，56岁，干部，初诊日期1998年9月20日。主诉：右侧瘫痪6个月。半年前早晨起床时发现昏迷不醒，神志不清，右侧肢体不能运动，口角斜，语言不利，到医院急诊，CT检查诊断：脑溢血。经住院治疗后神志清醒，意识清楚，但留有中风后遗症，后转入针灸科治疗。体查：右侧上下肢不能自主运动，肌力为0级，上下肢肌肉轻度萎缩，口角斜，鼻唇沟变浅，语言不清，血压22/15kPa（165/113mmHg）。舌质暗紫，边有瘀斑，舌苔白润，脉象弦滑。辨证：肝风内动，痰湿阻络。

治疗：头针取顶中线、顶颞前斜线、顶颞后斜线、顶旁1线、顶旁2线、颞前线；夹脊穴取颈5～7与胸1夹脊穴，腰4～5与骶1～3夹脊穴；循经取地仓、颊车、哑门、廉泉、风池、肩髃、曲池、合谷、外关、环跳、风市、血海、阳陵泉、足三里、解溪、昆仑穴。治疗5次后上肢可以运动，但力弱。治疗1个疗程后上下肢可随意运动，依拐杖可以下床行走，但行走不稳，口角歪斜已正，语言清楚。治疗3个疗程后上下肢活动自如，行走如常人，生活可以自理，肌力恢复正常，CT检查正常。随访1年未复发。

5. 讨论

本病多因脑溢血、脑血栓、脑梗死等，损害大脑皮层组织，使脑组织缺氧、缺血、水肿或坏死而引起后遗症。故本病的治疗要尽快尽早，以减轻对脑组织的损害，早期治疗有利脑细胞的恢复，提高治疗效果。中医学认为"头为精明之府"，"头为诸阳之会"，且头针是大脑皮层的功能定位在头皮的投影。因此，针刺头部相应的穴区就可以治疗头部相应区域障碍引起的疾病，改善头部血液循环，增加病变区域的氧供给与营养，促进血栓的吸收，从而达到治疗作用。针刺夹脊穴通过脊髓神经的内传导，起到醒脑开窍、疏通经脉、调气活血作用，改善脑部血液循环，纠正脑组织缺氧缺血，促进病灶的消散与功能的恢复。华佗夹脊穴处的脊神经分布于上下肢，支配其功能活动。针刺颈 5 ～ 7 与胸 1 夹脊穴，可促进上肢功能的恢复；针刺腰 4 ～ 5 与骶 1 ～ 3 夹脊穴，可促进下肢功能活动的恢复。结合循经取患侧经脉腧穴，疏通经络气血，改善局部血液循环，促进患肢神经、肌肉运动。整体与局部结合，起到标本兼治的作用。针刺上肢的肩髃、曲池、外关、合谷等穴可活血行气，疏通上肢经脉，则上肢功能可复；针刺下肢的环跳、风市、血海、阳陵泉、足三里、解溪、昆仑等穴，可祛风、疏经、通络，疏通下肢经脉，促进下肢功能的恢复；循经取穴根据"治痿独取阳明"的经验，多选手足阳明经的腧穴，可补阳明之气、通阳明之络、行阳明之血、祛阳明之邪，达扶正祛邪之目的。从针刺治疗中风后遗症的疗效观察，4 组中"三位一体"针法的疗效最佳。本法突破了针灸治疗中风病，固守某经某穴的传统治法，重视整体，突出局部，发挥了整体与局部的治疗作用。对一些病程长、治疗效果不佳的病例，可应用此疗法，加大治疗量与刺激，促进肢体肌肉运动与收缩，防止肌肉萎缩。

华佗夹脊穴与硬脊膜关系初探

精确定位是决定针灸疗效的关键之一，近年来的有关针灸文献，均把硬脊膜视为夹脊穴操作的一个"禁区"。其实夹脊穴与硬脊膜（脊髓）的关系是十分密切的，只是由于传统观念和技术手段的制约而未能大胆地把夹脊穴的解剖范围向更深层次延伸。实践证明，若能科学、合理地应用硬脊膜的生理学特性，将会拓宽和深化夹脊穴的治疗范围，提高该穴位群的临床疗效。

1. 脉冲电流的辐射效应（电针），为证明和应用夹脊穴与硬脊膜之间的相互关系提供了技术条件

当针灸针的针尖到达硬脊膜外时，较强的脉冲电流（0.03 ～ 0.07mA）可使其产生特定的针感效应。嘱患者俯卧位，腹部垫一枕头（10 ～ 15cm 高）使棘突间隙拉大。要求针体与矢状面保持 10 ～ 15° 角进针，并与电麻仪的负极相连，同时在上位夹脊穴处的棘突间扎一针与电麻仪的正极相连，以构成电流回路。此时，缓缓进针，当针尖与硬脊膜保持一定的间隙时，便会出现放射性的酸、麻、胀等针感效应（不同于其他穴位、其他层次），而对硬脊膜不会造成损伤，因为针灸针的针尖不直接触及硬脊膜。

2. 硬脊膜是夹脊穴产生特定针感效应的形态学基础

12000 人次患者的操作实践证明，硬脊膜是夹脊穴产生特定针感效应的形态学基础。据观察，针刺 $C_5 \sim T_2$ 夹脊穴均出现同侧或对侧上肢的抽动现象，而且以同侧出现的概率高。有时也同时出现双侧上肢的抽动现象，个别敏感者也可同时出现一侧或两侧下肢的抽动现象，这是规律之一。针刺 $T_3 \sim T_6$ 夹脊穴时部分患者出现一侧或两侧上肢的抽动现象，也出现一侧或两侧下肢的抽动现象，而表现为局部抽动现象的患者较少，这是规律之二。针刺 $T_7 \sim L_5$ 夹脊穴同侧下肢出现抽动现象的概率较高，这是规律之三。详细观察结果见表 3-6。

表 3-6　12000 人次夹脊穴电针传导现象（部位）观察

分组	观察人次	同侧上肢（%）	对侧上肢（%）	双上肢（%）	同侧下肢（%）	对侧下肢（%）	双下肢（%）	局部（%）
$C_5 \sim T_2$	3000	2000（66.6）	600（20.0）	200（6.7）	100（3.3）	50（1.7）	50（1.7）	
$T_3 \sim T_6$	500	130（26.0）	80（16.0）	20（4.0）	120（24.0）	60（12.0）	20（4.0）	70（14.0）
$T_7 \sim L_5$	8500				6390（75.0）	1280（15.0）	830（9.8）	

3. 现代解剖、生理学研究结果

现代解剖、生理学研究证明，夹脊穴与硬脊膜（脊髓）之间总是存在某种必然联系。有人认为脊神经及椎旁交感干是夹脊穴针灸效应的神经生理学基础。从针灸应用解剖学的角度考虑，硬膜外间隙作为夹脊穴深层组织形态学的确立是可行的、安全的，同时也有利于临床统一进针的深度和角度，提高疗效。大量实践证明，在针灸临床中主动利用"夹脊穴 - 硬脊膜效应"具有"可行性、高效、安全、方便"的特点，使过去的禁区变为应用区、高效区。进一步探讨这一观点，可促使夹脊穴的应用研究由宏观向微观过渡，以便今后进一步规范该穴位群的精确定位标准，拓宽应用范围，提高临床疗效。

背俞穴透刺夹脊穴治疗顽固性失眠30例

顽固性失眠，中医学称之为"不得眠""目不瞑""不得卧""不寐"等，是指不能获得正常睡眠，轻者入睡困难或寐而不安，时醒时寐，醒后不能再寐，重者彻夜难眠。近年来，随着生活节奏的不断加快，人们的生活压力不断加大，本病的发病率逐年上升，严重影响了患者的身体健康和生活质量。笔者自2004年运用背俞穴透夹脊穴法治疗顽固性失眠30例取得了满意的疗效，现总结如下。

1. 临床资料

（1）一般资料

56例患者均为甘肃中医学院附属医院住院或门诊患者，按就诊顺序用随机数字表法随机分为2组。治疗组30例，其中男14例，女16例；对照组26例，其中男12例，女14例。56例中年龄最大69岁，最小20岁，平均年龄48岁；经常服用安眠药者15例；病程最长10年，最短6个月，平均3.4年。两组患者性别、年龄、病程、病情等情况经统计学处理，其差异无统计学意义，具有可比性。

（2）诊断标准

参照国家中医药管理局1994年颁布的《中医病证诊断疗效标准》：①轻者入寐困难或寐而易醒，醒后不寐，重者彻夜难眠。②常伴有头痛、头晕、心悸、健忘、多梦等症。③经各系统和实验室检查未发现异常。具有失眠典型症状，持续6个月以上，符合中医辨证标准者，可纳入观察病例。

（3）排除病例标准

①凡有全身性疾病如疼痛、发热、咳嗽、手术等以及外界环境干扰因素引起者。②年龄在18周岁以下，或70周岁以上者，妊娠或哺乳期妇女。③合并有心、肝、肾和造血系统等严重原发疾病、精神病患者。

2. 治疗方法

（1）治疗组

取双侧心俞、脾俞、肝俞、肾俞。嘱患者俯卧，精神放松，穴位定位准确后，先用碘酒将穴位周围皮肤消毒，然后用75%酒精脱碘。消毒后操作者用30号40 mm长的毫针从背俞穴浅针斜刺，向其相应的夹脊穴方向透刺，中幅度捻转，使局部产生较强的重胀感，留针 30 分钟，每 15 分钟行针 1 次。每日治疗 1 次，10 天为 1 个疗程，间隔 2 天后进行下 1 个疗程。共治 3 个疗程。

（2）对照组

单纯服用西药治疗，以安定为主药，服法：5mg/ 次，每日 2 次口服。10 天为 1 个疗程，共治 3 个疗程。

3. 疗效观察

（1）疗效标准

按《精神疾病治疗效果标准修正草案》中失眠的疗效标准而拟定。痊愈：治疗后睡眠时间恢复正常或睡眠时间在 6 小时以上，睡眠深，醒后精力充沛。显效：睡眠明显好转，睡眠时间在 3 小时以上。有效：睡眠时间较治疗前有增加，但睡眠不足 3 小时。无效：治疗后失眠无改善。

（2）治疗结果见表 3-7。

表 3-7　两组疗效比较　　　　　　　　　　　　　　　　　　例（%）

组别	n	痊愈	显效	有效	无效	总有效率
治疗组	30	18（60.0）	8（26.7）	3（10.0）	1（3.3）	96.7
对照组	26	8（30.8）	7（26.9）	5（19.2）	6（23.1）	76.9

由表 3-7 可知，治疗组总有效率 96.7%，对照组总有效率 76.9%，经统计学分析，治疗组疗效明显优于对照组（$P < 0.05$）。

4. 典型病例

齐某，女，43 岁，大学教师，于 2004 年 8 月 5 日就诊。主诉：顽固性失眠 5 年余，曾长期服用舒乐安定及大量中西药物，疗效不著。此次来治疗时口服舒乐安定剂量已达 6～8mg，仍不见效，多梦易醒，每晚仅睡 2～3 小时，且伴心悸、健忘、头晕目眩、身疲乏力、面色萎黄、舌淡、苔薄白、脉细弱。诊断为顽固性失眠。治疗：取心俞、脾俞、肝俞、肾俞透夹脊穴，每日 1 次。经治 5 次后，每晚能入睡 3 小时，共治疗 2 个疗程，睡眠恢复正常。

5. 讨论

中医学认为顽固性失眠的发病与心、脾、肝、肾及阴血不足有关，其病理变化总属阳盛阴衰，阴阳失交，临床辨证以虚证为主。西医学认为本病是由于大脑皮层功能紊乱，使兴奋和抑制的平衡功能失调所致。

笔者认为采用背俞穴透刺夹脊穴治疗顽固性失眠，疗效显著、收效迅捷，主要有以下几方面的原因。

从经络上来看，首先，手少阴心经起于"心中"，足太阴脾经"注心中"，足少阴肾经"络心注胸中"，而"心者，五脏六腑之大主也，精神之所舍也"，故针刺这些经的脏腑精气输注于背腰部相应的背俞穴，能够养心益肾、安神定志、疏肝健脾，使心肾交通，阴阳调和，气机舒畅，从而达到治疗顽固性失眠的目的；其次，从与大脑相联系的经脉来看，手少阴心经"从心系，上挟咽，系目系"，足厥阴肝经"与督脉交于巅"，而"脑为元神之府"，故针刺这些经的脏腑精气输注于背腰部相应的背俞穴，就能够调整大脑皮层功能，而达到治疗顽固性失眠的目的；最后，心、脾、肝、肾的脏腑精气输注于背腰部相应的背俞穴位于足太阳膀胱经上，而膀胱经在循行过程中"上额，交巅"，"其直者，从巅入络脑"，故针刺分布在膀胱经上的心、脾、肝、肾的背俞穴就能使大脑兴奋和抑制的平衡功能恢复正常，从而治愈顽固性失眠。此外，夹脊穴所在之处是多条经脉、经筋所过之处，如足太阳膀胱经、督脉、手足阳明、足太阴、足少阴等，也是脏腑之气输注、汇聚于体表之处，故针刺夹脊穴可使全身气血调和、阴平阳秘，从而调理多个脏腑的阴阳平衡而达到治疗顽固性失眠的目的。

从现代研究来看，刺激背俞穴能够调节脏腑经络功能，促进血液循环，调节内分泌，从而达到治疗疾病的目的。夹脊穴每穴附近均有相应脊神经后支伴行，故能治疗脏腑病及与之相关的疾病。针刺夹脊穴不但可影响脊神经后支，还可涉及脊神经前支，前支与交感神经干相联系，能影响交感神经末梢多种化学递质的释放，通过神经体液的调节，从而影响、调节各组织器官的生理功能。因此，取背俞穴透刺夹脊穴，二者作用相辅相成，从而达到治疗顽固性失眠的目的。

背俞穴透夹脊穴治疗慢性萎缩性胃炎疗效观察

慢性萎缩性胃炎是消化系统难治之症，如不及时治疗很易变为癌症。笔者应用背俞穴透夹脊穴治疗获较满意效果，并设对照组进行疗效比较，现总结如下。

1. 临床资料

（1）一般资料：本组82例，男49例，女33例；年龄26～70岁之间，平均年龄 48.6 岁；病程最短 6 个月，最长 16 年。病变以窦部为主者 46 例，以体部为主 26 例，伴肠上皮化生者 29 例。将以上病例随机分为治疗组与对照组各 41 例，其年龄、病程、病变部位、分型及辨证基本相同。

（2）临床分型：所有病例均经纤维胃镜检查，并做病理活检，将病情分为轻度、中度、重度三型。轻度萎缩性胃炎 21 例，中度 46 例，重度 15 例。中医辨证分型：脾胃气虚型 15 例，胃阴不足型 31 例，脾胃湿热型 12 例，肝气犯胃型 15 例，气滞血瘀型 9 例。

2. 治疗方法

（1）治疗组：取胸 7～12 夹脊穴、肝俞、胆俞、胃脘下俞、脾俞、胃俞穴。穴位常规消毒后，从所选背俞穴进针向脊柱方向由浅入深透刺至夹脊穴，至夹脊穴深度为 1.5～2.0 寸左右。施平补平泻手法，得气后留针 30 分钟，中间行针 1 次，每日针 1 次，10 次为 1 个疗程，满 5 个疗程后进行疗效统计。

（2）对照组：口服治疗萎缩性胃炎的西药维酶素，每次 5 片，1 日 3 次，满 50 日后进行疗效统计。

3. 疗效观察

（1）疗效标准：参考南昌会议疗效标准制定。近期临床治愈：临床症状消失，胃镜复查活动性炎症消失，慢性炎症明显好转，病理活检萎缩性病变消失或明显减轻或变为浅表性胃炎；显效：临床症状基本消失，胃镜复查急性炎症基本消失，慢性炎症好转，病理活检萎缩性病变减轻；有效：临床症状减轻，胃镜复查炎症有所减轻或无进展，病理活检萎缩性病变略有改变或无变化；无效：临床症状、胃镜、病理活检无改善。

（2）治疗结果：两组治疗结果与治疗前后胃镜病理变化比较见表 3-8 与表 3-9。

表 3-8　治疗组与对照组治疗结果　　　　　　　　　　　　　例（%）

组别	例数	近期治愈	显效	有效	无效	有效率（%）
治疗组	41	13（31.7）	14（34.1）	12（29.3）	2（4.9）	95.1
对照组	41	3（7.3）	5（12.2）	23（56.1）	10（24.4）	75.6

从表 3-8 可以看出，治疗组的治愈率和有效率明显高于对照组，二者比较有显著差异。

表 3-9　治疗前后胃镜病理变化比较　　　　　　　　　　　　　例（%）

组别	病理变化	白为主	红白相间	红为主	血管显露	黏膜萎缩	肠上皮化生
治疗组	治疗前	13	26	9	21	41	15
	治疗后	2	10	36	6	18	3
对照组	治疗前	12	25	11	20	41	14
	治疗后	9	19	20	16	33	8

从表 3-9 可以看出，治疗组胃镜病理变化向治愈与好转方面转化的概率明显高于对照组，二者比较有显著差异。

4. 典型病例

葛某，女，52 岁，城镇居民，初诊日期 1992 年 1 月 15 日。主诉：胃脘胀满不适 5 年余。伴见不定时胃脘痛，生气或饮酒后加重，嗳气，食欲不振，乏力体瘦，有时口苦舌干，大便时干时溏，舌质淡红，舌苔花剥，脉象弦细。胃镜检查：胃窦部黏膜充血，红白相间，血管显露。病理活检：胃黏膜萎缩。诊断：慢性萎缩性胃炎。辨证：肝气犯胃，胃阴不足。

治疗：取胸 7 ～ 12 夹脊穴，配肝俞、胆俞、胃脘下俞、脾俞、胃俞穴，施透刺法治之。治疗 10 次后胃脘胀痛消失，仍有嗳气，食欲不振。治疗 20 次后各种临床症状完全消失，食欲增加，二便正常。又巩固治疗 20 余次获近期临床治愈。胃镜复查：胃窦部黏膜炎症消失。病理活检：胃黏膜萎缩消失。半年后胃镜复查与病理活检，胃黏膜正常，随访 1 年无复发。

5. 讨论

（1）慢性萎缩性胃炎病程长，难治愈，易恶变，属消化系统难治病症之一。治疗取肝俞、胆俞、脾俞、胃俞，疏肝利胆，健脾益胃；取胸 7 ～ 12 夹脊穴调节胃肠功能，扶正祛邪，活血化瘀，改善胃部血液循环，消除胃部炎症，促进胃黏膜修复与再生。

（2）夹脊穴位于督脉与膀胱之间，与二者相邻相连，经气相通，透刺之可起到一穴连二经，共主一身之阳，调节脏腑功能，发挥整体治疗作用。又因本病日久迁延，病情复杂，涉及多脏腑，将背俞穴与夹脊穴相结合，共克顽疾，相得益彰，实为治本之法。

（3）背俞穴透夹脊穴得气快，作用持久，针感气至病所。夹脊穴周围正是脊神经所在之处，与交感神经相关。针刺信息传入神经向脊髓后角内传，直接起到调节胃腑的作用，可解除胃部痉挛，阻止胆汁反流，减轻对胃的刺激或损伤，促进胃肠蠕动，增强血液循环，消除胃部炎症，从而使胃黏膜修复与逆转，达到改善与消除临床症状及防止癌变之目的。

（4）本病属疑难顽症，因此病程长，治疗要持之以恒，还要注意调节饮食，避免生气和饮食偏激，保证睡眠，加强体育锻炼，对本病的康复大有益处。

针刺背俞穴透夹脊穴治疗胃下垂 60 例临床观察

笔者应用针刺背俞穴透夹脊穴治疗胃下垂 60 例，获满意效果，并设对照组进行疗效观察，现报告如下。

1. 临床资料

（1）一般资料：治疗组 60 例，男 28 例，女 32 例；年龄 25 ～ 65 岁，平均年龄 46.5 岁；病程最短 6 个月，最长 16 年。对照组 40 例，男 19 例，女 21 例；年龄 22 ～ 68 岁，平均年龄 45 岁；病程最短 5 个月，最长 14 年。

（2）诊断标准：两组病例均经上消化道 X 线钡餐透视及拍片，胃下极在髂嵴连线以下大于 6cm 者。临床症状有胃部胀满不适，或隐隐作痛，食欲不振，嗳气，疲乏无力，面色萎黄，舌淡苔白，脉细弱。

2. 治疗方法

（1）治疗组：取膈俞、胃脘下俞、肝俞、脾俞、肾俞、三焦俞、气海俞、胃俞与相对应的夹脊穴。穴位皮肤常规消毒后，选 3.0 寸毫针从背俞穴进针，由浅入深向夹脊穴透刺，至夹脊穴深度为 1.5 寸左右，用补法。得气后留针 30 分钟，中间行针 1 次，每日 1 次，每 15 次为 1 个疗程，休息 2 日后再行下 1 个疗程，满 3 个疗程后进行疗效统计。

（2）对照组：用传统中医方剂补中益气汤（黄芪 15g、白术 12g、陈皮 6g、党参 10g、葛根 10g、升麻 6g、柴胡 10g、当归 6g、生姜 3g、大枣 6g）。水煎服，每日 1 剂，早晚各服 1 次。15 剂为 1 个疗程，满 3 个疗程进行疗效统计。

3. 疗效观察

（1）疗效标准：治愈：X 线钡透及拍片提示，胃下极的位置升至髂嵴连线水平或以上，临床症状消失；显效：X线钡透及拍片提示，胃下极的位置较治疗前升高3cm以上，临床症状明显改善；好转：X线钡透或拍片提示，胃下极的位置较治疗前上升1～2.9cm，临床症状有所改善；无效：X线钡透与拍片及临床症状无改善。

（2）治疗结果：治疗结果见表3-10。

表3-10　治疗组与对照组疗效比较　　　　　　　例（％）

组别	例数	治愈	显效	有效	无效	有效率（％）
治疗组	60	25（41.7）	23（38.3）	10（16.7）	2（3.3）	96.7
对照组	40	8（20.0）	13（32.5）	14（35.0）	5（12.5）	87.5

从表中可以看出，治疗组的治愈率与有效率明显高于对照组，二者比较有显著差异。经统计学处理 $P < 0.01$。

4. 典型病例

刘某，男，46岁，干部，初诊日期1996年9月23日。主诉：胃脘胀闷不适3年余。伴见不规律的胃部隐隐作痛，腹部有下坠感，嗳气，食欲不振，身体乏力，消瘦，口淡无味，面色白，舌质淡，舌苔白，脉沉细。X线上消化道钡餐透视与拍片提示：胃下极位置在髂嵴连线以下8cm。其他检查未见异常。诊断：胃下垂。辨证：脾胃虚弱，中气下陷。

治疗：取膈俞、胃脘下俞、肝俞、肾俞、脾俞、三焦俞、气海俞、胃俞穴与对应的夹脊穴透刺，用补法。得气后留针30分钟，每日1次。治疗5次症状减轻，治疗1个疗程后临床症状完全消失。又巩固治疗2个疗程，X线钡透与拍片复查：胃下极位置上升至髂嵴连线水平以上。各种临床症状未再出现，食欲增加，体重由治疗前50kg增加到60kg。随访1年未复发。

5. 讨论

（1）中医学认为本病因脾胃虚弱，中气下陷而致。治疗取脾俞、胃俞健脾益胃，升阳举陷；三焦俞主气机升降；气海俞补益中气；肾俞温煦脾阳；肝俞、膈俞疏肝和胃，调畅脾胃气机使其升降有序，共治根本。此法可使下陷之中气、下垂之胃腑复元。

（2）针刺背俞穴透夹脊穴，一穴连二经（督脉与膀胱经），可疏通脏腑经络，调节脏腑功能。因脾经的支脉从胃直上入膈，针刺可促进胃膈韧带运动。又可健脾益胃，提升中气，起综合治疗作用。

（3）西医学认为胃下垂是因胃膈韧带与肝胃韧带无力或腹壁松弛所致。夹脊穴有横向阶段性分部主治作用，可调节自主神经与胃肠功能。针刺背俞穴透夹脊穴对肝胃与胃膈韧带的功能有促进作用，故能有效地治疗胃下垂与改善临床症状。

针刺夹脊穴为主治疗慢性胆囊炎 76 例疗效观察

慢性胆囊炎属中医学"胁痛"的范畴，临床以胁肋及上腹疼痛、胀满为主。笔者应用针刺夹脊穴为主治疗，获满意效果，并设对照组进行疗效观察，现总结如下。

1. 临床资料

（1）一般资料：将全部病例随机分为治疗组与对照组，均经 B 超检查确诊。治疗组 76 例，男 32 例，女 44 例；年龄最小 23 岁，最大 65 岁；病程最短 6 个月，最长 12 年。对照组 40 例，男 18 例，女 22 例；年龄最小 20 岁，最大 72 岁；病程最短 5 个月，最长 10 年。

（2）临床表现：两组病例有胁及右腹疼痛 113 例，右上腹压痛 108 例，后背及肩胛痛 62 例，脘腹胀满 120 例，厌油腻 96 例，恶心呕吐 58 例，食欲不振 83 例。B 超检查：胆囊壁增厚，或胆囊增大与变形，囊内模糊不清。

2. 治疗方法

（1）治疗组：取胸 7 ～ 10 夹脊穴，配肝俞、胆俞、脾俞、胃俞。局部皮肤消毒后针刺，夹脊穴、肝俞、胆俞用泻法，脾俞、胃俞用补法。得气后留针 30 分钟，中间行针 1 次。每日针 1 次，10 次为 1 个疗程。满 30 次后进行疗效统计。

（2）对照组：口服消炎利胆片，每次服 6 片，每日 3 次，满 30 天进行疗效统计。

3. 疗效观察

（1）疗效标准：治愈：临床症状与体征完全消失，B 超检查胆囊影像正常；好转：临床症状与体征有所缓解，B 超检查胆囊影像有改善；无效：症状与体征及 B 超检查无改变。

（2）治疗结果（表 3–11）

表 3-11　治疗组与对照组疗效比较　　　　　　　　　例（%）

组别	例数	治愈	好转	无效	有效率（%）
治疗组	76	48（63.2）	26（34.2）	2（2.6）	97.4
对照组	40	17（42.5）	17（42.5）	6（15.0）	85.0

　　从表中可以看出，治疗组的治愈率与有效率均明显高于对照组，二者比较有显著差异。

4. 典型病例

　　温某，女，48 岁，城镇居民，初诊日期 1996 年 3 月 20 日。主诉：右上腹疼痛 5 年。疼痛反复发作，常因生气、食油腻后诱发或加重，有时向后背及肩胛放射。时有呕吐恶心，脘腹胀闷不适，食欲不振，烦躁易怒，长太息，口干口苦，大便时干时稀，舌质淡红，舌苔薄白，脉弦。查体：右上腹胆囊区压痛明显，后背肝俞、胆俞与胸 7～8 夹脊穴有压痛点。B 超检查：胆囊增大，囊壁毛糙增厚。西医诊断：慢性胆囊炎。中医辨证：肝胆郁滞，湿热内蕴。

　　治疗：取胸 7～10 夹脊穴、肝俞、胆俞、脾俞、胃俞针刺。治疗 1 个疗程后上腹痛明显减轻，恶心呕吐消失，食欲增加。治疗 2 个疗程后，临床症状与体征完全消失。又巩固治疗 1 个疗程病情稳定无反复。B 超检查：胆囊影像正常。随访 1 年未复发。

5. 讨论

　　（1）中医认为胆为六腑之一，为洁净之腑，受五脏之精汁合于肝，肝之余气而成胆汁，胆汁以通降下行为顺。如肝郁气滞，胆内湿热蕴塞，胆汁疏泄不利，久病入络则为慢性胆囊炎。由于炎性刺激，疏通不利则会产生右上腹疼痛等诸症。

　　（2）胸 7～10 夹脊穴下的脊神经根走行于肋间与肝胆，主治肝胆疾患。配肝俞、胆俞用泻法，具有疏肝利胆，促进胆囊收缩运动，使胆汁通降排泄，减少炎性刺激，缓解胆绞痛，使临床症状与体征得到改善的作用。配脾俞、胃俞用补法，意在健脾益胃，脾健则肝旺，气机通降，使六腑以通为用。

　　（3）据对胆囊收缩素（CCK）的研究发现，CCK 在大脑和外围的一些神经组织中存在，在脊髓神经节中也散在有 CCK。CCK 不但具有肠胃道激素的功能，还有神经递质的功能，有很强的收缩胆囊并引起胆囊排空的作用。据此推测，针刺夹脊穴使大脑及脊神经节中的 CCK 释放，促进胆囊的收缩与排空，是夹脊穴治疗本病的机制之一。

（4）本法治疗慢性胆囊炎，不仅可以改善临床症状，而且对胆囊的功能运动和炎性病理消除有很好的作用。方法简便，疗效可靠，治愈率高，值得推广应用。

针刺夹脊穴配合中药保留灌肠治疗慢性溃疡性结肠炎 52 例临床观察

慢性溃疡性结肠炎是一种非特异性肠病，反复发作，缠绵难愈。属中医学的"久泻""久痢"的范畴。应用针刺夹脊穴配合中药保留灌肠治疗，获满意效果，并设西药对照组进行疗效对比，现总结如下。

1. 临床资料

（1）一般资料：治疗组 52 例，男 31 例，女 21 例；年龄最小 23 岁，最大 63 岁；病程 6 个月～10 年，平均 3.2 年。对照组 30 例，男 18 例，女 12 例；年龄最小 21 岁，最大 60 岁；病程 6 个月～12 年，平均 3.6 年。

（2）临床表现：以腹痛腹泻、里急后重、黏液脓血便为主要症状。肠镜检查：病变在直肠或乙状结肠，肠黏膜红肿、充血，呈小出血点，或有炎性渗出。

2. 治疗方法

（1）治疗组：取胸 8～12 夹脊穴（双侧），局部消毒后针刺，用平补平泻法。得气后留针 30 分钟，中间行针 1 次，每日针 1 次，10 次为 1 个疗程。中药保留灌肠：白头翁 30g，白芍 10g，黄柏 20g，秦皮 20g。水煎至 150ml，冲入锡类散 2 支，每晚睡前保留灌肠 1 次，10 次为 1 个疗程。满 3 个疗程后进行疗效统计。

（2）对照组：口服治疗溃疡性结肠炎的西药柳氮磺胺吡啶片，每次 1g，1 日 4 次。满 30 日进行疗效统计。

3. 疗效观察

（1）疗效标准：痊愈：大便正常，临床症状与体征消失，镜检肠黏膜恢复正常；好转：大便次数明显减少，其他症状有改善；无效：症状与体征无改善。

（2）治疗结果（表 3-12）

组别	例数	治愈	好转	无效	有效率（%）
治疗组	52	25（48.1）	23（44.2）	4（7.7）	92.3
对照组	30	5（16.7）	18（60.0）	7（23.3）	76.7

表 3-12　治疗组与对照组疗效对比　　　　　　　　　　例（%）

从表中比较，治疗组的治愈率与有效率明显高于对照组，说明两组间疗效有显著差异。经统计学处理 $P < 0.01$。

4. 典型病例

杨某，男，52 岁，干部，初诊日期 1996 年 11 月 20 日。主诉：患慢性结肠炎 5 年余。反复发作腹痛腹泻，泻下黏液脓血便，里急后重，便后不爽，每日 3 次左右，甚则 5 次以上，形体消瘦，神疲乏力，面色萎黄，舌体胖大，舌苔白腻，脉象细弱。肠镜检查：乙状结肠黏膜充血，多处溃疡。诊断：非特异性溃疡性结肠炎。辨证：脾肾阳虚，湿浊内停。

治疗：取胸 8～12 夹脊穴针刺与中药保留灌肠，3 次后腹痛减轻，泻下次数明显减少。1 个疗程后腹痛腹泻等临床症状消失，大便无脓血黏液，每日排便 1 次。但遇腹部受凉或饮酒后又有复发，又巩固治疗 2 个疗程，临床症状与体征未见出现。肠镜检查：肠黏膜恢复正常。随访 1 年未复发。

5. 讨论

（1）西医学认为本病是一种非特异性炎性肠病，确切病因目前尚不完全清楚，可能与免疫力低下、细菌病毒感染有关，临床多用柳氮磺胺吡啶治疗。但疗效不稳定。

（2）中医学认为本病是本虚标实之证，本虚在脾，标实在肠。脾虚则不能升降清浊，湿热内蕴，伤及肠道气血，则腹痛泻下脓血黏液。脾失健运则清浊不分，湿热留滞则缠绵难愈。治疗取胸 8～12 夹脊穴，主治肝胆脾胃疾患，疏肝健脾，调理气机，清利湿热，以治其本。配中药白头翁、黄柏、白芍、秦皮、锡类散，清利湿热，祛瘀生肌。保留灌肠药液直接作用于病变部位，消炎止痛，促进溃疡愈合，标本兼治。

（3）针刺夹脊穴治疗本病，可通过神经系统调节机体免疫功能和肠胃功能，促进肠黏膜的再生与修复及溃疡的愈合，其机制有待进一步研究。

（4）本病久病伤正，脾胃虚弱，反复发作。应注意饮食调节，忌食生冷辛酒，避免对肠道刺激，加强自身保健，对治疗大有益处。

何氏药物铺灸治疗慢性非特异性溃疡性结肠炎

慢性非特异性溃疡性结肠炎（ulcerative colitis，UC）是一种病因不明的直肠和结肠慢性炎性反应性疾病，临床中多使用氨基水杨酸类和皮质类固醇激素治疗，但因其停药后易复发、药物价格昂贵、长期用药不良反应多等原因，部分顽固性患者疗效并不理想。笔者经过多年的临床实践和反复摸索，发现隔药铺灸疗法治疗本病具有较好的疗效，并结合铺灸法特点提出"针灸穴区"的概念，现报告如下。

1. 临床资料

（1）一般资料

选择 2005 年 10 月～ 2008 年 5 月就诊于甘肃中医学院附属医院针灸科的患者 60 例，按就诊顺序采用随机数字表法随机分为铺灸组（28 例）和西药组（32 例）。两组患者的性别、年龄、病程等一般资料经统计学处理，差异均无统计学意义（均 $P > 0.05$），具有可比性，详见表 3-13。

表 3-13 两组 UC 患者一般资料比较

组别	例数	性别（例）		年龄（岁）			病程（年）		
		男	女	最小	最大	平均（$\bar{x}\pm s$）	最短	最长	平均（$\bar{x}\pm s$）
铺灸组	28	16	12	19	54	35.0±11.6	0.3	7.8	5.4±2.1
西药组	32	19	13	17	55	37.0±9.8	0.5	8.2	5.6±2.3

（2）诊断标准

参照《消化系统疾病诊断与诊断评析》制定标准：有持续或反复发作的腹泻，黏液脓血便伴腹痛、里急后重和不同程度的全身症状；结肠镜检查：病变多从直肠开始，表现为黏膜血管纹理模糊、紊乱、充血、水肿、出血及脓性分泌物附着；黏膜病理学检查：固有膜内弥漫性慢性炎性细胞及中性粒细胞、嗜酸粒细胞浸润；隐窝急性炎性细胞浸润，尤其上皮细胞及中性粒细胞浸润；隐窝上皮增生，杆状细胞减少；可见黏膜表层糜烂，溃疡形成，肉芽组织增生。

（3）排除标准

急性暴发型溃疡性结肠炎并伴有中毒性结肠扩张、肠穿孔、败血症等并发症者；合并有心、脑、肝、肾和造血系统等严重原发性疾病和精神病患者；妊娠与哺乳期妇女；伴有恶性肿瘤的患者。

2. 治疗方法

（1）铺灸组

铺灸材料：党参、苍术、白术、茯苓、山药、葛根、车前子各100g，木香、炙甘草各50g，藿香60g，黄连、秦皮各100g，制附片20g，人工麝香0.2g，冰片2g，诸药共研细末备用。洞巾若干条、鲜生姜泥、鲜生姜汁、精制艾绒、95%乙醇、胶布、棉签若干。

铺灸部位：胃肠穴区（以足阳明胃经足三里、上巨虚、条口、丰隆、下巨虚等处的腧穴及其循行线为中心向左右两侧延伸各1.5～2cm，穴区长约14～18cm）、关元穴区（以任脉神阙、气海、石门、关元、中极、曲骨经脉线为中心向左右两侧延伸各1.5～2cm，覆盖足少阴肾经肓俞、中注、四满、气穴、大赫、横骨等穴，穴区长约15～18cm）、夹脊下穴区（从第11胸椎棘突开始到第3腰椎棘突结束的督脉循行线为中心，左右涉及足太阳膀胱经的第一侧线，包括脊中、悬枢、命门、脾俞、胃俞、三焦俞、肾俞、气海俞，穴区长约12～16cm）。

铺灸方法：夹脊下穴区铺灸法：患者取俯卧位，将洞巾铺于背部只暴露施术部位，棉签蘸鲜姜汁擦拭夹脊下穴区，并均匀撒铺灸药末覆盖穴区局部皮肤，厚度为1～2mm，后将姜泥做成和穴区大小等同的长方体置于药末之上，长宽和穴区一致，厚约0.8～1.2cm。再将精制艾绒制成边长约4cm左右的正三棱锥形艾炷，置于姜泥之上，棉签蘸取95%乙醇均匀涂于三棱锥艾炷上，点燃乙醇便可顺势均匀点燃艾炷，自然燃烧，以患者有温热感至能忍受为度，待患者因温度太高而无法忍受时，取掉燃烧的艾炷，更换新艾炷。每次使用3～5壮，最后去净艾炷，保留药末与姜泥，以胶布固定。待其热感消失后，去掉所有铺灸材料。胃肠穴区和关元穴区灸法除患者选择仰卧位外，其余操作与夹脊下穴区相同。每日施灸1次，10次为1个疗程，疗程之间休息3天，连续治疗3个疗程。

（2）西药组

口服柳氮磺胺吡啶片（上海信谊药厂生产，批号921101），每次1g，每日4次，待病情缓解后改为每次1g，每日2次，用药6周后进行疗效统计。

3. 疗效观察

（1）疗效评价标准

参照《中医病证诊断疗效标准》及《中药新药临床研究指导原则（试行）》中相关标准制定。治愈：临床症状、体征消失，结肠镜检查肠黏膜恢复正常，粪常规检查为阴性；显效：临床症状、体征明显减轻，结肠镜检查可见黏膜溃疡大小、数量及出血点显著改善；有效：腹痛、里急后重、黏液脓血便偶见，大便每日 1～2 次，粪常规检查红细胞阳性，结肠镜检查黏膜病变有所改善；无效：症状、体征治疗前后无变化。

（2）统计学处理

采用 SPSS 16.0 统计软件处理，计量资料用均数 ± 标准差（$\bar{x}\pm s$）表示，资料比较使用配对 t 检验，计数资料进行卡方检验。

（3）治疗结果

①两组患者疗效比较（见表 3-14）

表 3-14　两组 UC 患者疗效比较　　　　　　　　　　　　　例（%）

组别	例数	治愈	显效	有效	无效	愈显	总有效
铺灸组	28	6（21.4）	14（50.0）	5（17.9）	3（10.7）	20（71.4）	25（89.3）
西药组	32	3（9.4）	5（15.6）	17（53.1）	7（21.9）	8（25.0）	25（75.0）

两组总有效率比较，差异无统计学意义（X^2=1.339，$P>0.05$），但两组愈显率比较，铺灸组明显优于西药组（X^2=5.293，$P<0.05$）

②两组不良反应

西药组有 2 例在治疗期间出现恶心、呕吐、食欲不振等反应，经处理后继续坚持治疗。铺灸组治疗过程中无明显不良反应出现。

4. 讨论

本病属中医"泄泻""痢疾""便血"范畴，多属本虚标实，本虚为脾胃虚弱，标实为湿热气滞，日久入络而夹瘀，因此治疗应以健脾行气、活血祛瘀为大法。铺灸药方中白术、苍术、山药、茯苓、党参健脾利湿；车前子利水化湿，分利清浊；葛根、木香通经活络、行气止痛；炙甘草温中健脾，调和诸药。藿香配合姜泥，散寒利湿；黄连配合秦皮，清热利湿解毒；制附片温补肾阳，助脾胃运化功能；麝香、冰片芳香走窜、通经活络，既能通络止痛，又能引药直达病所。

195

药理研究表明，党参能够增强机体免疫力、调节胃肠运动、抗溃疡；白术具有强壮、利尿、抗凝血作用；茯苓、车前子有显著利尿作用，并对杆菌和葡萄球菌有抑制作用，上四味药合用从而达到"利小便实大便"的效果来治疗泄泻。山药具有滋补、助消化、止咳、祛痰、脱敏和降血糖等作用；藿香中的挥发油对胃肠有解痉、防腐抗菌作用；葛根中含有黄豆苷元，对肠管有明显的解痉作用；甘草有缓解胃肠平滑肌痉挛、抗炎、抗过敏、解毒之功，四药合用可纠正胃肠平滑肌痉挛、抗炎、抗过敏从而促进肠蠕动和治疗腹痛。黄连中所含的多种生物碱具有广谱抗菌作用，并能增强白细胞的吞噬能力，又有降压、利胆、清热、镇静、镇痛、抗利尿、局部麻醉等作用，此外对血管平滑肌有松弛作用，对子宫、膀胱、胃肠道平滑肌都有兴奋作用；秦皮有镇痛、镇静、利尿及促进尿酸排泄的作用；木香对肠道有兴奋和抑制双相作用，能够促进消化液分泌，抑制伤寒杆菌、痢疾杆菌以及多种真菌；制附子对垂体－肾上腺皮质系统有兴奋作用，四药合用可促进炎性物质吸收，修复受损肠黏膜，增加胃肠道血液循环，从而全面改善胃肠功能。苍术含有挥发油，使脊髓反射亢进；小剂量麝香对中枢神经系统有兴奋作用；冰片局部应用对感觉神经有轻微刺激，有止痛作用，三药通过调节神经系统配合上述诸药达到解痉、止痛目的。全方具有显著的抗炎杀菌、提高机体免疫功能的作用，从而防治慢性非特异性溃疡性结肠炎效果显著。

隔药物铺灸疗法所选穴区中，夹脊下穴区是神经支配胃肠之位，可有效地调节胃肠功能；胃肠穴区腧穴均为足阳明胃经之穴，有很好的调和肠胃之功效；关元穴区体现了局部治疗特点，其下是大小肠，药效直接作用于病所，充分发挥了姜与艾绒温经散寒、通经活络、益气固本之功效。灸疗具有温通经络、活血行气、回阳固脱、消瘀散结的功效。现代研究发现，艾灸时的红外线辐射，既可为机体细胞代谢活动、免疫功能提供必要的能量，也为能量缺乏的病态细胞提供活化能量，同时又可借助反馈调节机制，纠正病理状态下的能量信息代谢的紊乱，调节机体免疫功能。

隔药铺灸疗法是药物与艾灸结合的一种外治法，它将针灸、中药和热疗的治疗作用合而为一，从而发挥最大的疗效。将这些具有近似治疗作用的腧穴联合应用，能达到协同增效、扩大主治的作用，特别是将这些腧穴在灸法中联合应用时，能对腧穴局部的神经、肌肉、血液循环、能量分布、局部温度起到良性调节作用，克服了单个腧穴应用中的局限性。

温针督脉夹脊穴治疗五更泻 84 例疗效观察

五更泻，又称晨泻，因在早晨黎明之前腹泻而得名。笔者应用温针督脉穴与夹脊穴治疗，获满意效果，并设对照组进行疗效观察，现总结如下。

1. 临床资料

（1）一般资料：本组 84 例，男 52 例，女 32 例；年龄最小 26 岁，最大 73 岁，平均年龄 48 岁；病程最短 3 个月，最长 20 年。

（2）临床表现：每日黎明前泄泻，经久不愈，腹痛腹泻，泻后即安，大便清稀，完谷不化，腰膝无力，形寒肢冷，舌质淡，苔白润，脉沉细。中医辨证肾阳不足，脾胃虚寒。

2. 治疗方法

取督脉脊中、悬枢、命门、腰阳关及相对应的夹脊穴。患者取俯卧位，穴位常规消毒后，选用 2.5 寸毫针先针督脉穴，深度为 0.6 寸左右，再针夹脊穴，深度为 1.5 寸左右，用补法。得气后将艾绒捏在针柄上部，点燃其上端，每穴 2 壮，每日 1 次，10 次为 1 个疗程，满 3 个疗程后进行疗效统计。

3. 疗效观察

（1）疗效标准：治愈：腹泻、腹痛等临床症状完全消失，随访半年未复发；好转：腹痛、腹泻等临床症状消失或基本消失，但有复发者；无效：临床症状无明显改善。

（2）治疗结果：治愈 60 例，占 71.4%；好转 20 例，占 23.8%；无效 4 例，占 4.8%。总有效率为 95.2%。

4. 典型病例

薛某，男，56 岁，干部，初诊日期 1994 年 3 月 21 日。主诉：五更泻 8 年。每日黎明之时腹中雷鸣，腹痛，即上厕所，泻下稀水样便，泻后即安，腰膝酸软，形寒肢冷，困乏无力。近 3 个月伴有阳痿、早泄、性欲低下。舌质淡，苔白润，脉沉迟。诊断：五更泄。辨证：肾阳虚衰，脾失温煦。

治疗：取督脉之悬枢、脊中、命门、腰阳关及相应的夹脊穴温针治之。治疗 2 次后腹泻、腹痛明显减轻，治疗 7 次后各种临床症状全部消失，又巩固治疗 6 次获痊愈。随访 1 年未复发。

5. 讨论

（1）本病属肾阳虚衰，脾失温煦所致。每日黎明之时，阳气必升，驱寒湿出外，故腹中雷鸣，腹痛腹泻，发于五更故名。治当温补肾阳，健脾利湿。督脉主阳经，主一身之阳，针刺之可温补脾肾之阳。针命门补真阳，温煦脏腑。与夹脊穴相合，可调节脏腑功能，提高机体免疫功能，使肾阳得复，脾阳得运，五更泻则愈。

（2）《灵枢·经脉》曰："陷下则灸之。"五更泻乃脾肾阳虚下陷之证。温针使温灸之热力，通过针体传入经络脏腑，温阳散寒利湿。有针刺与艾灸双重作用。

针刺夹脊穴治疗腰部麻醉后便秘48例

手术时对患者施腰部麻醉后易产生便秘。笔者应用针刺夹脊穴治疗48例，获满意效果，现小结如下。

1. 一般资料

本组48例中，36例为住院患者，12例为门诊患者；其中男30例，女18例；年龄最小21岁，最大76岁；病程最短3天，最长36天。辨证：实秘（兼有实证）13例，气秘（兼有气滞证）16例，虚秘（兼有虚证）19例。全部病例均为腰部麻醉前无便秘，腰部麻醉后发生便秘者，排除其他原因而便秘者。

2. 治疗方法

取胸7～12与腰1～5夹脊穴。患者取俯卧位，穴位常规消毒后施行针刺，实证用泻法，虚证用补法。得气后留针30分钟，中间行针1次，每日针1次，7次为1个疗程，休息2日后再行下1个疗程，满2个疗程后进行疗效统计。

3. 疗程观察

（1）病例选择：全部病例均为腰部麻醉后便秘者，症状大便干燥，排便困难，秘结不通超过2天以上者。

（2）疗效标准：痊愈：排便无秘结，每日1次；好转：排便而不畅，2日1次；无效：2日以上无排便或排便秘结者。

（3）治疗结果：痊愈34例，占70.8%；好转12例，占25.4%；无效2例，占4.8%。总有效率为95.8%。

4. 典型病例

梁某，男，51 岁，初诊日期 1998 年 7 月 16 日。主诉：大便秘结不通 5 日。患者因剖腹探查术施行腰部麻醉，术后大便秘结不通，外科请余会诊。症见腹胀，发热，体温 38.5℃，精神不振，食少无力，时有恶心呕吐，舌质红，舌苔薄黄，舌苔少津，脉细数，辨证属实秘。

治疗：取胸 7～12 与腰 1～5 夹脊穴治之。患者取俯卧位，穴位常规消毒后针刺，用泻法。针 1 次后大便即通，针 2 次后各种临床症状完全消失，每日排便 1 次无秘结。

5. 讨论

（1）手术时施行腰部麻醉术后可影响自主神经功能，减少胃肠蠕动，易发生便秘。中医学认为，麻醉手术损伤正气，消耗津液，胃肠功能低下，是产生便秘的病因病机。

（2）针刺夹脊穴可调节自主神经功能，促进胃肠蠕动，通降腑气，泻胃肠实热，生津润燥，调畅气机。使正气复，津液润，腑气通，则便秘除。

（3）本法对腰部麻醉后产生的腰痛、头痛等后遗症，亦有一定的治疗作用。

针刺夹脊穴治疗肋间神经痛 48 例

肋间神经痛为临床常见病，相当于中医学的"胸胁痛"，可因多种疾病引起。笔者应用针刺华佗夹脊穴治疗，获满意效果，现总结如下。

1. 临床资料

（1）一般资料：本组 48 例，男 28 例，女 20 例；年龄最小 16 岁，最大 66 岁；病程最短 3 天，最长 6 年。中医辨证：肝郁气滞 14 例，瘀血阻络 18 例，湿热阻络 6 例，痰湿阻络 5 例，气阴不足 5 例。

（2）发病与症状：本病多为继发性，带状疱疹 10 例，外伤 11 例，胸膜疾患 18 例，脊柱病变 8 例，肿瘤 1 例。临床症状：疼痛沿肋间神经分布，疼痛多为单侧，表现为刺痛、灼痛或电击样痛，疼痛游走不定，或痛有定处，刺痛不移，呼吸、咳嗽及腰部伸展运动时疼痛加重。

2. 治疗方法

因肋间神经是由胸 1～12 对脊神经根前支行于肋骨之间，故根据疼痛的相应节段取穴，肋间上段痛者取胸 1～5 夹脊穴，肋间中段痛者取胸 4～8 夹脊穴，肋间下段痛者取胸 7、12 夹脊穴。穴位常规消毒后针刺患侧夹脊穴，得气后针感向病位传导者佳。根据辨证行补泻手法，留针 30 分钟，中间行针 1 次，每日针 1 次，10 次为 1 个疗程，满 3 个疗程进行疗效统计。

3. 疗效观察

（1）疗效标准：治愈：疼痛消失，咳嗽与深呼吸等伸展运动时无疼痛，3 个月未复发者；好转：疼痛消失后有复发，或疼痛减轻者；无效：疼痛无减轻者。

（2）治疗结果：48 例中，治愈 35 例，占 72.9%；好转 12 例，占 25.0%；无效 1 例，占 2.1%；总有效率为 97.9%。

4. 典型病例

吴某，女，36 岁，初诊日期 1998 年 3 月 16 日。主诉：右侧肋部疼痛 15 天。因肋间挫伤后发病，右肋部刺痛不移，深呼吸、咳嗽与腰部伸展运动时加重，服西药止痛效果不明显。胸部 X 线拍片检查：心肺未见异常，肋骨未见骨折。右侧 3～8 肋骨缘压痛明显。诊断：肋间神经痛。舌质暗红，舌边尖部有瘀点，脉象沉细。辨证：血瘀阻络。

治疗：取胸 2～8 夹脊穴，依法针刺，每日 1 次。治疗 1 次后疼痛即刻减轻，针 2 次后疼痛完全消失，咳嗽、呼吸与运动时无疼痛，肋骨缘压痛消失，随访 3 月未复发。

5. 讨论

（1）肋间神经是由胸 1～12 的脊神经根的前支组成的，行于肋骨之间，故处在胸 1～12 夹脊穴是治疗肋间神经痛的最佳选穴。而肋间神经痛往往又是一根或数根肋间神经支配区的疼痛，所以根据疼痛的节段，选择不同节段的夹脊穴针刺治疗，通过调节脊神经根与肋间神经的功能，而达治疗目的。

（2）本病因病邪侵袭，气滞血瘀，经络不通而致，针刺夹脊穴可扶正祛邪，激发经气，针感直达病所，可行气活血、舒筋通络，以达"通则不痛"之目的。

（3）本病有原发与继发之分，原发性相当少见。对于继发者要查明病因，有针对性治疗才能提高疗效，如胸腰椎骨质增生，椎间盘突出压迫神经引起者，要同时针刺增生与突出部位的夹脊穴，治疗椎体的增生与突出，标本兼治，才能获得最佳效果。

针刺夹脊穴治疗尿潴留 62 例临床观察

尿潴留为临床常见病，产后、外伤、前列腺肥大、感染等均可引起。笔者应用针刺夹脊穴治疗，获满意效果，现小结如下。

1. 一般资料

本组 62 例，男 26 例，女 36 例；年龄最小 16 岁，最大 89 岁；病程最短 68 小时，最长 20 天（反复插导尿管）。病种：产后尿潴留 23 例，外伤 13 例，前列腺肥大 16 例，泌尿系感染 10 例。

2. 治疗方法

取腰 3～5 与骶 1～2 夹脊穴，配肾俞、膀胱俞。患者取俯卧位，穴位局部常规消毒后针刺，用泻法。得气后留针 30 分钟，每 10 分钟行针 1 次，每日针 1 次，满 5 次后进行疗效统计。

3. 疗效观察

（1）疗效标准：参考国家中医药管理局发布的中华人民共和国中医药行业标准《中医病证诊断疗效标准》评定。痊愈：小便通畅，症状与体征消失；好转：症状与体征有改善；无效：症状与体征无改善。

（2）治疗结果：62 例中，痊愈 39 例，占 62.9%；好转 19 例，占 30.6%；无效 4 例，占 6.5%。总有效率为 93.5%。见表 3-15。

表 3-15　病种与疗效的关系　　　　　　　　　　　例（%）

病种	例数	治愈	好转	无效	有效率（%）
产后尿潴留	23	19（82.6）	4（17.4）	0（0）	100.0
前列腺肥大	16	5（31.2）	9（56.3）	2（12.5）	87.5
外伤性尿潴留	13	8（61.5）	4（30.8）	1（7.7）	92.5
泌尿系感染	10	7（70.4）	2（20.0）	1（10.0）	90.0

从表中可看出，产后尿潴留的治愈率与有效率最高，泌尿系感染与外伤性尿潴留次之，前列腺肥大性尿潴留最差。

4. 典型病例

刘某，女，28 岁，初诊日期 1993 年 6 月 16 日。主诉：不能自主排尿

3 天。因难产做剖腹产手术，术后不能自主排尿，依赖保留导尿管排尿，3 日后取出导尿管后，仍不能自主排尿已达 10 小时，少腹胀满，头晕乏力，舌质淡，舌苔薄白，脉象弦细。诊断：产后尿潴留。

治疗：取腰 1～5 与骶 1、2 夹脊穴，配肾俞、膀胱俞针刺之，用泻法。针 1 次后即可自主排尿，临床症状与体征消失。

5. 讨论

尿潴留属中医"癃闭"的范畴，多因妇女难产或产程中损伤膀胱，又因产后血虚，肾气不足，膀胱气化不利，开阖失司而致小便不能排出；或因外伤损及膀胱，气化不利；或因炎性感染、前列腺肥大而气化不利，尿路阻塞而致本病。治疗取腰骶夹脊穴主治下焦疾患，调节肾与膀胱的气化功能，疏通经气，启闭开窍，通利水道。配肾俞、膀胱俞，可补肾温阳，使阳气复，气化利，小便通。

铺灸督脉夹脊穴治疗白细胞减少症 66 例疗效观察

白细胞减少为临床常见病、多发病，可因化疗、放疗、接触某些放射线或有害物质后引起。还有一部分原因不明，目前尚无理想的治疗药物或方法。笔者应用铺灸疗法治疗，获满意效果，现总结如下。

1. 临床资料

（1）一般资料：本组 66 例，男 36 例，女 30 例；年龄最小 18 岁，最大 68 岁；病程最短半年，最长 16 年。其中放疗后 23 例，化疗后 28 例，原因不明 15 例。病情程度：Ⅰ度 18 例，Ⅱ度 28 例，Ⅲ度 20 例。中医辨证：脾肾两虚 20 例，气阴两虚 16 例，气血两虚 15 例，气滞血瘀 8 例，痰湿内阻 7 例。

随机设对照组 50 例，其年龄、病程、病因、病情程度、辨证与治疗组基本相同。

（2）诊断标准：按照世界卫生组织（WHO）制定的抗癌药急性及亚急性毒性反应分度标准判定。白细胞（WBC）$> 4.0 \times 10^9$/L 为 0 度，$(3～3.9) \times 10^9$/L 为 Ⅰ 度，$(2～2.9) \times 10^9$/L 为 Ⅱ 度，$(1.0～1.9) \times 10^9$/L 为 Ⅲ 度，$> 1.0 \times 10^9$/L 为 Ⅳ 度。

2. 治疗方法

（1）治疗组：取胸 10～腰 5 督脉夹脊段进行铺灸，材料：捣烂如泥的鲜生姜250g，艾绒120g，纱布若干块，中药扶正通督脉（补骨脂50g，肉桂15g，地龙12g，没药、木香各10g，冰片3g）。方法：让患者俯卧于床上，裸露背部，蘸姜泥中的姜汁擦铺灸部位，将中药扶正通督散均匀撒在擦有姜汁的部位（胸10～腰5督脉为中线波及两侧夹脊穴），将姜泥铺在药末之上，将纱布用水浸湿，折成三层置于姜泥上，再将艾绒制成艾炷（上窄下宽）置于纱布上如长蛇状，分上、中、下点位点燃，让其自然燃烧，待患者有灼热感时，将艾绒去掉，再续艾炷一壮灸之，2壮为1次，间隔1周治疗1次，6次为1个疗程，满1个疗程后进行疗效统计。

（2）对照组：中医方剂归脾汤（党参、白术、茯苓、黄芪、当归、龙眼肉、远志、炒酸枣仁、木香、炙甘草、大枣）。水煎服，每日1剂，一日2次，服满30剂后进行疗效统计。

3. 疗效观察

（1）疗效标准：治愈：白细胞总数达 4×10^9/L 以上，临床症状消失，2次复查白细胞数正常；好转：白细胞总数较治疗前明显上升，或达到正常后复查时又下降者，临床症状有所改善；无效：白细胞总数无变化。

（2）治疗结果见表3-16、表3-17。

表3-16 治疗组与对照组治疗结果与疗效比较　　　　例（%）

组别	例数	治愈	好转	无效	有效率（%）
治疗组	66	38（57.6）	26（39.4）	2（3.0）	97.0
对照组	50	16（32.0）	32（64.0）	2（4.0）	96.0

表3-17 治疗组与对照组病情程度与疗效关系　　　　例（%）

组别	程度	例数	治愈	好转	无效	有效率（%）
治疗组	1	18	12（66.7）	6（33.3）	0（0.0）	100
	2	28	16（57.1）	11（39.3）	1（3.6）	96.4
	3	20	10（50.0）	9（45.0）	1（5.0）	95.0
对照组	1	13	5（38.5）	8（61.5）	0（0.0）	100
	2	21	7（33.3）	13（61.9）	1（4.8）	95.2
	3	16	4（25.0）	11（58.8）	1（6.2）	93.8

从表3-16可以看出治疗组的治愈率明显高于对照组，二者比较有显著差

异，$P < 0.01$。但两组的总有效率则无明显差异，说明两组对本病治疗均有效。从表 3–17 病情程度与疗效的关系看，病情越重治疗效果越差，疗效与病情程度有密切关系。

4. 典型病例

王某，男，48 岁，干部，初诊日期 1993 年 4 月 20 日。主诉：头晕乏力 1 年余。于 1 年前做肺癌手术，术后进行化疗。自觉疲乏无力，头晕，脱发，食欲不振，容易患外感。实验室检查：白细胞计数 $2.1 \times 10^9/L$。舌质淡，舌苔白，脉细弱。诊断：化疗后白细胞减少症。辨证：气血两虚。口服利血生等药治疗效果不明显，改用本法治疗。

治疗：用铺灸督脉夹脊法，治疗 1 个疗程后自觉症状消失，实验室检查：白细胞数 $5.5 \times 10^9/L$，1 月后又复查 2 次白细胞数，均在正常值内，随访半年正常。

5. 讨论

（1）白细胞减少症的发病率呈上升趋势，主要是由于近年来广泛使用抗肿瘤药物，或进行放射线治疗引起。因为化疗、放疗能杀伤白细胞并抑制骨髓的造血功能，还有一些原因不明的白细胞减少症，需进一步探明病因。白细胞减少，使肌体对细菌的吞噬能力和免疫功能降低，因此引起许多病症或使一些疾病合并感染，不能控制而危及生命。因此，探索治疗本病的有效方法，具有重要的临床意义。

（2）白细胞减少症属中医学的"血虚""虚劳"的范畴。主要是脾肾两虚，肝肾阴虚而致。因脾虚则气血生化乏源，肝虚生化乏源而血不能藏，肾虚则不能主骨生髓而致精髓亏损，生化无根。西医学称之为造血功能不能造血。故治疗应重视脾、肝、肾的生血造血功能，中医多从脾、肝、肾论治。

（3）铺灸督脉夹脊穴治疗白细胞减少的机制主要有以下几个方面：①本法以督脉为主线，波及夹脊穴，铺灸可壮督益髓，宣导阳气，促进骨髓的造血功能，调节脾、肝、肾等脏腑功能，促进气血生化与精血的互化，气血与骨髓生机旺盛则白细胞上升。②本法所灸督脉夹脊段有众多的督脉穴与夹脊穴，并有命门等重要的强壮之穴，具有补益气血、壮骨生髓、促进气血的生化之功。③铺灸所用通督扶正散中有补骨脂、肉桂、木香、乳香等药，有补肾壮阳与活血化瘀的作用，可振奋脾肾阳气、补益气血，促进生血造血功能。

④艾灸的实验研究证明，艾灸通过局部皮肤的温热刺激，达到改善循环，促进抗体产生，提高机体免疫功能和网状内皮功能活性的目的。

（4）临床实践证明，本法有促进骨髓和细胞生长的功能，用于治疗再生障碍性贫血、白血病、血小板减少等血液系统疾病亦有一定疗效。

针刺华佗夹脊穴调理人体"亚健康"状态的机制探讨

华佗夹脊穴在针灸学中归属奇穴，是没有归属十四经脉的腧穴，故又称"经外奇穴"。因其有明确的位置及名称，又称"有名奇穴"。而华佗夹脊穴与其他奇穴不同，一是穴位多，不是一穴；二是处在重要的解剖位置（每穴下都有脊神经与血管丛）。被古今专家广泛应用于临床各科，故有"华佗夹脊治百病"之说，在针灸学中有着重要的意义。

1. 华佗夹脊穴的定位

夹脊穴的位置最早记录的是《后汉书·华佗别传》曰："有人病脚坐不以行。佗切脉，便使解衣，点背数十处，相去四寸或五寸（分）……言灸此各七处，灸则愈即得也。后灸愈，灸处夹脊一寸，上下行，端直均匀如引绳。"现代针灸学中对华佗所言穴位，大致定位如下：①颈夹脊位于第1～7颈椎棘突下旁开0.3寸处，每侧7穴。②胸夹脊位于第1～12胸椎棘突下旁开0.5寸处，每侧12穴。③腰夹脊位于第1～5腰椎棘突下旁开0.5寸处，每侧5穴。④骶夹脊位于第1～4骶椎棘突下旁开0.5寸处，每侧4穴。

2. 针刺华佗夹脊穴、调理人体"亚健康"

针灸治病是在中医基本理论的指导下，应用针或灸的方法作用在人体的腧穴，通过经络的作用，从而达到治疗疾病的目的。华佗夹脊穴亦是针灸治疗学的一个重要组成部分，针刺之具有调节阴阳平衡、扶正祛邪、疏通经络、调整脏腑功能的作用。又因其处在重要的解剖位置，穴位处有脊神经、血管丛通往身体各部，故对人体有很好的整体与局部调理作用，对机体的"亚健康"状态有很好的调理作用。现就其作用机制探讨如下。

（1）调和阴阳，纠正人体"亚健康"状态

人体在正常情况下，阴阳处在相对平衡的状态，维持人体各个组织器官、脏腑的生理功能相对平衡，此时谓之健康状态。如果人体阴阳失调，脏腑生理功能紊乱，发生阴阳反作，出现健康向疾病逆转过程中的"亚健康"状态。

因此调理阴阳，恢复阴阳平衡是中医治疗"亚健康"之原则。《灵枢·根结》曰："用针之要，在于知调阴与阳。调阴与阳，精气乃兴，合形与气，使神内藏。"说明针灸治病的关键在于调节阴阳的偏胜与偏衰，使机体阴阳和调，保持精气充沛，形气相合，神气内存，健康自然就会常驻。华佗夹脊穴通过神经、经络的联系，与身体各脏腑及各组织器官的生理功能均有密切的联系，针刺夹脊穴可调整脏腑、组织器官的生理功能，从而达到调理全身，使全身阴阳平衡；根据阴阳偏胜偏衰，应用针刺补泻手法（如旋转、提按、疾徐、迎随、呼吸、开阖、导气等）以调和阴阳。阴阳虚弱者可用补法，以补其不足，阴阳偏胜者可用泻法，以泻其有余。此可使阴阳偏胜偏衰得以纠正，以达到阴阳平衡。取华佗夹脊穴配辨证取穴调和阴阳，如肝阳上亢引起的头晕头痛、恶心烦躁等"亚健康"状态，取胸 7～10 夹脊穴配足厥阴肝经的行间、足少阴肾经的水泉以平肝降逆、育阴潜阳；如寒邪引起的胃脘不适而出现的便秘、泄泻、肠易激综合征等，属阴邪偏胜，中阳不足，取胸 10～12 夹脊穴配足阳明胃经穴足三里和募穴中脘，以温中散寒，或针灸并用以温散寒邪，使人体的健康状态得到真正的调理，纠正偏差的"亚健康"状态，达到最终的协调统一。总之，针刺华佗夹脊穴依据阴阳相互依存、相互制约、相互生化的理论调和阴阳。如阳病治阴，阴病治阳；补阳以制阴，补阴以制阳；育阴潜阳，从阳引阴，从阴引阳等法。调整脏腑功能，恢复阴阳相对平衡，达到纠正人体"亚健康"状态的目的。

（2）扶正祛邪，调整人体"亚健康"状态

针灸具有扶正祛邪的作用，也是针刺夹脊穴治疗疾病的原理之一，实则泻之，虚则补之。病属实证者，针刺手法用泻法；病属虚证者，针刺手法用补法。如取腰 3～5 与骶 1～3 夹脊穴治疗尿潴留实证，针刺用泻法，以通泻膀胱水道；取胸 9～12 夹脊穴治疗中气下陷的胃下垂虚证，针刺用补法，以补益中气、升阳举陷；夹脊穴亦可与辨证取穴、循经取穴相配，如气虚之少气乏力症与气海、关元、脾俞相配；如血虚之头晕失眠症与血海、心俞等相伍；肾虚之烦躁盗汗症与命门、肾俞相合；热盛之汗出便秘症与曲池、大椎等相配；痰盛之慢性咽炎与丰隆、肺俞等相配；又如各种虚劳配膏肓、气海、关元、足三里、命门等穴，有补益作用；实证配十宣、中极、水沟，有泻下作用。故夹脊穴与辨证取穴、循经取穴结合，扶正祛邪，调整脏腑的生理功能，使低下虚弱的功能得以增强与补充，使体内留滞瘀结的痰湿、瘀血等邪实得以驱除与排出，从不同角度深层次地全面地调整人体"亚健康"状态。

（3）疏通经络，预防人体"亚健康"状态

华佗夹脊穴是经络学说的一部分，其穴位处的脊神经与血管丛分布身体各部，组成一个与经络相关的网络系统。针刺夹脊穴具有疏通经络，激发经气，行气活血，调节神经系统与经络系统的生理功能，达到预防和治疗疾病的目的。经络气血的偏胜引起相关脏腑、器官的功能亢盛为主的头晕、失眠、便秘等症状，取夹脊穴相关节段，用泻法；经络气血的偏衰可引起有关脏腑器官的功能衰退而出现乏力、泄泻、更年期综合征等症状，取相关的夹脊穴，用补法；经络气血逆乱，上蒙清窍引起的昏厥、脑血栓、脑溢血症，选相关的夹脊穴针刺之，可平降逆乱、醒脑开窍。经络气血不足，可致脏腑器官的气虚下陷，如肠炎久泄、胃下垂、脱肛等，取相关的夹脊穴针刺之，以调和经络气血，益气升陷。经络阻滞，气血运行不畅可引起疼痛，故有"不通则痛"。经络不通、气血运行受阻，筋脉失于濡养，可致肢体麻木不仁，或肢体痿废不用，肌肉萎缩等。通过针刺华佗夹脊穴可以防止"亚健康"状态的发生，体现了《内经》中"上工，刺其'未生'者也……故曰上工治未病，不治已病"的养生摄生之道。

（4）调整脏腑功能，保持人体健康状态

人体以五脏六腑为中心，通过经络将人体各部联成一个有机整体。所以人体的一切功能活动，都离不开脏腑经络。《素问·调经论》："五脏之道，皆出于经隧，以行气血，气血不和，百病乃变化而生，是故守经隧焉。"根据脏腑的生理病理与经络的联系，通过针刺夹脊穴以调整脏腑的功能，达到治疗疾病的目的，亦具有重要的意义。

夹脊穴分布于脊椎两侧，每穴位处均有脊神经通过，静脉丛分布，每一节段的脊神经、血管与相关脏腑的生理功能有关。针刺有关的夹脊穴就能调整相关脏腑的生理功能，使五脏六腑在不同时候发挥各自不同的作用，捍卫人体健康之躯，而且夹脊穴与足太阳膀胱经相近相邻，膀胱经有多处与夹脊穴相连、络脉相通，故二者在生理与病理及治疗上互为影响，有着密切的联系。膀胱经脉的肺俞、心俞、肝俞、脾俞、肾俞、膀胱俞、胆俞、胃俞、大肠俞、小肠俞、三焦俞，是调整脏腑功能与治疗脏腑病证的重要腧穴，它与夹脊穴节段调整脏腑功能与治疗脏腑病证有相似之处。在取穴应用时相互参考，可单取或同取，共奏其效。在针刺时可透刺，一针连二穴，共同调整脏腑功能，增强疗效，达到治疾病的目的。所以，通过针刺华佗夹脊穴，能从根本上调整脏腑功能，使之平衡稳健，使人体保持健康状态。

3. 结语

综上可以看出，针刺华佗夹脊穴能从不同角度调理人体"亚健康"状态。另外，自从20世纪90年代末我国学者即亚健康理论创始人王育学教授在国内首次提出"亚健康"概念后，在短短几年时间里，亚健康概念在医疗保健科技行业已被重视和认可，这一新概念的产生和发展，预示着我国医疗保健事业迈向更高层次的发展，从重视对疾病的单纯诊疗转向对疾病全面预防、以健康为中心的战略性转变。夹脊穴属中医学的重要组成部分，针刺之无任何毒副作用，属自然疗法，从根本上调理人体"亚健康"状态，若能在临床上推广应用，必能产生一定影响。

华佗夹脊穴治疗血管神经性头痛 96 例疗效观察

血管神经性头痛是颅内神经调节障碍、血管舒缩功能异常引起的一种头痛。一般病程长，易复发，难治愈。笔者应用华佗夹脊穴针刺治疗96例，获满意效果，现总结如下。

1. 临床资料

（1）一般资料：治疗组96例中，中国人62例，马达加斯加人34例；男42例，女54例；年龄最小18岁，最大68岁；病程最短3月，最长21年。单侧头痛76例，双侧头痛20例。治疗前脑电图：血管紧张度增高者42例，血管紧张度降低者12例，血管痉挛者21例。中医辨证：血瘀阻络型36例，痰浊阻络型18例，气血两虚型13例，阴虚阳亢型18例，肝气郁结型11例。

随机设对照组50例，其性别、年龄、病程、分型与治疗组基本相同。

（2）诊断标准：①发作时头痛剧烈，呈刺痛或跳痛，持续数小时或数天。②频繁发作，间歇期如常人，月经期或劳累后易复发。③发作时一侧或双侧太阳穴处搏动明显，可伴有恶心、呕吐、失眠等。④发作时服一般止痛药无明显效果。⑤排除其他性头痛。⑥脑电图提示：脑血管紧张度增高或降低或痉挛。

2. 治疗方法

（1）治疗一组（华佗夹脊治疗组）：患者取俯伏坐位，头向前倾，放松肌肉。取颈 3～7 与胸 4～12 夹脊穴，穴位常规消毒后针刺，针尖向脊椎方向斜刺，颈夹脊穴 0.5～0.8 寸，胸夹脊穴 1.0～2.0 寸。根据辨证，实证用泻法，虚证用补法，头痛间歇期用平补平泻法。得气后留针 30 分钟，每日 1 次，头痛发作期每日针 2 次，10 次为 1 个疗程，满 3 个疗程后进行疗效统计。

（2）治疗二组（夹脊配循经取穴组）：取颈 3～7 与胸 4～12 夹脊穴，循经取穴：血瘀阻络型配太阳、风池、曲池、合谷、膈俞、血海；痰浊阻络型配太阳、头维、风池、合谷、脾俞、丰隆；气血两虚型配太阳、百会、风池、心俞、气海、足三里；阴虚肝旺型配太阳、风池、三阴交、太溪、太冲、行间、肾俞；肝气郁结型配太阳、风池、合谷、太冲、侠溪、行间。

（3）对照组（循经取穴组）：取穴与治疗二组循经取穴相同。不取华佗夹脊穴。

3. 疗效观察

（1）疗效标准：治愈：头痛消失，脑血流图正常，半年内无复发者；好转：头痛有缓解或疼痛程度减轻，复发时间间隔延长；无效：治疗 1 个月后症状与体征无改善。

（2）治疗结果：治疗结果与疗效比较见表 3-18：

表 3-18　治疗组与对照组治疗结果与疗效比较　　例（%）

组别	例数	治愈	好转	无效	有效率%
治疗一组	48	28（58.3）	16（33.4）	4（8.3）	91.7
治疗二组	48	32（66.7）	15（31.2）	1（2.1）	97.9
对照组	50	27（54.0）	17（34.0）	6（12.0）	88.0

从表中可以看出，针刺华佗夹脊穴治疗组的治愈率与有效率略高于对照组，华佗夹脊穴配循经取穴治疗组的治愈率与有效率明显高于对照组。观察结果表明针刺治疗本病均有良效，但华佗夹脊穴配循经取穴治疗组的效果在三组之中最佳。

4. 典型病例

吴某，女，46 岁，初诊日期 1992 年 8 月 26 日。主诉：偏头痛 12 年。自 1982 年患右侧偏头痛，初期每月发作 1 次，以后发展为每月 2～3 次。多因劳累、紧张、月经期诱发。发作时头痛如刺，头部血管搏动明显，伴有恶心呕吐，心悸失眠。在某大医院诊断为血管神经性头痛，经中西药治疗，效果不明显。脑血流图检查：血管紧张度增高，发作时血管痉挛。舌质暗，边有瘀斑，舌苔苍白，脉沉细。证属血瘀阻络，治以活血通窍止痛。

治疗：取颈3～7夹脊穴，胸4～7夹脊穴，配太阳、风池、太冲、血海、合谷、膈俞，依法针刺。针2次后，头痛明显减轻，经1个疗程治疗，症状完全消失。1个月后复查脑血流图完全正常。随访1年未复发。

5. 讨论

（1）西医学认为本病是颅内神经血管的功能失调所致。针刺夹脊穴能调节大脑皮质神经系统与血管舒缩功能，促进血液循环，故能治疗本病。

（2）中医学认为本病系由风、寒、湿邪侵袭清窍或脏腑功能失调所致。因病久入络，脉络阻塞，不通则痛。针刺夹脊穴可扶正祛邪，调节脏腑功能，通经活络，行气止痛，促进头部经络气血运行，使阻滞的络脉通畅，顽痛则愈。

（3）临床观察表明，华佗夹脊穴治疗本病有一定效果，华佗夹脊穴与循经取穴配合疗效最佳。但辨证论治最为重要，一是根据虚实行补泻手法，二是根据辨证配循经取穴。标本兼治，整体与局部结合，其效最好。

（4）本病病程长，反复发作，缠绵难愈。除准确地应用上法治疗外，还要避免劳累、紧张，保证睡眠，以减少诱发，可提高治愈率。

针刺夹脊穴治疗臂丛神经痛

臂丛神经痛为临床多发病，多因臂丛神经炎、臂丛神经损伤引起。臂丛神经由颈5～8与胸1神经根组成，针刺颈4～7与胸1夹脊穴治疗，有较好的临床疗效。

1. 应用解剖

臂丛神经由颈5～8与胸1神经所组成，颈5～6组成上干，颈7组成中干，颈8与胸1组成下干。每干又分为前后支，上干与中干前支组成外侧束，下干前支组成内侧束，3个干的后支组成后侧束。外侧束分为胸前外侧神经，支配胸大肌锁骨部，其中末支为肌皮神经及正中神经外侧头。内侧束其起始部分出胸前内侧神经支配胸大肌（胸肋部），其终末分为尺神经及正中神经内侧头。后侧束分出胸脊神经支配背阔肌及小圆肌，及肩下神经支配大圆肌及肩胛下肌，后侧束终末分为桡神经及腋神经。

2. 病因病理

臂丛神经痛，常因受寒、外感，挤压之后引起臂丛神经炎，或因牵拉、对撞、切割、枪弹、挤压等引起臂丛神经损伤，或因肿瘤、颈肋与肩部骨折、肌肉病变损伤引起臂丛神经损伤，而导致臂丛神经痛。

3. 临床表现

（1）肩神经炎：发作多为单侧，少数为双侧。发病时肩及上臂部疼痛，疼痛有轻有重，为刺痛或灼痛，疼痛持续数天至数周，可出现肌麻痹与肌萎缩，肩、肩外侧、前臂桡侧轻度感觉障碍。

（2）臂丛神经炎：常发生于受寒及外感之后，病初为颈下部及锁骨上部疼痛，疼痛数日后则肩、上臂、前臂、手背痛。开始为间歇性疼痛，以后为持续性疼痛，上肢肌力减弱，上肢外展及上举活动受限，或肌萎缩及感觉障碍。

（3）肋锁征群及颈肋征群：在锁骨和第一肋间之间的狭窄区域中，前斜肌、颈肋肌及第一肋骨可压迫臂丛神经，引起颈8～胸1神经损伤产生疼痛症状。轻者肩胛痛，疼痛向下放射到手臂内侧，重者锐痛，发作时肩胛痛，以后疼痛放射到手臂内侧及手掌，伴麻木，活动障碍或肌无力、肌萎缩。

（4）臂丛神经损伤

臂丛上干损伤：即颈5～6神经根或神经丛上干损伤。主要表现为腋神经及肩神经麻痹，肩关节不能外展及上举，肌皮神经麻痹时关节不能屈曲，有时出现顽固性疼痛。

臂丛下干损伤：即颈8与胸1神经根或神经丛下干损伤。主要表现为神经麻痹，手指与拇指不能屈曲，拇指不能对掌，尺神经麻痹，小指处外展位，手指不能内收与外展，或出现顽固性疼痛。

臂丛中干损伤：主要表现为三头肌瘫痪，伸腕及伸指无力，或疼痛。

全臂丛损伤：即上述上干与下干损伤的联合症状，并出现桡神经麻痹，上肢呈全瘫或疼痛。

4. 治疗方法

（1）选穴：主穴取颈4～7与胸1夹脊穴，并根据中医辨证及疼痛部位配穴。

①根据神经节段取夹脊穴

肩神经炎引起的臂丛神经痛取颈 4～6 夹脊穴。

臂丛神经炎引起的臂丛神经痛取颈 5～7 夹脊穴。

肋锁征群与颈锁征群臂丛神经痛取颈 7～胸 1 夹脊穴。

臂丛上干损伤引起的臂丛神经痛取颈 5～6 夹脊穴。

臂丛中干损伤引起的臂丛神经痛取颈 6～7 夹脊穴。

臂丛下干损伤引起的臂丛神经痛取颈 7～胸 1 夹脊穴。

②根据中医辨证配穴

风痹者：痛无定处，走窜疼痛或放射痛，配风门、风池、曲池、合谷、肝俞。

寒痹者：痛势较剧，局部畏寒喜冷，配肾俞、手三里、外关、合谷。

着痹者：酸痛沉重，为钝痛，配大椎、脾俞、曲池、外关。

热痹者：疼痛肿大，痛不可迎，局部灼热，配大椎、曲池、合谷。

气滞血瘀：有外伤史，局部青紫肿胀疼痛，配天鼎、肩髃、合谷、阿是穴。

气血虚弱：肌肉萎缩，肢体麻木无力，配脾俞、足三里、阳溪。

③根据疼痛部位，循经配穴

颈项痛者，配天鼎、天柱、大柱。

肩胛痛者，配肩三针（肩髃、肩髎、肩贞）。

尺侧痛者，配曲泽、少海、支正、后溪。

桡侧痛者，配臂臑、曲池、手三里、列缺、合谷。

前臂屈侧中间痛者，配尺泽、内关、大陵。

（2）方法：穴位常规消毒后，选用 26 号 2.5 寸毫针，针尖向脊椎方向进针，视身体胖瘦进针深度为 0.5～0.8 寸左右，得气后针感传至肩臂者佳。同时针刺配穴，用平补平泻法，得气后留针 30 分钟，每日针 1 次，10 次为 1 个疗程，休息 2 月后再行下 1 个疗程。

5. 典型病例

成某，男，39 岁，工人，初诊日期 1993 年 11 月 12 日。主诉：右上肢疼痛伴肌肉萎缩半年余。半年前在一次工程中右肩受挤压而发病，初期肩及上臂疼痛，肩关节活动受限，病情逐步加重，出现肌肉萎缩与感觉障碍，上肢无力，功能活动减弱。曾去上海、北京等地医院诊治，诊断为臂丛神经损伤、臂丛神经痛。经中西药治疗，疗效不明显，特来针灸科求治。查体：肩关节不能外展与抬举，肘关节不能屈曲，拇指不能对掌，手指不能内收与外展，上肢肌肉萎缩，肌张力减弱。

治疗：取颈 5 ～ 7 与胸 1 夹脊穴，配肩三针、曲池、手三里、外关穴，依法针刺治之。治疗 1 个疗程后上肢痛减轻，功能活动有所改善；治疗 3 个疗程后疼痛完全消失，肩、肘、手指功能活动恢复正常；共治疗 5 个疗程获临床治愈，随访 1 年未见复发。

6. 讨论

（1）臂丛神经痛属中医的"痹证"，多因风寒湿邪侵袭经脉，或因外伤损及经脉，经络痹阻不通，气血运行不畅，不通则痛，病久入络，肌肉痿废不用。

（2）臂丛神经由颈 5 ～ 8 与胸 1 神经根组成，本病因臂丛神经炎、臂丛神经损伤而引起。根据病情针刺相应的夹脊穴，针感直达病所，对本病有直接的治疗作用。通过经气的传导，调节神经经络，疏通经脉，活血化瘀，达"通则不痛"之目的。

（3）本病的治疗主要依据神经节段支配，选择相应的夹脊穴，针感传至神经所走行或损伤的部位，疗效最佳。又根据经络的循行配穴，手三阳与手三阴经循行于颈、项、肩、臂的内外侧，因"经脉所过，主治所在"，根据循行与病变部位循经取穴，与夹脊穴相配，达整体与局部治疗作用。

针刺夹脊穴治疗坐骨神经痛 63 例疗效观察

坐骨神经痛是指坐骨神经通路及其分布区内发生疼痛，为常见的周围神经疾病。笔者应用针刺夹脊穴治疗，获满意效果。并随机设对照组进行疗效观察，现报告如下。

1. 临床资料

治疗组（夹脊穴组）63 例。门诊患者 48 例，住院患者 15 例；男 38 例，女 25 例；年龄最小 18 岁，最大 68 岁；病程最短 2 天，最长 6 年；左侧坐骨神经痛 20 例，右侧痛 33 例，双侧痛 10 例；原发性坐骨神经痛 16 例，继发性坐骨神经痛 47 例。中医辨证：行痹型 14 例，痛痹型 20 例，着痹型 16 例，热痹型 3 例，气滞血瘀型 10 例。

随机设对照组（循经取穴组）30 例，临床资料与治疗组基本相同。

2. 治疗方法

（1）治疗组：取腰 3～5 与骶 1～3 夹脊穴，穴位常规消毒后针刺之，视身体胖瘦进针深度为 1.2～1.8 寸，得气后针感向坐骨神经走行方向传导为佳。留针 30 分钟，中间行针 1 次，每日针 1 次，7 次为 1 个疗程，满 4 个疗程后进行疗效统计。

（2）对照组：取环跳、居髎、阳陵泉、肾俞、承山、委中，穴位常规消毒后针刺，用平补平泻法，得气后留针 30 分钟，每日针 1 次，7 次为 1 个疗程，满 4 个疗程后进行疗效统计。

3. 疗效观察

（1）疗效标准：治愈：症状与体征完全消失，下肢活动自如，随访半年未复发者；好转：症状与体征明显改善者；无效：症状与体征无改善者。

（2）治疗结果见表 3-19。

表 3-19　两组治疗结果与疗效比较表　　　　　　　　　　例（%）

组别	例数	治愈	好转	无效	有效率（%）
治疗组	63	28（44.4）	31（49.3）	4（6.3）	93.7
对照组	30	10（33.3）	15（50.0）	5（16.7）	83.3

从表中可以看出，治疗组的治愈率与有效率明显高于对照组，经统计学处理 $P < 0.01$。

4. 典型病例

王某，男，52 岁，干部，初诊日期 1998 年 2 月 13 日。主诉：右侧腰腿疼 3 月余。其疼痛为持续性，表现为臀部、大腿内侧、小腿外侧至足部放射样刺痛，活动或咳嗽时加重，遇风寒潮湿亦加剧，严重时不能下地行走，活动受限。经中西药治疗疗效不明显，经介绍来针灸科诊治。X 线拍片提示：腰 3～5 椎体骨质增生。查体：右侧直腿抬高试验阳性，腰椎旁有压痛及叩击痛，舌质暗，舌苔白腻，脉弦紧。诊断：坐骨神经痛。辨证：风寒痹证。

治疗：取腰 3～5 及骶 1～3 夹脊穴针刺，得气后留针 30 分钟，中间行针 1 次，每日 1 次。治疗 5 次后腰腿痛明显减轻，共治疗 15 次临床症状与体征完全消失，下肢活动自如。随访 1 年未复发。

5. 讨论

（1）坐骨神经痛属周围神经疾病，可因原发或继发引起本病。坐骨神经由腰 4～5 神经与骶 1～3 神经的前支纤维组成，针刺腰 4～5 与骶 1～3 夹脊穴，正是坐骨神经发出的部位，针刺作用直达病所，发挥针刺镇痛机制，提高痛阈，达到良好的镇痛效果，对坐骨神经痛产生治疗作用。

（2）坐骨神经痛属中医学"痹证"的范畴，因外邪侵袭经络，气血运行不畅，引起足太阳膀胱经或足少阳胆经走行分布区疼痛。针刺夹脊穴针感强，可向疼痛区传导，激发经气，扶正祛邪，通经活络止痛，以达"通则不痛"之效。

（3）针刺夹脊穴与循经取穴针刺治疗坐骨神经痛，均有一定的疗效。但二者比较，针刺夹脊穴疗效优之。是因针刺夹脊穴是治其本源，肢端取穴针刺是治其标，故治疗效果有一定的差异。如将二者结合，即夹脊穴与肢端取穴相配，其效更佳。

铺灸督脉夹脊穴治疗类风湿性关节炎 66 例

类风湿性关节炎（简称 RA）是一种以慢性进行性多发性小关节炎为特点的全身性自身免疫性疾病，治愈率低，病残率高，目前尚无理想的治疗方法。笔者应用铺灸督脉夹脊穴法治疗 66 例，获较为满意效果，现总结如下。

1. 临床资料

（1）一般资料：本组 66 例，男 30 例，女 36 例；年龄最小 18 岁，最大 68 岁；病程最短 6 个月，最长 16 年。其中 1 年以内 18 例，1～5 年 38 例，5 年以上 10 例。中医辨证分型：行痹 18 例，着痹 21 例，痛痹 27 例。

（2）临床表现：初期以关节肿胀、疼痛、晨僵、功能障碍为主；晚期则关节周围肌肉萎缩，变形，功能障碍。

2. 治疗方法

材料：捣烂如泥的鲜蒜泥 500g，艾绒 250g，中药蠲痹散（威灵仙 50g，羌活 30g，独活 30g，肉桂 20g，细辛 15g，川芎 15g，冰片 2g），共研细末备用。

方法：铺灸时间选择每年夏季三伏天最佳。患者取俯卧位，裸露背部，蘸蒜泥中的蒜汁擦施灸部位（即第 1 胸椎至第 5 腰椎的督脉及夹脊穴），然后将中药蠲痹散均匀地撒在施灸部位，在药末上铺蒜泥一层。将艾绒制成上窄下宽的艾炷铺在蒜泥之上，如长蛇状。取上、中、下多点位点燃，让其自然燃烧（保护好周围皮肤，以免烫伤），待患者有灼热感不能忍受时，将艾炷去掉。灸完 1 壮，再续艾炷 1 壮灸之，2 壮为治疗 1 次。灸完后局部皮肤呈深红色，有辣感刺激自椎体向周围扩散。有少部分患者灸完后局部皮肤起水疱，可用消毒针挑破将水液放掉，用龙胆紫外涂，数日可愈。每隔 10 日灸 1 次，满 5 次后进行疗效统计。

3. 疗效观察

（1）疗效标准：依据 1988 年昆明会议制定的《风湿四病的中西医结合诊疗标准》中类风湿性关节炎疗效判定标准进行判定。

近期控制：受累关节肿痛消失，关节功能改善或恢复正常，RF、ESR 恢复正常，且停止治疗后 3 个月无反复；显效：受累关节肿痛明显好转或消失，RF、ESR 滴度降低；有效：受累关节疼痛有好转；无效：受累关节肿痛无好转。

（2）治疗结果：近期控制 15 例，占 22.7%；显效 34 例，占 51.5%；有效 10 例，占 15.2%；无效 7 例，占 10.6%。总有效率为 89.4%。

4. 典型病例

高某，男，45 岁，农民，初诊日期 1992 年 3 月 26 日。主诉：手足关节痛 3 年余。自述于 2 年前外感后开始四肢关节疼痛，以手足小关节疼痛为主，逐渐加重。伴有肿胀、僵硬、活动受阻，食少，疲乏无力，手指与脚趾关节变形，严重时不能下地走路，生活不能自理。经中西医治疗效果不佳，由家属抬来就诊，收入住院治疗。查体：神志清楚，痛苦面容，精神不振，消瘦，体重 50kg，心肺未见异常，肝脾不大，手、足小关节强直，僵硬，变形，功能活动障碍。舌质暗，边有瘀斑，舌体胖大，舌苔白润，脉象沉细。实验室检查：RF（+++），ESR 135mm/h。诊断：类风湿性关节炎。辨证：肝肾亏损，寒湿痹阻。

治疗：应用铺灸督脉夹脊穴法，时间在夏季三伏天。铺灸 1 次后关节疼痛减轻，可以下床行走；铺灸 2 次后关节疼痛、僵硬消失，功能活动改善；又巩固治疗 1 次，各种临床症状完全消失，功能活动自如，生活可以自理，已能参与体力劳动。实验室检查：RF（－），ESR 20mm/h。体重增加至 60kg。随访 1 年未见反复。

5. 讨论

（1）西医学认为类风湿性关节炎的病因病机尚不完全清楚。此病属中医学"痹证"的范畴，医籍中有"历节""顽痹""尪痹"之称，是一种疑难病症，主要是风寒湿邪侵入经络，留滞于关节，则历节疼痛。日久累及肝肾，气血运行不畅，痰湿瘀阻，筋骨受损，则关节肿胀，畸形，屈伸不利，故顽痹不愈。

（2）督脉为阳脉之海，统督阳经。华佗夹脊络肾贯脊，旁通太阳经。类风湿性关节炎本在肝、肾、督脉，标在肌肉、关节、筋骨。铺灸可壮督阳，温补肝肾，使阳气得布，寒湿自散，筋骨得濡，功能得复。铺灸用中药蠲痹散，威灵仙、羌活、独活、细辛祛风散寒利湿，通经活络；肉桂补肾温阳而散寒；川芎活血行气而祛瘀；冰片芳香开窍，穿透力强，引诸药透达经络至筋骨。中药与艾灸的铺灸方法，施灸部位广，作用强而持久，标本兼治，共克顽疾。

（3）现代研究表明，针灸治疗 RA 能使 IL–Z 升高（$P < 0.01$），使偏高的免疫球蛋白（IgG·IgM·IgA）下降。说明针灸对 RA 患者的免疫功能起双重调节作用。有人观察铺灸对 RA 患者免疫功能的影响，多数患者血红蛋白（Hb）升高，血沉（ESR）下降，类风湿因子（RF）转阴，淋巴细胞转化率（LTT）和 E–玫瑰花结形成率（E–RFT）提高，补体 C3 增高及免疫球蛋白含量等变化。说明铺灸治疗 RA 具有调节机体免疫功能的作用。

铺灸督脉、夹脊穴对实验性 RA 大鼠 IL–2、IgG、NO 及组织学的影响

1. 概述

类风湿性关节炎（RA）简称类风湿，是一种慢性系统性的自身免疫性疾病，它以关节滑膜炎为主要特征，滑膜的过度增生和反复发作的剧烈炎症导致关节软骨和骨的破坏、关节肿胀、关节翳形成，中晚期后关节畸形、僵直。本病还可累及多器官、多系统，引起系统性病变，常见的有心包炎、心肌炎、

胸膜炎、间质性肺炎、肾淀粉样变和眼部疾患等。由于本病多侵犯手、足、腕等小关节，常为对称性，呈慢性过程，发作与缓解交替，对人体消耗大，致残率高，医学界称之为"终身监禁"和"不死的癌症"，常给患者造成长期的折磨和巨大的痛苦。目前，RA 在国内外仍属于病因不明、难以治疗和预防的一种疾患。RA 分布于世界各地，中国的患病率为 0.32% ~ 0.36%，据此推算 RA 患者在中国近 500 万。RA 多发于中年妇女。RA 因其致残率较高而受到医学界的高度重视。因此，世界卫生组织和中国都将这一疾病列入了医学科技攻关项目。

本病目前尚无有效治疗方法，西医治疗本病毒性和不良反应大，中远期疗效不理想，患者长期难以耐受；中医药治疗 RA 毒性和不良反应小，但也有不足之处。积极探索 RA 的发病机制和有效的防治方法，提高早期诊断率、治愈率和降低致残率是当前 RA 研究中的重要课题。根据理论和临床研究的成果，RA 的最佳治疗方案应为综合治疗，其方针是"早期治愈、中期控制、晚期改善、矫治障碍"。临床治疗方法中的铺灸督脉夹脊穴对 RA 患者的免疫功能有明显的改善作用，且简便易行，患者易于接受。

2. 临床表现

（1）早期表现：对称性多关节红肿热痛，常见四肢小关节、指间近端关节梭形肿胀，掌指（跖趾）、腕、膝、肘、踝甚至颞颌等关节肿痛，以及喉部环状关节滑膜受累。晨间关节僵硬，午后逐渐减轻，为本病重要特征之一；临床上关节僵硬程度往往可作为估价病情变化及活动性的指标，晨僵时间越长，其病情越严重。

（2）中、晚期表现：随着病情发展，转为慢性、迁延性，关节滑膜渗出发展为增殖、肉芽病变，关节活动受限，继而侵蚀软骨、骨，引起关节面移位及脱臼，加上韧带、关节囊及关节周围组织破坏，使关节变形。常见有手指在掌指关节向（小指）外侧半脱位，形成尺侧偏移畸形；手指近端指间关节丧失伸直能力，远端指间关节过伸及屈曲呈鹅颈样畸形；严重患者呈望远镜样畸形，则因掌指骨骨端大量吸收，手指明显缩短，呈古代望远镜。还有一种称作峻谷状畸形，掌指关节背侧肿胀，其谷间肌肉萎缩，患者握拳时，掌指关节背侧如山峰样隆起，相邻指间的软组织则下陷如山谷。关节变形的发生与病程长短不成正比。

3. 辅助检查

（1）血沉（ESR）：在本病活动期多为增快。

（2）C反应蛋白（CRP）：在炎症早期浓度增高，活动期阳性率可达70%～80%。

（3）血红蛋白（HB）：RA活动期常有轻、中度贫血，血清铁、铁结合力可正常或偏低。

（4）类风湿因子（RF）：RA患者阳性率达80%，RFFix（滴定度计数）常以1∶80以上有意义，对判断本病价值更高。

（5）体液免疫和细胞免疫：由于本病存在着免疫调节的紊乱，因此在急性活动期，常可见体液免疫亢进，IgG、IgM及IgA大多增高，尤其以IgG增高为最明显，补体C3升高，有部分细胞免疫功能低下，尤其是抑制性T细胞明显减少。近来发现抗RA协同核抗原抗体（RA-NA）阳性，是诊断类风湿的一项有力证据，阳性率15%左右；抗角质蛋白抗体在早期RA患者中，其阳性率达40%左右；此外，Sa、RA33和核周因子（APF）抗体对RA的早期诊断较为敏感。

（6）X线检查：早期患者X线征象除软组织肿胀和关节渗液外，一般都是阴性，几周或几个月后可见关节附近骨质疏松，以后关节软骨破坏，关节间隙变窄，关节面不规则，晚期骨质破坏增多，可见关节半脱位，直至骨性强直。骨质疏松可因激素治疗而加重。美国风湿病学会的X线分期标准是：Ⅰ期：关节或关节面骨质疏松；Ⅱ期：关节面下骨质疏松，偶见关节面囊性破坏或骨质侵蚀破坏；Ⅲ期：明显关节面破坏或骨侵蚀破坏，关节间隙狭窄，关节半脱位；Ⅳ期：除Ⅱ、Ⅲ期病变外，并有纤维性和骨性强直。

4. 诊断标准

目前我国采用的是1987年修订的美国风湿病协会（ARA）的诊断标准。诊断RA必须具备下述4条或4条以上。

①晨僵至少1小时，持续6周以上。②3个或3个以上的关节肿胀，持续至少6周以上。③腕关节、掌指关节或近端指间关节肿胀6周以上。④对称性关节肿胀。⑤皮下类风湿结节。⑥类风湿因子阳性（滴定度计数RFFix为1∶80以上）。⑦手指关节X线变化证实。

最近由英国利兹大学的Emery牵头召集了荷兰、法国、德国、美国及澳大利亚风湿病学专家组成 6 个小组，共同研究制定了一个新的有关 RA 的诊断标准，他们把它称作"早期 RA 诊断标准"，或把它称为"亚类风湿诊断标准"，似乎更为合适，简称 ERRERA 标准。

早期 RA（或亚 RA）诊断标准（ERRERA）：①≥ 3 个关节肿胀。②跖趾或掌指受累。③晨僵 ≥ 30 分钟。

符合上述任何一条标准，除已知风湿病即为可疑 RA。

5. 临床缓解标准

①晨僵时间小于 15 分钟。②无乏力。③无关节痛。④活动时无关节压痛或疼痛。⑤软组织或腱鞘无肿胀。⑥血沉（魏氏法）：女性小于 30mm/h，男性小于 20mm/h。

6 条标准中有 5 条或 5 条以上，且至少连续 2 个月。

6. 功能分类标准

Ⅰ级：胜任日常生活中各项活动（包括生活自理、职业或非职业活动）。Ⅱ级：生活自理和工作、非职业活动轻度受限。Ⅲ级：生活自理，但职业和非职业活动受限。Ⅳ级：生活不能自理，且丧失生活能力。

注：生活自理能力包括穿衣、进食、淋浴、整理和上厕所；非职业指娱乐和休闲；职业指工作、上学、持家。

7. RA 模型的复制

从以往针灸治疗 RA 实验研究的文献报道看，到目前为止，在动物模型的选择方面多选用以下几种：①胶原诱导性关节炎（CIA）：该模型有与人类 RA 相似的遗传学特征，即动物的易感性也是由第Ⅱ类 MHC 即 I 区基因所决定，其临床症状、免疫病理特点与人类 RA 很接近，表现为慢性对称性多关节炎、抗Ⅱ型胶原抗体及类风湿因子的存在、滑膜血管翳增生及骨性侵袭等。在中国，该模型被用于中医理论和中药开发的实验研究，已有少量的报道。②卵蛋白诱导的关节炎：该模型可在兔、羊等动物上复制，由于不需要近交系动物，炎症的发生易于复制，且关节相对较大，并认为兔的膝关节与人的手足小关节相近，对指导这些好发部位的治疗有意义。③佐剂性关节炎（AA）：该模型造模材料简单，方法简便易行，其原发病变表现为局部非特异性炎症，继发病变于致炎后 15 天左右出现病理组织学特征：滑膜增生，淋巴细胞、单核巨噬细胞浸润及关节软骨组织破坏等，其组织病理及血液变化与人类 RA 中早期相似。对 AA 大鼠的免疫变化进行研究表明，其存在着明显的细胞免疫异常，为一种典型的免疫性炎症模型。针灸治疗 RA 实验研究方面大多选用注射弗氏完全佐剂引起的大鼠佐剂性关节炎。本实验也采用该模型。此外，根据研究需要还可以选择链球菌细胞壁成分诱导的关节炎、蛋白多糖诱导的关节炎、自发性关节炎、基因转化动物关节炎等 RA 动物模型。

8. 实验研究

（1）临床实验研究：有人观察铺灸对 RA 患者免疫功能的影响，结果表明，经铺灸治疗后，多数患者血红蛋白（HB）升高、血沉（ESR）下降、类风湿因子（RF）转阴、淋巴细胞转化率（LTT）和 E- 玫瑰花环率（E-RFT）提高、补体 C3 增高及免疫球蛋白含量增多等的变化，说明铺灸治疗 RA 具有调节机体免疫功能的作用。有学者以间接灸与青霉胺作临床对比观察，治疗 93 例，取穴：①膻中、中脘、气海、神阙、足三里。②膈俞、肝俞、脾俞、命门。两组穴位交替使用。把艾炷置于附子饼(1cm 厚)或姜片(1.5cm 厚)上燃灸，以不灼伤皮肤为度，每次灸 3～4 壮，隔日或每日 1 次，50 次为 1 个疗程。结果：间接灸组总有效率为 90.48%，显效率为 39.68%；青霉胺组总有效率为 80%，显效率为 32%。又以三种不同灸法作临床对比治疗 63 例，分为 3 组：隔附子饼艾灸组、隔附子饼微烟灸组、隔姜艾灸组。3 组取穴相同，膻中、中脘、神阙、足三里和膈俞、肝俞、脾俞、命门，两组交替。隔附子饼艾灸组和隔姜艾灸组每次均灸 3～4 壮，隔附子饼微烟灸组每次 1 壮；两组穴位交替施灸，每日或隔日 1 次，以施灸 50 次为 1 个疗程。结果：隔附子饼艾灸组总有效率为 93.33%，隔附子饼微烟灸组总有效率为 81.25%，隔姜艾灸组总有效率为 93.75%，3 组 Ridit 检验，无显著性差异。又用艾灸治疗 RA 患者，发现艾灸前不正常的血沉、黏蛋白、补体成分和 NK 细胞的活性，艾灸后有显著变化，均趋于正常。

（2）动物实验研究：有人通过对佐剂性关节炎的病理检查，证明其滑膜增生、炎细胞浸润、纤维素沉着等组织学特征均与人类 RA 的病理学改变相似，病变呈免疫性炎症状态。艾灸治疗后，大鼠足趾肿胀明显减轻，且发现肾俞穴配合病变局部施灸是治疗 RA 的一种局部与整体结合、标本兼顾的方法，可有效地控制炎症的发展。另有人用同样方法治疗 RA 大鼠，结果发现不仅可减轻局部水肿反应，消退足趾部肿胀，还可预防或减轻多发性关节炎、维持体重、缩短病程。免疫功能检测表明，艾灸可恢复和促进刀豆素（ConA）诱导的脾淋巴细胞增殖反应，促进IL-2的产生，降低IL-1的含量，抑制渗出性水肿，防止炎性肉芽组织增生，起抗炎免疫和抗变态反应的作用。还有采用隔盐灸神阙对实验性RA大鼠进行治疗，观察到此法对炎症区坏死程度及粒细胞浸润明显减轻，血浆中分子显著下降，说明这种方法具有调节免疫功能的作用，使网状内皮系统的吞噬能力得到加强。还有人对RA大鼠施以麦粒灸，并加用皮肤针在关节肿胀部位叩刺出血，结果灸刺疗法显著提高了实验性RA模型大鼠的红细胞C_{3b}受体花环率（RBC.C3bRR）和红细胞免疫复合物花环率（RBC.ICR），提高了血浆皮质醇水平，降低RA大鼠异常增高的IgG含量，表明该疗法能显著提高实验性大鼠的红细胞免疫黏附活性，增强机体红细胞免疫功能，通过提高内源性皮质醇水平来抑制炎症，调节体液免疫作用，达到治疗目的。

9. 机制研究进展

（1）对免疫系统的影响：艾灸能升高血清IL-2水平、降低血清IgA、IgM、IgG水平，其机制与调整机体的免疫功能，增强对胸腺、脾脏免疫器官的细胞保护作用，改善NE、5-HT神经递质的失衡，稳定机体内环境等多方面作用有关。具体来说，灸疗的抗炎免疫作用一是通过肾上腺皮质系统发挥的；二是大脑边缘系统海马可能是灸疗信息整合中枢的重要环节；三是下丘脑-垂体-肾上腺（HPA）轴是灸疗作用中一条重要的神经体液调节途径；四是松果体可能是艾灸抗炎免疫作用的一个高位调节点。

（2）对血液循环系统的影响：RA患者在早中晚各期均伴有明显的血液流变学异常——血液呈高凝状态，这与中医学认为"血瘀"这一病理过程始终贯穿于RA病变过程的认识是相通的，因此活血化瘀已成为临床治疗RA的重要治法。针灸可减少棱形趾形成数目，减轻四肢肢体肿胀程度，全血黏度、血沉、血沉方程K值均得到明显改善或恢复正常。RA大鼠针刺前血液处于高凝状态，针刺后血小板聚集率显著降低，推测针刺治疗RA取效可能通过活血化瘀，解除了或改善了血液高黏滞、高凝状态，消炎镇痛途径来实现的。

（3）对病理系统的影响：在大鼠足跖皮下注射FCA后，首先出现局部急性炎性反应，继而发展为中晚期炎症。炎症的局部症状为红、肿、热、痛。因此减轻机体的炎性反应，减少炎性渗出，抑制炎症病灶肉芽组织增生等病理变化，则是研究艾灸作用的一个重要方面。艾灸可减轻 AA 大鼠足趾肿胀，抑制炎性肉芽组织增生，改善踝关节活动。可见艾灸通过调节气血运行，祛邪扶正，促进机体对炎性渗出物的吸收，减轻水肿，抑制炎性病灶的血管通透性，从而起到抗炎消肿、改善关节功能的作用。

10. 材料与方法

（1）材料：动物：健康 2 ～ 3 月龄 Wistar 大鼠 48 只，雄性，体重（Wt）200 ± 20g，由兰州大学动物房提供。仪器：① F. T-630G 微机多探头 γ 计数器，北京核仪器厂生产。② KDC-2044 低速冷冻离心机，科大创新股份有限公司中佳分公司生产。③ T22S 分光光度计，上海精密科学仪器有限公司生产。以上均由兰州军区兰州总医院安宁分院核医学科提供。④ CX31RTSF 显微镜，made in philippines，由学院中心实验室提供。试剂及药品：①弗氏完全佐剂（Freund's Complete Adjuvant，FCA），批号：Lot88H8804，Sigma 公司生产，由华美公司北京分公司提供。②尪痹颗粒，批号：20040205，辽宁华源本溪三药有限公司生产。③艾炷，自制。④抗类风湿药（丁香 30g、肉桂 30g、川乌 30g、细辛 30g、防风 30g、川芎 30g、追地风 30g、桂枝 30g、豨莶草 50g、海风藤 30g、威灵仙 30g、补骨脂 30g、黄芪 50g 等），自制。⑤姜泥，自制。⑥免疫球蛋白 G 放射免疫药盒，批号：050110，北京科美东雅生物技术有限公司生产。⑦白细胞介素 -2 放射免疫分析药盒，批号：050725，北京科美东雅生物技术有限公司生产。⑧一氧化氮代谢终产物亚硝酸盐测定试剂盒，批号：050807，中国人民解放军总医院科技开发中心放免研究所生产。

（2）方法：分组：实验前将 48 只 Wistar 大鼠按数字表法随机分为：空白组 12 只、模型组 12 只、药物组 12 只和铺灸组 12 只，适应性喂养 1 周。造模：大鼠适应性喂养 1 周后，给模型组、药物组、铺灸组每只大鼠右后足跖皮下注射 0.1ml 弗氏完全佐剂（FCA）致炎（注：注射前先将弗氏完全佐剂充分摇匀），空白组每只大鼠右后足跖皮下注射生理盐水 0.1ml。处理：所有动物均在同一条件下（温度 16℃～ 22℃，相对湿度 40% ～ 50%），用普通饲料喂养，自由饮水，弗氏完全佐剂注射 3 天后，铺灸组开始铺灸，药物组

223

开始灌胃。铺灸组大鼠用2%硫代硫酸钠在其背部进行脱毛，装入自制鼠笼，俯卧位固定，以第一胸椎至第五腰椎的督脉线为中心，旁及两侧夹脊穴（参照林文注主编的《实验针灸学》）处先擦姜汁，然后撒上治疗类风湿的药物（每只0.5g），在其上再放上生姜饼（厚0.3cm、宽1cm），然后用自制的艾炷施灸（每壮3g），每次3壮，灸完后，生姜饼在大鼠背部固定3小时，隔日1次，共8次。药物组大鼠造模3天后用尪痹颗粒灌胃，每次给药0.36g，一日1次，连续16天。空白组、模型组同样抓取，但不予任何治疗。

（3）指标测定：放射免疫及化学法：用手抓住大鼠颈部及背部的皮肤将大鼠半仰卧位固定，剪断股静脉进行采血，流取3ml血置于5ml试管内，离心血清，送兰州军区总医院安宁分院核医学科做血清IL-2、IgG、NO水平测定。病理切片：取大鼠右后踝关节，用10%福尔马林溶液固定，送本院中心实验室病理切片室做切片。统计学处理：实验数据采用均数 ± 标准差（$\bar{x} \pm s$）表示，各组间均数比较用方差齐性检验。组间比较采用单因素方差分析（f），两两比较作q检验，$P < 0.05$为差异有显著性。用SPSS 10.0软件分析。

11. 实验结果

（1）治疗后各组大鼠一般情况比较（表3-20）。

表3-20　各组大鼠一般情况比较

组别	活动	神态	体毛	饮食	体重	局部肿胀	多发性关节炎
空白组	正常	活泼	密有光泽	正常	增加	—	—
模型组	少动	萎靡	干枯不齐	食少	减少	严重	明显
药物组	少动	一般	欠光泽	稍差	未增减	较重	较明显
铺灸组	少动	一般	欠光泽	稍差	未增减	较轻	不明显

表3-20说明，模型组大鼠一般情况如活动、神态、体毛、饮食等均差于正常组。因病变和摄入减少，该组大鼠体重第3周时明显减轻，比致炎前减少约15%，差异显著。其局部炎症在10天后加重，在第2～3周时多发性关节炎表现明显，前肢及左后踝部肿胀严重，耳、尾部出现炎性小节。药物组与铺灸组大鼠经治疗后一般情况好于模型组，体重增减不明显，与造模前比较差异不显著。其局部炎症逐渐减轻，第3周时，除少数大鼠右后踝部有轻度红肿外，全身性的多发性关节炎出现不明显，但铺灸组的一般情况较药物

组好。

（2）治疗后各组大鼠血清 IL-2 水平比较（表 3-21）。

表 3-21　各组大鼠血清 IL-2 水平比较（$\bar{x} \pm s$）（ng/ml）

组别	n	IL-2
空白组	12	1.333 ± 0.413
模型组	12	$0.441 \pm 0.159^{**}$
药物组	12	$0.842 \pm 0.252^{\triangle}$
铺灸组	12	$1.257 \pm 0.437^{\triangle\triangle\blacktriangle}$

注：与空白组比较：$^{**}P < 0.01$
　　与模型组比较：$^{\triangle}P < 0.05$　　$^{\triangle\triangle}P < 0.01$
　　与药物组比较：$^{\blacktriangle}P < 0.05$

表 3-21 说明，造模后模型组血清 IL-2 水平较空白组明显降低（$P <$ 0.01）；治疗后，药物组和铺灸组血清 IL-2 水平较模型组明显升高（P 值分别为 $P < 0.05$，$P < 0.01$），且铺灸组升高较药物组明显，有显著性差异（$P < 0.05$）。提示 RA 时血清 IL-2 水平降低，而尪痹颗粒和铺灸都能使血清 IL-2 水平得到回升，但铺灸的作用优于尪痹颗粒。

（3）治疗后各组大鼠血清 IgG 水平比较（表 3-22）。

表 3-22　各组大鼠血清 IgG 水平比较（$\bar{x} \pm s$）（ug/ml）

组别	n	IgG
空白组	12	0.615 ± 0.148
模型组	12	$1.327 \pm 0.259^{**}$
药物组	12	$1.040 \pm 0.306^{\triangle}$
铺灸组	12	$0.713 \pm 0.258^{\triangle\triangle\blacktriangle}$

注：与空白组比较：$^{**}P < 0.01$
　　与模型组比较：$^{\triangle}P < 0.05$　　$^{\triangle\triangle}P < 0.01$
　　与药物组比较：$^{\blacktriangle}P < 0.05$

表 3-22 说明，造模后模型组血清 IgG 水平较空白组明显升高（$P <$ 0.01）；治疗后，药物组和铺灸组血清 IgG 水平较模型组明显下降（P 值分别为 $P < 0.05$，$P < 0.01$），且铺灸组较药物组下降明显，有显著性差异（$P < 0.05$）。提示 RA 时血清 IgG 水平升高，而尪痹颗粒和铺灸都能降低血清 IgG 水平，但铺灸的作用优于尪痹颗粒。

（4）治疗后各组大鼠血清 NO 水平比较（表 3-23）。

表 3-23　各组大鼠血清 NO 水平比较（$\bar{x} \pm s$）（ug/ml）

组别	n	NO
空白组	12	2.765 ± 0.997
模型组	12	8.903 ± 0.2740**
药物组	12	6.392 ± 1.573△
铺灸组	12	3.884 ± 2.146△△▲

注：与空白组比较：**$P < 0.01$

与模型组比较：△$P < 0.05$　△△$P < 0.01$

与药物组比较：▲$P < 0.05$

表 3-23 说明，造模后模型组血清 NO 水平较空白组明显升高（$P < 0.01$）；治疗后，药物组和铺灸组血清 NO 水平较模型组明显下降（P 值分别为 $P < 0.05$，$P < 0.01$），且铺灸组较药物组下降明显，有显著性差异（$P < 0.05$）。提示 RA 时血清 NO 水平升高，而尪痹颗粒和铺灸都能降低血清 NO 水平，但铺灸的作用优于尪痹颗粒。

（5）病理切片：详见彩插图 3-1、图 3-2、图 3-3、图 3-4、图 3-5、图 3-6、图 3-7、图 3-8。

12. 讨论

（1）模型的复制与评价：中医治疗痹证时多是在辨病的基础上进行辨证论治，因此部分学者在符合 RA 病理改变的模型基础上，给予风、寒、湿等外界环境因素或使动物合并肾虚等条件造成病症结合模型。从理论上讲，在中医痹证研究中这种病症结合模型是最为理想的，但是外界环境因素对于痹证模型的意义，目前国内外学者尚存在较大争议，这种模型尚未得到学者公认。所以，目前应用最多的仍然是符合 RA 病理改变的疾病模型。本实验采用注射弗氏完全佐剂的方法造成大鼠实验性 RA 模型，该模型造模材料简单，方法简便易行，并且大鼠 AA 能较好地模拟人类 RA，且 FCA 制备比较容易。

本模型相当于中医的本虚标实或正虚邪恋型。给大鼠注射 FCA 后，由于 FCA 作为一种致病原和邪气停留在大鼠体内，日久势必会耗伤大鼠的正气，造成大鼠正气亏虚。正气亏虚又无力抗邪，导致邪气长时间停留大鼠体内，日久又会进一步耗伤大鼠的正气。因此本虚与标实同在，正虚与邪恋共存，这是本模型的病机特点。

（2）本研究的选穴依据及治疗 RA 疗效分析与机制探讨：督脉的作用：督脉与手足三阳经相交，督脉之别与膀胱经相联系，督脉入络于脑，而"脑为元神之府"。督脉为阳脉之海，总督一身之阳气，络一身之阴气，为十二经之纲领。类风湿性关节炎患者均存在正虚或正虚邪恋的问题，故艾灸督脉可起到补益脏气、扶正祛邪的作用，从而达到治病之目的。

夹脊穴的作用：类风湿性关节炎均存在正虚或正虚邪恋的问题，铺灸夹脊穴可起到补益脏气、扶正祛邪的作用。夹脊穴下有脊髓通过，并有相应的神经根与动静脉分布，可调出神经血管的功能，且对神经分布走行的肢端也有治疗作用。因此，铺灸夹脊穴还可提高机体免疫力，促进红细胞黏附活性，提高白细胞数，增强对病原体的吞噬能力，从而对 RA 的治疗起到标本兼治的作用。

艾及抗类风湿药的作用：中医学认为艾属温性，其味芳香，善通十二经脉，具有利气血、逐寒湿、温经的作用。《本草纲目》："艾叶，生则微苦太辛，熟则微辛太苦，生温熟热，纯阳也。可以取太阳真火，可以回垂绝之阳……灸之则透诸经而治百种病邪，起沉苛之人为康泰，其功亦大矣。"《本草正》也认为："艾叶，能通十二经脉，而尤为肝脾肾之药，善于温中、逐冷、除湿、行血中之气，气中之滞……或生用捣汁、或熟用煎汤、或用灸百病、或炒热熨敷可通经络、或袋盛包裹可温脐膝，表里生熟，俱有所宜。"说明艾具有广泛的治疗作用，虽然在灸治过程中艾叶进行了燃烧，但药性尤存，其药性可通过体表穴位进入体内，渗透诸经，起到治疗作用；又可通过呼吸进入机体，起到扶正祛邪、通经活络的作用；对位于体表的外邪还可直接杀灭，从而起到预防疾病的作用。

日本大西和西谷通过研究认为，艾燃烧后生成一种物质，有抗氧化并清除自由基的作用。艾燃烧生成物的甲醇提取物，有自由基清除作用，并且比未燃烧的艾的甲醇提取物作用更强。施灸局部皮肤中过氧化脂质显著减少，此作用是艾的燃烧生成物所致。艾的燃烧不仅没有破坏其有效药物成分，反而使之有所增强。艾燃烧生成物中的抗氧化物质，可通过穴位处皮肤，借助灸热渗透进入体内而发挥作用。

类风湿性关节炎，其病本在肝、脾、肾，其标在筋肉、关节。艾在内可补益脏气，在外可散寒除湿、通经活络，故在治疗类风湿性关节炎时可达到标本兼顾的效果。

抗类风湿药：桂枝、丁香、补骨脂、肉桂、威灵仙、黄芪具有益气温阳之功；海风藤、豨莶草、川芎、追地风具有通经活络的作用；防风、细辛、川乌具有祛风散寒、胜湿止痛之功。且药物借助艾炷燃烧之力，透过皮肤而至经络及病所，增强其散寒逐湿、通络止痛之功，从而既可以消除局部的寒凝、湿阻、瘀血，以改善局部血液循环，促进新陈代谢；又可以提高机体免疫能力和抗病能力。

灸的作用：灸法是我国传统外治法之一。古人很早就认识到了灸的重要性，如《灵枢·官能》曰："针所不及，灸之所宜。"《医学入门》则强调曰："凡病药之不及，针之不到，必须灸之。"灸法是以燃烧艾绒而治病，燃烧时的热效应也是产生治疗效果的重要因素。灸法具有温经散寒、通络止痛、祛风解表、消瘀散结等作用，可用于治疗各种证型的类风湿性关节炎，涉及寒、热、虚、实诸证。产生这些治疗效果，均与燃艾时产生的热作用是分不开的。艾灸时产生的热恰到好处，除了使人感到特别舒适外，更是一种良性治疗因子，这种因子作用于腧穴，具有特别的亲和力，艾火的热力不仅影响穴位表层，还特别能通过腧穴深入体内，影响经气，渗透筋骨、脏腑以至全身，发挥整体调整作用，而用于治疗该病。对类风湿性关节炎来说，灸法具有其独特的疗效。

经络腧穴与艾灸作用的关系：经络腧穴是艾灸施术的部位，灸法治疗类风湿性关节炎的效应是由艾灸理化作用和经穴特殊作用的有机结合而产生的。艾灸的药性作用和热作用只有作用于经络腧穴，才能起到全身治疗作用。经穴是灸法作用的内因，而艾灸产生的药性和热是灸法作用的外因。内、外因素的有机结合，才能共同发挥灸法治疗类风湿性关节炎的"综合效应"。经络腧穴对机体的调节与艾灸时艾的燃烧和所隔物，两者缺一不可，共同作用可达到扶正祛邪、调和阴阳之功。

（3）铺灸对血清 IL-2、IgG 和 NO 水平的影响：铺灸对血清 IL-2 水平的影响：IL-2 是 T 淋巴细胞中的 T 辅助（Th）细胞分泌产生的一种细胞因子，其主要作用是促进 T 细胞的生长增殖，增强 T 细胞（Tc）及 NK 细胞活性，诱导 γ-干扰素产生，促进 B 细胞产生抗体。IL-2 是免疫应答中起核心作用的细胞因子。IL-2 在 RA 发病中有重要作用，目前认为 T 细胞产生 IL-2 及表达 IL-2 受体功能低下，造成干扰素合成减少，Tc 功能减弱，导致变性的自身细胞滞留体内，持续刺激机体产生抗体及高浓度抗原－抗体免疫复合物，并沉积在关节局部而引起以多关节炎为主要表现的自身免疫性疾病。

本实验结果显示，造模后大鼠血清 IL-2 水平下降（$P < 0.01$），这与文献报道一致。经过治疗后，铺灸组和药物组 IL-2 水平均有回升（$P < 0.01$，$P < 0.05$），铺灸组 IL-2 水平的上升比药物组明显，且有统计学意义（$P < 0.05$）。说明铺灸能提高 AA 大鼠的细胞免疫功能，艾灸对 IL-2 影响的途径可能与其受体表达抑制、IL-2 合成与释放的调控等有关，有待深入研究。

铺灸对血清 IgG 水平的影响：免疫球蛋白（immunoglobulin，Ig）是指具有抗体活性，或化学结构与抗体相似的球蛋白，是体液免疫的物质基础，在 RA 中其含量一般增高，且 IgG 的增高与病情严重程度成正相关。由此推测可能有 T 辅助淋巴细胞（TH）数量与功能的增强。TH 传递抗原信息给 B 细胞，辅助其识别胸腺依赖抗原，并诱导 B 细胞分化为浆细胞并产生大量免疫球蛋白，使体液免疫处于高反应状态，与相应抗原结合产生大量免疫复合物沉积于滑膜，在补体作用下导致滑膜炎。T 抑制淋巴细胞（TS）在数量及功能皆低于正常，导致 B 细胞功能亢进，产生大量自身抗体，引起免疫复合物沉积于关节滑膜内激活补体，吸引多核白细胞以及释放溶酶体酶导致滑膜炎。近年来，国外有作者发现血清免疫球蛋白与自身抗体在 RA 患者中有一定的相关性，如 Adhya 等发现血清 IgG 水平与 RA 严重程度成正比。

本实验结果显示，造模后大鼠血清 IgG 水平明显升高（$P < 0.01$），这与文献报道一致。经过治疗后，铺灸组和药物组血清 IgG 水平均有下降（$P < 0.01$，$P < 0.05$），铺灸组血清 IgG 水平的下降比药物组明显，且有统计学意义（$P < 0.05$），说明铺灸较药物对异常亢进的体液免疫有更好的抑制作用。

铺灸对血清 NO 水平的影响：NO 是一种不稳定的气态自由基，具有多种生理功能，同时也介导局部炎症反应、组织损伤。其可传递神经信息，调节内皮细胞、平滑肌和神经等。Lalenti 等证实，内源性 NO 参与大鼠 AA 的发病过程。低剂量的 NO 可参与免疫应答的信息传递，高水平的 NO 作为细胞炎性因子则介导免疫损伤，导致细胞毒性。据报道，类风湿性关节炎患者及动物实验性关节炎，体内 NO 代谢终产物 NO_2^-/NO_3^- 浓度升高。

本实验结果显示，造模后大鼠血清中 NO 水平升高（$P < 0.01$），这与

文献报道一致。经过治疗后，铺灸组和药物组血清 NO 水平均有下降（$P <$ 0.01，$P < 0.05$），铺灸组血清 NO 水平的下降比药物组明显，且有统计学意义（$P < 0.05$），说明铺灸比药物具有更好的清除自由基的作用，起到了细胞保护作用，有利于免疫性炎症的缓解与转归。提示艾灸的抗炎免疫作用与其调节 NO 的水平有关。

综上所述：①铺灸能够明显提高细胞免疫功能，改善体液免疫，表明铺灸具有"扶正"的作用。②铺灸具有清除自由基的作用。表明铺灸在"扶正"的同时，还具有"祛邪"的作用。③铺灸治疗 RA 的效果优于尪痹颗粒治疗 RA 的效果。

铺灸夹脊穴对佐剂性大鼠 IL-1、TNF-α 及 IL-10 抗炎免疫的影响

类风湿性关节炎（rheumatoid arthritis，RA）是临床常见的一种以侵及关节，特别是关节滑膜，以慢性对称性多关节炎为主要临床表现的全身性自身免疫疾病。本实验应用佐剂性 RA 大鼠观察铺灸夹脊穴的抗炎、免疫作用，现将结果报道如下。

1. 材料与方法

（1）材料：动物：健康 2～3 月龄 Wistar 大鼠 48 只，雄性，体重（Wt）200±20g，由兰州大学动物房提供。仪器：① F.T-630G 微机多探头 γ 计数器，北京核仪器厂生产。② KDC-2044 低速冷冻离心机，科大创新股份有限公司中佳分公司生产。以上均由兰州军区兰州总医院安宁分院核医学科提供。③ CX31RTSF 显微镜，made in philippines，由学院中心实验室提供。

（2）试剂及药品：①弗氏完全佐剂（Freund's complete adjuvant，FCA），批号：Lot88H8804，Sigma 公司生产，由华美公司北京分公司提供。②尪痹颗粒，批号：20040205，辽宁华源本溪三药有限公司生产。③艾炷，自制。④抗类风湿药（丁香 30g、肉桂 30g、川乌 30g、细辛 30g、防风 30g、川芎 30g、追地风 30g、桂枝 30g、豨莶草 50g、海风藤 30g、威灵仙 30g、补骨脂 30g、黄芪 50g 等），碾粉备用。⑤姜泥，自制。⑥ IL-1 试剂盒：批号 050725，北京科美东雅生物技术有限公司。⑦ TNF-α 试剂盒：批号

050725，北京科美东雅生物技术有限公司。⑧ IL–10 试剂盒：批号 050907，北京北方生物研究所。

（3）方法：分组：实验前将 48 只 Wistar 大鼠按数字表法随机分为：空白组 12 只、模型组 12 只、药物组 12 只和铺灸组 12 只，适应性喂养 1 周。造模：给模型组、药物组、铺灸组每只大鼠右后足跖皮下注射 0.1ml 弗氏完全佐剂（FCA）致炎（注：注射前先将弗氏完全佐剂充分摇匀），空白组每只大鼠右后足跖皮下注射生理盐水 0.1ml。处理：所有动物均在同一条件下（温度 16℃～ 22℃，相对湿度 40%～ 50%），用普通饲料喂养，自由饮水，弗氏完全佐剂注射 3 天后，空白组、模型组同样抓取，但不予任何治疗。铺灸组给予铺灸治疗，药物组尪痹颗粒灌胃。

铺灸组大鼠用 2% 硫代硫酸钠在其背部进行脱毛，装入自制鼠笼，俯卧位固定，以第一胸椎至第五腰椎为中心延及两侧夹脊穴（参照林文注主编的《实验针灸学》）处先擦姜汁，然后撒上治疗类风湿的药物（每只 0.5g），在其上再放上生姜末（长 6cm，宽 2.5cm，厚 0.3cm），然后用艾绒自制的三棱柱形艾炷铺于生姜末上，进行施灸（每壮 3g，宽 0.8cm，高 2cm），每次 3 壮，灸完后，生姜饼在大鼠背部固定 3 小时，隔日 1 次，共 8 次。

药物组大鼠造模 3 天后用尪痹颗粒灌胃，每次给药 0.36g，一日 1 次，连续 16 天。

2. 指标测定

（1）放射免疫及化学法：IL–1、TNF–α、IL–10 检测：造模 21 天后大鼠股静脉采血，流取 3ml 血置于 5ml 试管内，离心血清，送兰州军区总医院安宁分院核医学科，血清 IL–1、TNF–α、IL–10 均用放射免疫分析法做水平测定。

（2）病理切片：取大鼠右后踝关节，用 10% 福尔马林溶液固定，送本院中心实验室病理切片室做切片。

3. 统计学处理

实验数据采用均数 ± 标准差（$\bar{x}\pm s$）表示，各组间比较采用单因素方差分析，其中各组方差齐者用 Bonferroni 检验，方差不齐用 Tamhane's T2 法作检验。用 SPSS 11.0 软件分析。

4. 实验结果

（1）治疗后各组大鼠一般情况比较（表 3–24）。

表 3-24　各组大鼠一般情况比较

组别	活动	神态	体毛	饮食	体重	局部肿胀	多发性关节炎
空白组	正常	活泼	密有光泽	正常	增加	—	—
模型组	少动	萎靡	干枯不齐	食少	增加缓慢	严重	明显
药物组	少动	一般	欠光泽	稍差	增加缓慢	较重	较明显
铺灸组	少动	一般	欠光泽	稍差	增加缓慢	较轻	不明显

以上说明，模型组大鼠一般情况如活动、神态、体毛、饮食等均差于正常组，大鼠因病变和摄入减少，该组大鼠生长缓慢。其局部炎症在 10 天后加重，在第 2 ～ 3 周时多发性关节炎表现明显，前肢及左后踝部肿胀严重，耳、尾部出现炎性小节。药物组与铺灸组大鼠经治疗后一般情况好于模型组，体重增减不明显，其局部炎症逐渐减轻。第 3 周时，除少数大鼠右后踝部有轻度红肿外，全身性的多发性关节炎出现不明显，但铺灸组的一般情况较药物组好。艾灸组大鼠体重增长缓慢，与模型组比较有显著差异（$P < 0.05$）说明针灸治疗能改善 RA 大鼠一般状况，抵抗炎症和疼痛对机体的消耗。

（2）关节肿胀度（趾围）（表 3-25）：在大鼠右足的固定部位测量其趾围，造模前、造模后、治疗后每只动物各测量 2 次，取平均值。

表 3-25　各组大鼠关节肿胀度变化（$\bar{x} \pm s$）

组别	造模前（mm）	造模后（mm）	治疗后（mm）
空白组	22.54 ± 0.78	22.95 ± 1.01	22.63 ± 0.80
模型组	22.54 ± 1.03	$25.88 \pm 1.15^{**}$	25.79 ± 0.66
药物组	22.33 ± 0.65	$25.63 \pm 1.19^{**}$	25.46 ± 1.20
铺灸组	22.63 ± 0.96	$26.50 \pm 1.02^{**}$	$25.22 \pm 1.86^{\triangle \blacktriangle}$

注：与空白组比较 $^{**}P < 0.01$
　　与模型组比较 $^{\triangle}P < 0.05$
　　与药物组比较 $^{\blacktriangle}P < 0.05$

结果表明：造模后模型组、药物组、铺灸组大鼠右足肿胀明显，与空白对照组比有显著差异（$P < 0.01$）。治疗后药物组肿胀减轻不明显、铺灸组肿胀减轻，与模型组比差异显著（$P < 0.05$），且铺灸组好于药物组（$P < 0.05$），说明铺灸治疗方法在抗炎消肿方面效果好于药物治疗。

（3）治疗后各组大鼠血清细胞因子含量比较（表 3-26）。

表 3-26　各组大鼠血清细胞因子含量比较（n=12；ng/ml；$\bar{x} \pm s$）

组别	IL-1	TNF-α	IL-10
空白组	0.051 ± 0.015	0.355 ± 0.018	51.262 ± 6.207
模型组	0.145 ± 0.011**	0.409 ± 0.012**	57.401 ± 2.890**
药物组	0.135 ± 0.018△	0.401 ± 0.073	53.417 ± 1.563
铺灸组	0.102 ± 0.017△△▲	0.356 ± 0.010△△△▲	62.758 ± 4.603△▲▲

注：与空白组比较：**$P < 0.01$
　　与模型组比较：△$P < 0.05$　　△△$P < 0.01$
　　与药物组比较：▲$P < 0.05$　　▲▲$P < 0.01$

造模后模型组 IL-1、TNF-α 及 IL-10 血清水平均较空白组明显升高（$P < 0.01$）；治疗后，① IL-1：药物组和铺灸组血清水平较模型组明显下降（P 值分别为 $P < 0.05$，$P < 0.01$），且铺灸组较药物组下降明显，有显著性差异（$P < 0.05$）。提示 RA 时血清 IL-1 水平升高，而尪痹颗粒和铺灸都能降低血清 IL-1 水平，但铺灸的作用优于尪痹颗粒。② TNF-α：铺灸组血清水平较模型组明显下降（$P < 0.01$），且铺灸组较药物组下降明显，有显著性差异（$P < 0.05$）。提示 RA 时血清 TNF-α 水平升高，而尪痹颗粒和铺灸都能降低血清 TNF-α 水平，但铺灸的作用优于尪痹颗粒。③ IL-10：造模后模型组血清 IL-10 水平较空白组明显升高（$P < 0.01$）；治疗后，铺灸组血清 IL-10 水平较模型组明显升高（$P < 0.05$），且铺灸组升高较药物组明显，有显著性差异（$P < 0.01$），提示 RA 时血清 IL-10 水平升高，而铺灸都能使血清 IL-10 水平上升，尪痹颗粒组使 IL-10 水平降低。

（4）病理切片：艾灸减轻机体的炎性反应，减少炎性渗出，抑制炎症病灶肉芽组织增生等病理变化，减轻 AA 大鼠足趾肿胀，抑制炎性肉芽组织增生，改善踝关节活动。

5. 讨论

（1）中医学对 RA 的认识：RA 属于中医学中"痹证"范畴。中医古籍中对痹证已有相当丰富的认识，追溯文献，考镜源流，中医对痹证的认识源于马王堆汉墓出土的帛书，在《足臂十一脉灸经》和《阴阳十一脉灸经》中就有"疾界（痹）""踝界"的文字描述，这是"痹"字最早的文字记载。《素问·逆调论》："肾者水也，而生于骨，骨不生则水不能满，故寒甚至骨也……病名曰骨痹，是人当挛节也。"在《素问·痹论》中也有"尻以代踵、脊以代头"

的描述，可见在《内经》一书中就已有与该病近似的一些特点和性质的记载。在《五十二病方》中就已收载了乌味（乌头）、续断根、防风、白芷、牛膝等现今治疗痹病的常用药物。在汉《金匮要略》中则以"历节"命名，对该病的病因病机、临床表现、治疗方法都有了更详细的论述。此后历代医家对该病多有阐述，论述较详，如宋《济世方》称之为"白虎历节"："其病昼轻夜剧，其痛彻骨，如虎啮之。"《三因极一病证方论》不仅描述了其证候，也注意了其预后"……久而不治，令人骨节蹉跌"等。

在病因病机方面，医家均有独到的见解。在对其外因的阐述上，多归之为风寒湿热毒的侵袭等，如清代张璐在《张氏医通》中指出痹病"多由风寒湿气乘虚袭于经络，气血凝滞所致"；明代医家张介宾在《景岳全书》中则对痹病的病因作了更为详尽的论述，他主张痹病多由风寒湿三邪侵袭经络所致，故"盖痹者，闭也，以血气为邪所闭，不得通行而病也"，并进一步阐释："风气胜者为行痹，盖风者，善行而数变，故其为痹则走注历节，无有定所，是为行痹"，"寒气胜者为痛痹，以血气受寒则凝而留聚，聚则为痛，是为痛痹"，"湿气胜者为着痹，以血气受湿则濡滞，濡滞则肢体沉重而疼痛顽木，留着不移，是为着痹"。在对内因的论述上，多究之为气血不足、肝肾亏损、营卫失调等。如"风寒湿三气杂至合而为痹，皆因体虚，腠理空疏，受风寒湿气而成痹也"（《济生方·五痹历节》），《类证治裁·痹论》云："诸痹，良由营卫先虚，腠理不密，风寒湿乘虚内袭，正气为邪气所阻，不能宣行，因而留滞，气血凝涩，久而成痹。"《金匮要略·中风历节篇》中也说："少阴脉浮而弱，弱则血不足，浮则为风，风血相持，则疼痛如掣。"《景岳全书·论痹》云："诸痹者，皆在阴分，亦总由其真阴衰弱，精血亏损，故三气得以乘之而为此诸证。"《证治准绳》认为痹病之因有风、寒、湿、热、闪挫、瘀血、滞气、痰积，而肾虚，方为其病本；更有清·董西园在其《医级》一书中精当扼要地指出："邪之感人，非虚不痹。"痹病的发生多是在营卫失调、脏腑功能紊乱的基础上，感受风寒湿热毒之邪所致，形成不外乎是外邪入侵、正气虚弱二重因素，内外二因相合而致。如《素问·刺法》曰："正气存内，邪不可干。"《素问·评热病论》曰："邪之所凑，其气必虚。"以及《素问·百病始生》中云："风雨寒热，不得虚，邪不能独伤人。"所谓"痹病"就是人体营卫失调，感受风寒湿之气，合而为病，或日久正虚，内生痰浊、瘀血、毒热，正邪相持，使经络、肌肤、血脉、筋骨，乃至脏腑的气血痹阻，失于濡养，而出现肢体疼痛、肿胀、酸楚、麻木、重着、变形、僵硬及活动受限等症状，甚则累及脏腑的一类疾病的总称。

近代医家对 RA 进行了深入的研究，认为 RA 病位在骨、关节、筋脉、肌肉。病机为本虚标实，肝脾肾亏虚为本，湿滞瘀阻为标。在病因方面，在以往"风寒湿三气杂至合而为痹"的外邪说基础上，重视正气不足在本病中的作用，称为"痹"或"顽痹"。这些观点恰与西医学认为 RA 为免疫功能紊乱的自身免疫性疾病不谋而合。

（2）选穴依据：督脉主干行于背部正中，经脊里而属于脑，与脑和脊髓均有密切联系。"脑为髓海"，"脑为元神之府"，人体一切神气活动都受其支配。"头为诸阳之会"，"背为阳"，则是从阳气所在来说明这一部位的重要性，从而突出了督脉对全身阳气所起的统率、督领作用。

夹脊穴在脊椎旁开 0.5 寸处，与督脉相通，与膀胱经相连，与其他经脉也有着密切的关系，具有扶正祛邪、疏通经脉之功，穴下布有脊髓与脊神经。脊神经中的内脏纤维伴骨动脉经滋养孔进入骨髓，支配骨髓内血管及实质，与细胞关系密切。胸腺作为中枢免疫器官和内分泌器官，胸腺可接受膈神经、交感神经和副交感神经支配，交感神经和部分副交感神经发源于脊髓的外侧柱及相当于外侧柱的部位，因此脊髓可以成为内脏反射活动的初级中枢。其中交感神经纤维来源于颈胸段交感神经链，而副交感纤维来源于迷走神经。一般认为交感神经兴奋可减弱免疫功能，而副交感神经兴奋则作用相反。脾为外周免疫器官，来自腹腔神经节的交感神经形成脾神经沿脾门入脾，迷走神经伴动脉入脾。

由此可见免疫组织和器官受到交感神经、副交感神经和肽能神经纤维的支配，从形态上体现出神经系统对免疫系统的直接影响。神经纤维对淋巴组织和器官的影响至少涉及以下几方面：①血流调控。②淋巴细胞的分化、发育、成熟、移行和再循环。③细胞因子或其他免疫因子的生成和分泌。④免疫应答的强弱及维持的时间等。

神经可以通过两条途径来影响免疫功能，一条是通过神经释放递质来发挥作用，另一条是通过改变内分泌的活动转而影响免疫功能。骨髓、胸腺、淋巴结等免疫器官均有自主神经进入，虽然神经纤维主要是支配血管的，但

235

末梢释放的递质（去甲肾上腺素、乙酰胆碱、肽类）可以通过弥散而作用于免疫细胞。

温针夹脊穴治疗痹证 215 例疗效观察

痹证为临床常见病、多发病，包括风湿性关节炎、肩周炎、坐骨神经痛、类风湿性关节炎等病。笔者应用温针夹脊穴治疗 215 例，获满意效果，现总结如下。

1. 临床资料

（1）一般资料：本组 215 例，中国人 123 例，非洲马达加斯加人 92 例；男 106 例，女 109 例；年龄最小 15 岁，最大 78 岁；病程最短 21 天，最长 36 年。辨证分型：行痹 62 例，痛痹 73 例，着痹 51 例，热痹 29 例。

（2）临床表现：行痹型：关节疼痛走窜，痛无定处，有时兼见寒热，严重时功能活动受限，舌苔薄白或薄黄，脉浮紧或浮数。

痛痹型：关节疼痛较剧，部位固定遇阴寒加重，得热痛减，屈伸不利，肢体功能活动受阻，舌苔白润，脉象沉迟。

着痹型：关节疼痛，重着无力，肢体麻木，屈伸不利，肢体功能障碍，舌苔白腻，脉象滑。

热痹型：关节疼痛，局部红肿灼热，痛不可近，肢体功能活动受限，舌质红，舌苔薄黄或黄腻，脉象弦数。

部分病例实验室检查，可有白细胞升高，血沉加速，抗"O"阳性。

2. 治疗方法

上肢痛取颈 5～7 与胸 1 夹脊穴，下肢痛取腰 2～5 与骶 1～2 夹脊穴，上下肢均痛者取以上两组夹脊穴。患者取俯卧位，穴位常规消毒后针刺之，得气后将艾绒捏在针柄上，点燃其上端，每穴 2 壮，每日 1 次。10 次为 1 个疗程，休息 3 日后再行下 1 个疗程，满 4 个疗程后进行疗效统计。用本法治疗期间停用其他药物或疗法，以便观察疗效。

3. 疗效观察

（1）疗效标准：痊愈：关节疼痛完全消失，功能活动恢复正常，实验室检查正常，观察半年未复发；显效：关节疼痛基本消失，功能活动改善，但有复发者；有效：关节疼痛减轻，功能活动有改善；无效：关节疼痛与功能活动无改善。

（2）治疗结果（表3-27）：215例中，痊愈113例，占52.6%；显效46例，占21.9%；有效40例，占18.6%；无效16例，占7.5%。总有效率为92.5%。

表3-27　各种痹证疗效比较　　　　　　　　　　例（%）

分型	例数	治愈	显效	有效	无效	有效率（%）
行痹	62	32（51.6）	15（24.2）	11（17.7）	4（6.5）	93.5
痛痹	73	45（61.6）	13（17.8）	12（16.4）	3（4.2）	95.8
着痹	51	25（49.0）	10（19.6）	11（21.6）	5（9.8）	90.2
热痹	29	11（37.9）	8（27.6）	6（20.7）	4（13.8）	86.2

从表中可以看出，本法治疗痹证，对痛痹的治愈率与有效率最高，行痹、着痹次之，热痹最差。

4. 典型病例

薛某，男，43岁，工人，初诊日期1996年9月12日。主诉：全身关节疼痛6年余。因外感后发生周身关节痛，因涉水冒寒而加重，四肢关节疼痛固定不移，遇阴雨寒冷则症状加剧，得热痛减，肢体麻木，屈伸不利，功能活动受阻，严重时不能下地走路，生活不能自理。经中西医治疗效果不佳，常服用去痛片、激素控制症状，停用后疼痛更为严重，痛苦不堪，夜间不能入睡，身体倦怠无力，消瘦。实验室检查：血沉86mm/h。诊断：风湿性关节炎。辨证：寒湿痹证。

治疗：取颈5～7与胸1夹脊穴，腰2～5与骶1～2夹脊穴温针治之。治疗5次后关节疼痛减轻，治疗2个疗程后关节疼痛消失，治疗3个疗程后各种临床症状完全消失，肢体功能活动恢复正常。实验室检查：血沉10mm/h。随访1年未见复发，按疗效标准判定为治愈。

5. 讨论

（1）《素问·痹论》曰："风寒湿三气杂至，合而为痹。"本病乃外邪侵袭经络，气血闭阻不能畅行，痹阻不通，则肢体关节疼痛、麻木、重着、屈伸不利等。根据临床特点与邪气偏胜，分为行痹、痛痹、着痹、热痹。日久则缠绵难愈，成为顽痹。

（2）治疗取颈5～7与胸1夹脊穴，其脊神经布于上肢，主治上肢疼痛；腰2～5与骶1～2夹脊穴，其脊神经布于下肢，主治身体下部关节疼痛。

237

此法具有祛风散寒利湿、通经活络、活血化瘀之功，以除风寒湿痹。另可调节脊神经与肢体神经的功能，达到消炎止痛的作用，并可促进肢体功能活动的改善。

（3）温针有针刺与艾灸的双重作用，将温灸之热力通过针刺传入经络，增强了祛风、散寒、利湿的功能。据现代研究表明，温针可提高机体的免疫功能，使血沉下降，抗"O"与类风湿因子转阴，达到扶正祛邪的目的。

本法治疗痹证，对寒痹疗效最佳，是因为温针散寒除痹作用最长，对行痹、着痹次之，说明本法有良好的祛风除湿之功。对热痹的疗效最差，说明辨证论治针对病因病机治疗，才能获得良好的效果。

针刺夹脊穴治疗幻肢痛 12 例

幻肢痛是患者截肢后仍觉肢体存在并疼痛。笔者近 10 年应用针刺夹脊穴治疗 12 例，获满意效果，现报告如下。

1. 临床资料

（1）一般资料：本组 12 例，均是截肢后患者。男 9 例，女 3 例；年龄最小 18 岁，最大 58 岁；病程最短 20 天，最长 2 年；上肢痛 5 例，下肢痛 7 例。

（2）临床表现：截肢后出现幻肢感，肢体刺痛，严重时有射击痛、挤压痛、拧痛、嵌进痛，或周期性痉挛痛。患者描述类似肢体在空中运动，或有温度变化、沉重、痒感。部分患者有心慌、心悸、头晕、失眠、烦躁不安等神经官能症症状。

2. 治疗方法

上肢幻痛取颈 5～7 与胸 1 及胸 4～7 夹脊穴，下肢幻痛取胸 4～7 与腰 3～5 及骶 1 夹脊穴，配合百会、头皮针感觉区。患者俯卧位，穴位常规消毒后针刺，得气后留针 30 分钟，中间行针 1 次，每日针 1 次，7 次为 1 个疗程，满 3 个疗程后进行疗效统计。

3. 疗效观察

（1）疗效标准：治愈：临床症状与体征完全消失，观察 3 个月未复发；好转：临床症状消失，但复发，或临床症状减轻；无效：临床症状无改善或加重者。

（2）治疗结果：治愈 9 例，占 75.0%；好转 2 例，占 16.7%；无效 1 例，占 8.3%。总有效率为 91.7%。

4. 典型病例

郑某，男，36 岁，工人，初诊日期 1991 年 7 月 6 日。主诉：右下肢幻痛 20 日。于 1 月前遇交通事故受外伤，在某医院住院进行右下肢截肢术。术后 15 日自觉被截去的右下肢仍然存在，并出现幻肢痛，疼痛为阵发性、挤压样痛，似乎肢体运动时疼痛更甚，有时奇痒难忍，伴有心悸、失眠、多梦症状。注射杜冷丁针，口服安定片，仍不减轻，请余会诊。查体：痛苦面容，被截肢端愈合良好无炎症，神经系统生理反射存在，病理反射未引出。诊断：幻肢痛。

治疗：取胸 4～7 与腰 3～5 与骶 1 夹脊穴针刺治之。针 2 次后幻肢痛消失，10 日后又发作 1 次，再针 2 次而愈。随访半年无复发。

5. 讨论

（1）幻肢痛是截肢后出现的顽固性疼痛，对患者似乎是恶魔，对患者心理影响很大。1934 年有人就对幻肢痛给予了详细的描述。他发现截肢后患者继续觉得失去的部分仍然存在，甚至感到比真实的肢体更明确，更有体会。因病因不十分确定，治疗比较困难。

（2）《素问·灵兰秘典论》认为："心为君主之官。"心主神明，身体各脏腑组织器官与肢体是由心主宰的。又云："诸痛疮痒，皆属于心。"《素问·举痛论》又指出："脉泣则血虚，血虚则痛，其俞注于心，故相引而痛。"本病乃外伤截肢，失血过多，损伤心气，心之气血不足，神无所主。经脉阻滞，血行不畅，则不通则痛。

（3）治疗取胸 4～7 夹脊穴主治心神疾患，行气活血，养心安神。上肢幻痛取颈 5～7 夹脊穴，因其穴下脊神经主上肢感觉与运动。下肢幻痛取腰 3～5 与骶 1 夹脊穴，因其穴下脊神经主下肢感觉与运动。针刺之可调节神经功能，通经活络，解痉止痛，调节阴阳，以达到中枢神经与周围神经新的平衡。

针刺夹脊穴治疗足下垂 26 例

足下垂是腓神经损伤引起的踝关节、足趾不能背伸的一种病证。笔者应用针刺夹脊穴治疗，获满意效果，现小结如下。

1. 一般资料

本组 26 例，中国人 14 例，非洲人 12 例；男 16 例，女 10 例；年龄最小 25 岁，最大 56 岁；病程最短 1 月，最长 5 年。

临床表现为踝关节、足趾不能背伸，行路时更为明显，趾与第二趾背面皮肤感觉缺失，部分患者胫前肌萎缩。

2. 治疗方法

取腰 3～5 与骶 1～2 夹脊穴，穴位常规消毒后，选用 26 号 2.5 寸毫针，针尖向脊椎方向进针，视身体胖瘦进针深度为 1.2～1.8 寸左右，得气后针感向下肢传导为佳，留针 30 分钟，每日 1 次。配太冲、行间、足三里、中封，得气后留针 30 分钟，每日 1 次，10 次为 1 个疗程，满 3 个疗程后进行疗效统计。

3. 疗效观察

（1）疗效标准：痊愈：踝关节与足趾背伸及皮肤感觉恢复正常；好转：踝关节与足趾背伸功能有改善；无效：踝关节与足趾背伸功能无改善。

（2）治疗结果：26 例中，痊愈 9 例，占 34.6%；好转 13 例，占 50.0%；无效 4 例，占 15.4%。总有效率为 84.6%。

4. 典型病例

Evaline Saide，男，56 岁，马达加斯加人，初诊日期 2000 年 9 月 3 日。主诉：足下垂 1 年余。患者于 1 年前因车祸腿部受伤后而发本病，功能活动障碍，走路时更为明显。曾去法国等地治疗无效，特来中国医疗队要求针灸治疗。查体：右脚足趾不能背伸，趾与第二趾背面皮肤感觉缺失，胫前肌轻度萎缩。诊断：腓深神经损伤，足下垂。

治疗：取腰 3～5 与骶 1～2 夹脊穴，配阳陵泉、足三里、太冲、行间穴。针刺得气后留针 30 分钟，中间行针 1 次，每日 1 次，针 1 个疗程后足趾背伸功能开始改善，治疗 3 个疗程功能活动与皮肤感觉恢复正常，行走自如，可参加工作。随访半年未复发。

5. 讨论

（1）本病属中医学的"痿证"，是指肢体痿弱无力，不能随意活动或肌肉萎缩，故称"痿躄"。多由气血津液不足，筋脉不得濡养，或因外伤损及经脉经筋，湿热浸淫，宗筋弛缓而致。

（2）腓神经由腰 4、5 及骶 1、2 神经根的纤维组成。在腘窝之上从坐骨神经分出后在小腿前方下行到达足背，分布于跚与第二趾背面，当腓深神经损伤时，可发生本病。根据脊神经节段分布，针刺腰3～5与骶1～2夹脊穴，可激发经气，调节与修复神经功能，疏通经脉，从而达到治疗作用。

（3）根据中医理论，结合循经取穴，肝主筋脉，取足厥阴经之太冲、行间、中封祛风散寒除湿，舒筋通脉，活血化瘀。中医有"治痿独取阳明"之说，取足阳明胃经的足三里，健补脾胃，强壮肌肉。与华佗夹脊穴相合，标本兼治，共奏良效。

针刺命门肾俞透夹脊穴治疗非洲人足跟痛45例疗效观察

非洲人患足跟痛者较多，可能与长期不穿鞋行走，损伤足跟脂肪纤维垫有关。笔者在马达加斯加援外医疗期间，应用针刺命门、肾俞透夹脊治疗45例，获满意效果，并设对照组进行疗效观察，现报告如下。

1. 一般资料

治疗组45例，男28例，女17例；年龄最小26岁，最大78岁；病程最短1月，最长16年。单侧足跟痛26例，双侧足跟痛19例；跟骨骨质增生16例，外伤8例，原因不明21例。

对照组30例，男16例，女14例；年龄最小25岁，最大75岁；病程最短40天，最长14年。单侧足跟痛25例，双侧痛5例；跟骨骨质增生10例，外伤4例，原因不明16例。

2. 治疗方法

（1）治疗组：取命门、肾俞穴透刺夹脊穴。患者取俯卧位，穴位局部常规消毒后，先从命门穴进针，进针后针尖与皮肤呈60°角刺向夹脊穴。再从肾俞穴进针，向夹脊穴由浅入深透刺，至夹脊穴深度为1.5寸左右。用平补平泻法，得气后留针30分钟，中间行针1次，每日针1次，7次为1个疗程，休息2日后再行下1个疗程，满3个疗程后进行疗效统计。

（2）对照组：口服西药维生素B_1片，每次2片，每日3次。去痛片每次2片，一日3次，满21日进行疗效统计。

3. 疗效观察

（1）疗效标准：治愈：疼痛完全消失，行走自如，6个月内不复发者；显效：疼痛基本消失，但行走时间长仍痛或复发者；有效：疼痛较治疗前减轻；

无效：治疗后疼痛无改善。

（2）治疗结果（表3-28）。

表3-28　两组治疗结果与疗效比较　　　　　　　　　　例（%）

组别	例数	治愈	显效	有效	无效	有效率（%）
治疗组	45	28（62.2）	9（20.0）	7（15.6）	1（2.2）	97.8
对照组	30	2（6.7）	5（16.7）	16（53.3）	7（23.3）	76.7

从表3-28中可以看出，治疗组的治愈率与有效率明显高于对照组，二者比较有明显差异，经统计学处理，$P < 0.01$。

表3-29　治疗组疾病分类与疗效关系　　　　　　　　　　例（%）

组别	例数	治愈	显效	有效	无效	有效率（%）
骨质增生	16	8（50.0）	3（18.7）	4（25.0）	1（6.3）	93.7
外伤	8	5（62.5）	2（25.0）	1（12.5）	0（0.0）	100.0
原因不明	21	15（71.4）	4（19.1）	2（9.5）	0（0.0）	100.0

从表3-29疾病分类与疗效的关系，说明无骨质增生的足跟痛治疗效果较好，因骨质增生引起的足跟痛效果次之。

4. 典型病例

Janpole Saide，男，46岁，马达加斯加人，初诊日期2000年8月17日。主诉：双侧足跟痛3年。于3年前开始足跟痛，并逐渐加重，不能长时间走路，严重时足跟痛不敢着地，表现为刺痛或灼痛。经当地医生治疗和口服法国产西药治疗无效，来医疗队要求针灸治疗。查体：足跟部压痛明显，X线拍片检查未见异常。

治疗：取命门、肾俞穴透刺夹脊穴，治疗1次后疼痛明显减轻，治疗3次后疼痛完全消失，行走自如，随访半年无复发。

5. 讨论

（1）非洲人患足跟痛可能是长期赤脚走路，损伤足跟脂肪纤维垫使其缩退，或患滑膜炎、外伤、跟骨骨质增生等引起。其疼痛多为刺痛或灼痛，局部无明显肿胀，可有压痛，不能久立或运动，活动受限。

（2）本病属中医"骨痹"的范畴，因感受风寒湿邪留滞足跟，或外伤劳损损伤足跟，或气血虚弱不能濡养，或肾气不足不能主骨，经脉痹阻，气血运行不畅，不通则痛。

（3）治疗取督脉之命门与膀胱经之肾俞，补肾壮阳，壮骨益髓。透刺夹脊穴通经活络，活血化瘀，散寒利湿。腰骶夹脊穴处脊神经通行下肢至足跟，支配其功能活动，针刺之可调节神经功能，减轻神经及周围软组织炎症与压迫，促进血液循环和局部营养及新陈代谢，以达到治疗作用。

（4）治疗期间嘱患者穿缓冲力较好的鞋或软底拖鞋，以防对足跟造成新的损伤，起保护作用，对提高治愈率与防止复发，大有益处。

电针夹脊穴治疗多发性神经炎 38 例疗效观察

多发性神经炎是四肢末端对称性感觉障碍及弛缓性瘫痪的病变。笔者应用电针夹脊穴治疗，获满意效果，并设对照组进行疗效观察，现总结如下。

1. 临床资料

（1）一般资料：治疗组 38 例，男 18 例，女 20 例；年龄最小 16 岁，最大 72 岁，病程最短 1 月，最长 10 年。对照组 32 例，男 15 例，女 17 例；年龄最小 18 岁，最大 69 岁；病程最短 20 天，最长 12 年。

（2）临床表现：起病缓慢，四肢麻木，如袜套状感，感觉障碍，刺痛或蚁行感，四肢软弱无力，肌力减退，肌肉萎缩等。

2. 治疗方法

（1）治疗组：病在上肢者取颈 5 ～ 7 与胸 1 ～ 4 夹脊穴；病在下肢者取腰 1 ～ 5 与骶 1 ～ 2 夹脊穴，配脾俞、足三里。穴位局部常规消毒后针刺，得气后使用 G6805 型电针仪，将两个申极分别连接两侧夹脊穴针柄，然后接通电源，电流强度以引起肌肉收缩，患者能够忍受即可。每日 1 次，10 次为 1 个疗程，满 6 个疗程后进行疗效统计。

（2）对照组：病在上肢者取肩髃、曲池、手三里、外关、八邪穴；病在下肢者取环跳、阳陵泉、悬钟、三阴交、足三里、八风、太冲、昆仑穴。使用 G6805 型电针仪，方法同治疗组。每日针 1 次，10 次为 1 个疗程，满 6 个疗程后进行疗效统计。

3. 疗效观察

（1）疗效标准：痊愈：临床症状与体征完全消失；显效：临床症状与体

征明显减轻；有效：临床症状与体征有所改善；无效：临床症状与体征无改善。

（2）治疗结果：治疗结果与疗效比较见表3-30。

表3-30 治疗组与对照组治疗结果与疗效比较 例（％）

组别	例数	治愈	显效	有效	无效	有效率（％）
治疗组	38	18（47.4）	10（26.3）	8（21.0）	2（5.3）	94.7
对照组	32	10（31.2）	11（34.4）	9（28.1）	2（6.3）	93.7

从表中可以看出，治疗组的治愈率明显高于对照组，二者比较有显著差异，$P < 0.01$。二组的有效率比较无明显差异。

4. 典型病例

卜某，男，43岁，农民，初诊日期1993年1月6日。主诉：双下肢麻木无力2年余。初期感觉双足发凉，轻微麻木，1月后麻木逐渐加重向上延伸到膝部，有袜套感，如虫蚁爬行，有时刺痛。5个月后下肢软弱无力，皮肤感觉障碍，逐渐加重。1年后双下肢肌肉萎缩，行走困难。经中西药治疗效果不明显，经介绍来我处治疗。查体：发育正常，痛苦面容，心肺（-），肝脾未扪及，腹软无压痛，双下肢膝肌肉萎缩，肌力0级，双下肢反射减弱，神经系统未引出病理反射，舌质淡，舌苔薄白，脉沉细。诊断：双下肢多发性神经炎。辨证：脾肾两虚，经脉痹阻。

治疗：取腰1～5与骶1～2夹脊穴电针，配脾俞、足三里针刺。治疗1个疗程后肢体麻木减轻，治疗3个疗程后症状消失，肌力与皮肤感觉障碍有所改善，嘱其患者配合下肢按摩，共治疗6个疗程痊愈。随访1年未复发，可参加一般体力劳动。

5. 讨论

（1）上肢的运动主要由臂丛神经支配，它从颈5～8与胸1椎发出；下肢的功能运动主要由坐骨神经支配，它从腰4～5与骶1～3椎发出。所以针刺相应的夹脊穴，就能治疗上肢与下肢神经的病变。夹脊穴贯脊通督，主三阳经脉，针刺夹脊穴可宣导阳气，疏通经络，调节和促进人体功能活动与肢体运动，既治其神经根，又治其神经末梢，通过神经与经络的传导，对神经炎症起治疗作用。还能促进血液循环与细胞代谢，加强神经营养，使神经功能恢复而达治疗目的。

（2）本病多因感染与中毒有关，引起神经的代谢障碍而营养不良，而致痿证。中医有"治痿独取阳明"之说，配脾俞以生化气血，主四肢肌肉；足三里为阳明多气多血之经穴，"主润宗筋"，对本病亦有一定的治疗作用，与夹脊穴相合，其效更佳。

（3）通过疗效观察证明，电针夹脊穴与肢体循经取穴治疗本病，都有一定的治疗效果，但电针夹脊穴的治愈率明显高于对照组。在本课题完成后，笔者又将二法结合应用治疗本病，其疗效更佳。实践证明电针夹脊穴与肢体循络取穴，结合局部取穴，是治疗本病的理想方法。

（4）治疗期间可配合肢体功能锻炼，进行局部按摩，有一定的辅助治疗作用。

第二章

外科病证

针刺夹脊穴加挑治疗法治疗痔疮 69 例

痔疮是发生于肛肠部的一种慢性疾病，发病率较高。笔者应用针刺夹脊穴加挑治疗法治疗 69 例，获满意效果。现总结如下。

1. 临床资料

本组 69 例，男 42 例，女 27 例；年龄最小 18 岁，最大 78 岁；病程最短 3 个月，最长 16 年。其中外痔 23 例，内痔 28 例，混合痔 11 例，环状痔 7 例，合并出血 27 例，炎症 20 例，脱肛 5 例。

2. 治疗方法

针刺取腰 3～5 与骶 1～3 夹脊穴。患者取俯卧位，穴位局部消毒后针刺，得气后留针 30 分钟，中间行针 1 次，每日针 1 次。10 次为 1 个疗程。满 3 个疗程后进行疗效统计。

挑治疗法：患者取坐位，在腰骶夹脊穴或邻近寻找挑治点，（高于皮肤丘疹或黄色及褐色点）2～3 个，局部消毒后，用特制挑治针挑断皮下纤维组织，一般不出血或有少量渗血。挑治后用消毒纱布外敷，每 10 日挑治 1 次。

3. 疗效观察

（1）疗效标准：痊愈：痔核完全萎缩或消失，临床症状消失；好转：痔核部分萎缩，临床症状减轻；无效：痔核无变化，或临床症状无减轻。

（2）治疗结果：69 例中，痊愈 29 例，占 42.2％；好转 33 例，占 47.4

％；无效 7 例，占 10.4％。总有效率为 89.6％。

4. 典型病例

余某，男，42 岁，初诊日期 1995 年 5 月 6 日。主诉：便血 3 年。患痔疮便血已有 3 年余，时轻时重，便秘时更甚。肛肠科建议手术治疗，因不愿手术经介绍来我处治疗。肛查：肛周组织柔软，无明显压痛，在 5 点钟位及 9 点钟位有 0.5cm×0.6cm 及 0.4cm×0.4cm 大小内痔核 4 粒，有肛裂，周围伴炎症。

治疗：取腰 3～5 与骶 1～3 夹脊穴针刺，并结合挑治疗法治之。并嘱其戒烟酒及辛辣刺激，以少许番泻叶泡茶代饮以除便秘。治疗 5 次后肛门较前松快，大便通畅无秘结，无便血。又巩固治疗 2 个疗程各种临床症状消失。肛查：痔核明显缩小，肛裂已愈。40 日后复查痔核完全萎缩消失。随访半年无复发。

5. 讨论

（1）痔疮是因长期坐位或站立工作或长期便秘等原因，引起盆腔及肛周充血，静脉回流障碍，肛门周围静脉曲张，而形成痔核引起。中医认为乃气滞血瘀，湿热燥气，结聚肛周，或因中气不陷，筋脉松弛而致。

（2）针刺骶夹脊穴可调节肛肠的生理功能，合挑治疗法可疏通经脉，活血化瘀，促进局部血液循环，使痔核瘀滞之静脉血液通畅。并清泻燥热，消炎散结，促进病灶吸收而达到治愈之目的。

（3）在治疗的同时，要嘱患者改变过久坐位或站立，使静脉回流通畅，以减轻肛肠的受压。并要忌食烟酒辛辣的刺激，防治便秘。可配合坐浴和腹式运动及提肛，对本病的预防与康复，大有益处。

针刺夹脊穴治疗慢性前列腺炎 96 例疗效观察

慢性前列腺炎为男性泌尿系统常见病，属中医"淋病"的范畴。笔者应用针刺夹脊穴治疗，获满意效果，并随机设对照组进行疗效观察，现总结如下。

1. 临床资料

（1）一般资料：治疗组 96 例，年龄最小 21 岁，最大 73 岁；病程最短 6 月，最长 22 年，平均 4.8 年。对照组 50 例，年龄最小 21 岁，最大 75 岁；病程最短 5 月，最长 20 年，平均 5.2 年。

（2）临床表现：可见少腹与会阴部坠胀疼痛，或腰骶部酸痛，尿频，排尿不畅，淋漓不尽。亦可伴发神经衰弱、阳痿、早泄、性功能减退等症。前列腺液镜检：白细胞＞10/HP，卵磷脂小体减少。直肠指检：前列腺肥大，压痛。B 超检查：前列腺形态不同程度改变。

2. 治疗方法

（1）治疗组：取腰 1～5 与骶 1～2 夹脊穴，配肾俞、关元俞、腰俞。局部常规消毒后针刺，施捻转提插补泻，腰椎周围酸麻胀感放射至会阴部。留针 30 分钟，中间行针 1 次。每日针 1 次，10 次为 1 个疗程，满 30 次进行疗效统计。

（2）对照组：口服前列康片，每次 3 片，每日 3 次，满 30 天进行疗效统计。

3. 疗效观察

（1）疗效标准：治愈：小便通畅，临床症状与体征消失，前列腺液与 B 超检查正常；好转：小便有改善，临床症状与体征明显减轻与改善；无效：临床症状与体征无改善。

（2）治疗结果（表 3-31）

表 3-31　治疗组与对照组治疗结果与疗效比较　　　　　　　　例（%）

组别	例数	治愈	好转	无效	有效率（%）
治疗组	96	47（49.0）	45（46.8）	4（4.2）	95.8
对照组	50	11（22.0）	31（62.0）	8（16.0）	84.0

从表中可以看出，治疗组的治愈率与有效率明显高于对照组，二者比较有显著差异，经统计学处理 $P < 0.01$。

4. 典型病例

刘某，男，55 岁，干部，初诊日期 1997 年 6 月 16 日。主诉：小便淋漓不尽 3 年余。伴见少腹与会阴部坠痛，腰部酸痛，尿频，滴沥不尽，尿道口有黏液溢出。经中西药治疗效果不佳，近 3 月又出现阳痿、早泄、性欲减退。前列腺液镜检：白细胞计数 20/HP，卵磷脂小体减少。直肠指诊：前列腺增大，压痛。B 超检查：前列腺肥大。诊断：慢性前列腺炎。辨证：脾肾阳虚，湿浊瘀滞。

治疗：取腰 1～5 与骶 1～2 夹脊穴，配肾俞、关元俞、膀胱俞针刺治之。治疗 1 个疗程后小便滴沥与临床症状明显减轻，治疗 2 个疗程后小便通畅，临床症状与体征完全消失，性功能亦恢复正常。又巩固治疗 1 个疗程，化验前列腺液与 B 超检查正常。随访 1 年未复发。

5. 讨论

（1）慢性前列腺炎有细菌性和非细菌性之分，西药治疗细菌性引起者有一定疗效，但对非细菌性者则效不明显。且易反复发作，缠绵难愈，是泌尿科中一种难治之症。如不能及时治愈，还可能并发性功能障碍等病症。

（2）中医学认为本病多因肝郁气滞，湿热下注肝之经脉；或因手淫、房事不节，致使前列腺充血瘀滞；肾虚湿热蕴结，膀胱气化不利，日久不愈，转为慢性。

（3）针刺腰骶夹脊穴，可治疗下焦肾、膀胱、前列腺疾患。针感可直达病所，具有补肾疏肝、清热利湿、活血通络、通调水道之功。配肾俞、气海俞、膀胱俞，补肾阳，壮元气，温气化。又能提高机体的抗病能力，标本兼治，改善前列腺血液循环，促进炎症吸收与症状的消失。

（4）本病反复发作，迁延难愈。治疗时要持之以恒，配合一定的心理疏导，改掉不良习惯，建立信心，坐热水浴，自行按摩局部，对治疗本病有辅助作用。

针刺夹脊穴治疗男性不育症举隅

1. 阳痿

王某，男，30 岁，干部，初诊日期 1990 年 12 月 6 日。主诉：阳痿不举 3 年。自结婚后出现阴茎举而不坚，不能持久，逐渐发展为阴茎不能勃起，性欲冷淡。伴见腰痛膝软，神疲乏力，睡眠不佳，多梦惊恐，工作效率低下。经中西医治疗无效而放弃治疗，迫于妻子提出离婚，由朋友介绍前来诊治，查体无发现异常，舌质淡红，舌苔薄白，脉象沉细。辨证：肾阳虚衰，心肾不交。

治疗：取督脉之命门、腰阳关与相应的夹脊穴。患者取俯卧位，穴位常规消毒后从督脉穴进针，进针后针尖呈 60° 角刺向夹脊穴，用补法。得气后留针 30 分钟，中间行针 1 次。每日针 1 次，10 次为 1 个疗程。

治疗 1 个疗程后阴茎即可勃起，但力弱不能持久。治疗 2 个疗程后阴茎勃起正常，性生活亦正常，各种临床症状完全消失。次年其妻怀孕，产一正常男婴。

按：本病乃肾阳不足，阳虚阳痿，心肾不交而致。督脉主六阳经，为阳脉之海，针刺之可宣导阳气；命门乃真阳之处，针之可温补肾阳，强壮腰肾，是治疗肾阳虚衰，阳事不兴之要穴。所取夹脊穴主治下焦疾患，可调节性神经的功能。督脉透夹脊穴一针连二穴，滋阴助阳，交通心肾，阳痿可愈。

2. 精不液化

尚某，男，36 岁，工人，初诊日期 1998 年 6 月 24 日。主诉：婚后 5 年不育。婚后性生活正常，但其妻不能怀孕，经医院妇科检查妻一切正常。经化验精液常规，诊断为精液不化症引起的男性不育，建议来中医院治疗。伴见腰膝酸软，少腹坠胀不适，失眠多梦，口干欲饮，溲黄，舌质红，苔白微腻，脉弦滑。精液常规化验：精液黏稠，有块，1 小时后未液化，精子数 $40 \times 10^6/ml$，成活率 60%，活动度差。诊断：精液不液化症。中医辨证：肾阴不足，湿热蕴结。

治疗：取胸 7～12 与腰 1～5 夹脊穴。患者取俯卧位，穴位常规消毒后针刺，用平补平泻法。得气后留针 30 分钟，中间行针 1 次，每日针 1 次，10 次为 1 个疗程。

针 1 个疗程后腰膝酸软、少腹坠胀不适等临床症状完全消失；针 2 个疗程后化验精液常规，精液 20 分钟完全液化，精子数与活动度均在正常值内；又巩固治疗 1 个疗程，3 个月后其妻怀孕。

按：本病多因肝郁不舒，肝肾阴虚，湿热内蕴，则精瘀精稠，不能液化。精不液化而黏稠度高，则精子不能自由运动，活动力下降，成活率低而致不育。针刺夹脊穴胸 7～10 可疏肝解郁，健脾利湿，促进精液的运化；针腰夹脊穴补益肾精，清利湿热，疏通精道，使精液调和，液化正常。

3. 无精子症

陆某，男，30 岁，居民，初诊日期 1993 年 7 月 11 日。主诉：婚后 3 年未育。自述性功能正常，其妻妇科检查亦正常，但婚后 3 年未孕，特来院诊治。平素腰膝酸软，疲乏无力，头晕，食欲不振，面色白，舌质红，口干欲饮，脉细数。精液常规化验：精液量 3ml，外观清稀，镜下未见精子。诊断：

无精子症。辨证：脾肾两虚，精髓不足。

治疗：取脾俞、胃俞、三焦俞、肾俞、气海俞与其相对应的夹脊穴。患者取俯卧位，穴位常规消毒后，选 3.0 寸毫针从所取腧穴进针向夹脊穴由浅入深透刺，致夹脊穴深度为 1.5～1.8 寸左右。

治疗 2 个疗程后各种临床症状消失，又巩固治疗 1 个疗程，化验精液常规：精液量 4ml，外观正常，精子数 70×10^6/ml，活动度与成活率良好。随访 1 年正常。

按：精液是由前列腺液与睾丸产生的精子组成，无精子症是生精与排精功能障碍所致，是男性不育最常见的病症。

中医认为肾精源于肾阳肾阴，无阴则精不能生，无阳则精不能长。如肾之阴阳虚弱，常发生无精子症而致不育。精液的排射与肝之疏泄有关。

治疗取肾俞、三焦俞、气海俞，调补肾之阴阳而生精；针脾俞、胃俞健脾益胃，促生化之源，以后天之精补先天之精。以上腧穴与夹脊穴透刺，可调节脾肾等脏腑的功能，促生精之源，长生精之力，又可调节下焦性功能系统的神经功能，疏通精道，促使精液顺利排泄，故能奏效。

第三章

妇科病证

针刺督脉夹脊穴治疗更年期综合征 51 例

更年期综合征是妇女绝经前后，体内内分泌功能失调而引起的精神症状与自主神经功能紊乱等一组症候群。笔者应用针刺督脉夹脊穴治疗 51 例，获满意效果，现总结如下。

1. 临床资料

（1）一般资料：本组 51 例，年龄最小 46 岁，最大 55 岁，平均年龄 49.5 岁；病程最短 1 个月，最长 2 年。中医辨证：肝肾阴虚 11 例，脾肾阳虚 18 例，心肾不交 10 例，肝阳上亢 6 例，肾阴阳两虚 6 例。

（2）临床表现：可见心悸失眠，烦躁易怒，或坐立不安，焦虑抑郁，善疑多虑，甚则哭笑无常。或伴见全身乏力，头晕耳鸣，肢体麻木，潮热汗出，或月经紊乱或断经，性欲减退等。

2. 治疗方法

取胸 7 ～ 10 夹脊穴，腰 3 ～ 5 夹脊穴，督脉的大椎、筋缩、命门、腰阳关穴。患者取俯卧位，穴位皮肤局部消毒后，选 2.5 寸毫针针刺，先针督脉之穴，再针夹脊穴，得气后留针 30 分钟，中间行针 1 次，每日针 1 次，7 次为 1 个疗程。用本法治疗时，停用其他药物与疗法，以便观察疗效，满 4 个疗程后进行疗效统计。

3. 疗效观察

（1）疗效标准：痊愈：临床症状消失，月经恢复正常或断经，恢复正常工作与生活；好转：临床症状部分消失，月经正常或断经，其余症状有所减轻；无效：临床症状无变化或反复。

（2）治疗结果：51例中，痊愈31例，占60.8%；好转18例，占35.3%；无效2例，占3.9%。总有效率96.1%。

4. 典型病例

王某，女，48岁，初诊日期1997年3月14日。主诉：心悸烦躁3月余。伴见头晕耳鸣，潮热汗出，四肢麻木，严重时颤抖，心情焦虑不安，烦躁易怒，失眠多梦，月经紊乱或提前或后延，舌质淡，舌苔薄白，脉细数。服安定片稍觉减轻，心电图及头颅CT检查均正常。诊断：更年期综合征。辨证：肝肾阴虚，虚阳上亢。

治疗：取胸7～10与腰3～5夹脊穴，督脉之大椎、筋缩、命门、腰阳关穴针刺之。治疗3次后心悸烦躁、头晕耳鸣明显减轻，治疗1个疗程后各种临床症状与体征完全消失，恢复正常生活与工作。随访半年未复发。

5. 讨论

（1）本病多发生在45～55岁之间，此时妇女卵巢功能开始衰退，致使体内分泌功能失调，出现精神症状与自主神经功能紊乱及性功能障碍等全身性症状。

（2）本病属中医的绝经前后诸症，因肾气衰竭，天癸将竭，冲任空虚，气血不足，阴阳失去平衡而致。治疗取督脉之穴壮督益肾，平衡阴阳以达阴平阳秘，则诸症自除。取胸夹脊穴疏肝降逆，养心安神；取腰夹脊穴调理冲任与气血，使气血调和。夹脊穴可调节自主神经与内分泌功能，故能治疗更年期综合征。

（3）男性在48～58岁之间，亦可发生更年期综合征，但较女性发生晚些。是由于性腺发生退行性变，致使下丘脑－垂体－性腺轴之间的平衡制约关系失调，进而导致一系列全身性的生理病理变化，出现更年期综合征症状。用本法治疗亦有较好的疗效。

温针督脉夹脊穴治疗排卵障碍 36 例

排卵障碍是女性不孕的主要病症之一，用温针督脉夹脊穴治疗有较好的疗效，现报告如下。

1. 临床资料

（1）一般资料：本组 36 例，年龄 20～42 岁之间，平均 28 岁；病程最短半年，最长 10 年。其中继发性闭经 26 例，月经稀少 10 例。多囊卵巢综合征 3 例，功能性子宫出血 9 例。中医辨证：肾阳虚 17 例，肾阴虚 8 例，肝气郁结 9 例，痰湿内阻 4 例。

（2）诊断标准：①有继发性闭经或功能性子宫出血史及结婚 2 年以上未孕史（排除男方因素）。②基础体温（BBT）连测 3 个月经周期为单相。③经前 1～2 天宫颈黏液呈现羊齿植物叶状结晶。④B 超连续监测卵泡发育欠佳，无排卵。⑤激素测定：经前测血黄体酮水平低下。

具备前 3 条或仅有 4 或 5 条者，即可确定为无排卵，由妇科医师转来我处治疗。

2. 治疗方法

取督脉的悬枢、命门、腰阳关、腰 1～5 夹脊穴。穴位常规消毒后进行针刺，得气后将艾绒捏在针柄上端，将其点燃，每针 2 壮，每日 1 次，10 次为 1 个疗程，满 30 次进行疗效统计。

3. 疗效观察

（1）疗效标准：有效：治疗后临床症状明显改善，月经来潮正常 3 个月周期以上或怀孕；B 超提示有卵泡发育并排卵或月经前 1～2 天宫颈黏液出现椭圆小体；经前测血黄体酮在正常水平。无效：治疗后临床症状无明显改善，BBT 仍单相，宫颈黏液无变化，B 超监测无成熟卵泡发育及排卵，经前测血黄体酮仍低水平。

（2）治疗结果：有效 27 例，占 75.0%；无效 9 例，占 25.0%。总有效率为 75.0%。

4. 典型病例

周某，女，28 岁，初诊日期 2000 年 3 月 1 日。主诉：婚后 3 年不孕。平素月经稀少，3～5 个月一次，量少色淡，来潮时乳房有胀痛感，腰酸乏力。

曾注射黄体酮做人工周期及口服中药治疗效果不佳。查体：妇科内诊检查：子宫及附件未见异常，连续测基础体温（BBT）3个月为单相，B超连续监测卵泡发育无排卵，经前血黄体酮测定为低水平。妇科诊断为无排卵症，转来我处治疗。

治疗：取督脉之悬枢、命门、腰阳关、腰1～5夹脊穴温针治之。治疗3个疗程后月经按时来潮，量中等，色黑、有瘀块，其他临床症状消失。又巩固治疗1个疗程，经期、经色、经量完全正常。查BBT双相，并怀孕。

5. 讨论

（1）妇女正常的生理功能与肝、肾、气血相关。肝郁气滞则疏泄失常，肾阳虚衰，气血虚弱均可致排卵障碍。本病与肾阴肾阳又最为密切，因肾阴肾阳是卵泡发育生长与排出的物质基础与动力，又与内分泌相关。如肾虚、肝郁则可出现无排卵或排卵障碍。

（2）针刺督脉可宣导阳气，壮督补肾，通行冲任；针刺夹脊穴可治下焦胞宫疾患，疏通经脉，促进排卵，共治本病。温针具有艾灸与针刺的双重作用，壮阳散寒，温通经脉，主治阳虚寒湿之证见长。

（3）临床实践证明结合现代检验与B超等先进检查技术，说明针刺督脉与夹脊穴具有促进卵泡发育和促排卵作用。又能调节妇女内分泌功能。治疗效果可靠，方法简便，值得推广应用。

温针夹脊穴治疗痛经 58 例临床观察

痛经指妇女在行经前后或行经期间，少腹及腰部疼痛，可由多种病症引起。笔者应用温针夹脊穴治疗，获满意效果，现小结如下。

1. 一般资料

本组58例，年龄最小16岁，最大50岁；病程最短3个月，最长8年。妇科检查：子宫过度前、后倾6例，子宫内膜异位症5例，盆腔炎26例，子宫内膜增厚9例，无明显妇科疾病12例。中医辨证：寒湿凝滞21例，肝郁气滞28例，气血亏虚9例。

2. 治疗方法

取胸7～11与腰3～5夹脊穴。患者取俯卧位，穴位局部常规消毒后针刺之，得气后将艾绒捏在针柄上端点燃，每穴2壮，每日1次，10次为1个疗程。休息 2 日后再行下 1 个疗程，满 3 个疗程后进行疗效统计。

3. 疗效观察

（1）疗效标准：痊愈：腹痛及腰痛等临床症状完全消失，随访半年未复发；好转：腹痛及腰痛较治疗前减轻；无效：腹痛及腰痛无改善。

（2）治疗结果：痊愈 36 例，占 62.1%；好转 21 例，占 36.2%；无效 1 例，占 1.7%。总有效率为 98.3%。

4. 典型病例

张某，女，26 岁，已婚，初诊日期 1996 年 3 月 10 日。主诉：痛经 3 年余。在行经期间及经后少腹坠痛与腰部疼痛，严重时腹痛难忍，大汗淋漓，肌肉注射安痛定或杜冷丁针才能缓解。腹痛遇寒则剧，得温痛减。月经量少，色黑紫，有瘀块，平素带下多，味腥臭。舌质暗红，边有瘀点，舌苔薄白，脉细沉。妇科检查：慢性盆腔炎。辨证：寒湿凝滞，血瘀胞宫。

治疗：取胸 7～11 与腰 3～5 夹脊穴温针治之。治疗 1 个疗程后适逢经期，少腹与腰痛明显减轻；治疗 3 个疗程腹痛与腰痛完全消失，月经色、量亦转正常，带下减少。随访 1 年未见复发。

5. 讨论

（1）中医认为痛经多因肝郁气滞，气滞血瘀，寒湿下注胞宫，经脉不通，不通则痛；或因气血不足，胞宫失养所致。针刺胸 7～11 夹脊穴可疏肝解郁，健脾利湿，行气活血，调经止痛；针腰 3～5 夹脊穴主治下焦胞宫疾病，温肾散寒利湿，活血化瘀，通经止痛。温针具有温阳散寒、活血通脉之功。冲任二脉畅通，胞宫气血和顺，则痛经自愈。

（2）痛经多因盆腔炎，子宫黏膜炎症或增厚，子宫黏膜异位引起。针刺夹脊穴可促进子宫血液循环，减轻内膜炎症，使其消散吸收，扶正祛邪而达治疗作用。在治疗的同时，还应嘱患者注意经期卫生，调节寒温，精神舒畅，忌食生冷辛辣，对本病的康复有利。

第四章

儿科病证

捏脊疗法治疗小儿腹泻 60 例

小儿腹泻为临床常见病，应用捏脊疗法治疗可获满意效果，现总结如下。

1. 临床资料

（1）一般资料：本组 60 例，男 36 例，女 24 例；年龄最小 3 个月，最大 5 岁；病程最短 2 天，最长 3 个月。中医辨证分型：伤食泻 28 例，湿热泻 20 例，脾虚泻 20 例。

（2）临床表现：腹泻每天 3 次以上，多则次数无度，泻下物为稀水样便或浅黄色稀便，或稀水伴有蛋花样便，少数有黏液便。所有病例大便常规化验有脂肪球，少数有少许白细胞，未发现脓细胞。

2. 治疗方法

患儿取俯卧位，医者两手食指对准两拇指，捏起以督脉为中线，波及夹脊穴的皮肤，从尾骶部向上运行，边捏边提，直至大椎部为 1 遍，依上法捏 3 次，腹泻重者捏 5 次，每日治疗 1 次，5 次为 1 个疗程，如病未愈者，休息 1 日再行第 2 疗程。

3. 疗效观察

（1）疗效标准：痊愈：腹泻消失，大便次数恢复正常，化验大便常规正常；好转：腹泻次数减少，化验大便常规有改善；无效：腹泻次数无减少，大便常规化验未改善。

（2）治疗结果：痊愈 56 例，占 93.3％，其中 1 次治愈者 16 例，2 次治愈者 20 例，3 次治愈者 13 例，4 次以上治愈者 7 例。好转 4 例，占 6.7％。总有效率 100％。

4. 典型病例

魏某，男，8 月，初诊日期 1992 年 6 月 21 日。其母代诉：腹泻 2 月余。患儿每日腹泻 6 ～ 8 次，泻下物为稀水样便，伴有蛋花样物，时有吐奶、纳呆、流涎。口服西药治疗效果不明显，经介绍来我处诊治。现患儿精神不振，面色萎黄，舌质淡，苔白腻，脉象细弱，指纹淡隐。大便常规化验：见大量脂肪球，未见脓细胞。诊断：小儿腹泻。辨证：脾虚失运，水谷不分。

治疗：应用捏脊疗法，治疗 1 次后腹泻即刻减轻，每日 2 次。治疗 2 次后腹泻消失，大便次数恢复正常，每日 1 次，其他临床症状完全消失。随访半年无复发。

5. 讨论

小儿腹泻多为消化不良，感受湿热，脾虚不运，清浊不分而致。捏脊疗法作用于督脉与夹脊穴，有扶正祛邪、调理脾胃的功能。可助消化，祛湿热，健脾运，分清浊，止泻泄，对小儿腹泻有较好的疗效。

捏脊疗法简便易行，解决了小儿服药困难之苦，经常捏之，补益脾胃，又可提高机体的免疫功能，增强体质，有较好的预防与治疗保健作用，值得推广应用。

第五章

骨伤科病证

针刺颈夹脊穴治疗颈椎病 213 例临床观察

颈椎病为临床常见病、多发病，近年来呈上升趋势。笔者在国内和非洲临床医疗期间，应用针刺颈夹脊穴治疗 213 例，获满意效果，现总结如下。

1. 临床资料

（1）一般资料：本组 213 例中，中国人 162 例，马达加斯加人 51 例；男 132 例，女 81 例；年龄最小 25 岁，最大 79 岁。其中 25～29 岁 12 例，30～39 岁 36 例，40～49 岁 66 例，50～59 岁 71 例，60 岁以上者 28 例。病程最短 20 天，最长 31 年。根据 1992 年全国颈椎病会议纪要临床分型：颈型 31 例，神经根型 109 例，椎动脉型 43 例，脊髓型 25 例，交感神经型 5 例。

（2）治疗方法：取颈 2～7 夹脊穴，配合风池、曲池、外关、合谷。穴位常规消毒后针尖向颈椎方向斜刺，视患者胖瘦针刺 0.5～0.8 寸不等，根据辨证实证用泻法，虚证用补法，得气后留针 30 分钟，每日 1 次，7 次为 1 个疗程，满 3 个疗程后进行疗效统计。

2. 疗效观察

（1）疗效标准：临床治愈：症状与体征完全消失，颈部与肢体功能正常，随访半年未复发者；好转：症状与体征减轻，颈部与肢体功能有改善；无效：症状与体征无改善者。

（2）治疗结果：213 例中，临床治愈 123 例，占 57.7%；好转 75 例，占 35.2%；无效 15 例，占 7.1%。总有效率为 92.9%。见表 3-32。

表 3-32　各型颈椎病疗效对比表　　　　　　　　　　例（%）

类型	例数	治愈	好转	无效	有效率（%）
颈型	31	22（71.0）	7（22.5）	2（6.5）	93.5
神经根型	109	80（73.4）	23（21.1）	6（5.5）	94.5
椎动脉型	43	13（30.2）	27（62.8）	3（7.0）	93.0
脊髓型	25	7（28.0）	15（60.0）	3（12.0）	88.0
交感神经型	5	1（20.0）	3（60.0）	1（20.0）	80.0

从比较表中可以看出，本法对颈型、神经根型的颈椎病疗效最好，对椎动脉型次之，对脊髓型与交感神经型最差。

3. 典型病例

例 1：殷某，男，47 岁，干部，初诊日期 1996 年 2 月 15 日。主诉：颈痛眩晕半年。头痛、颈部疼痛，颈部转动时头晕加重，颈部活动受限，有时双目视物不清，经中西药治疗效不明显。查体：颈椎棘突压痛明显，压颈试验阳性，颈部正侧位 X 光拍片提示：颈 4～7 椎骨质增生，椎间隙变窄。彩超检查提示：椎动脉内径狭窄，血流量低。诊断：椎动脉型颈椎病。舌质暗红，边有瘀斑，脉弦细。辨证：血瘀阻络。

治疗：取颈 3～7 夹脊穴，依法针刺，用平补平泻法，得气后留针 30 分钟，每日 1 次。治疗 3 次后头痛头晕与颈部痛减轻，治疗 2 个疗程后各种症状消失，颈部活动自如，颈椎棘突无压痛，压颈试验阴性。又巩固治疗 1 个疗程，复查彩超提示：椎动脉内径及血流量在正常范围。随访 1 年未复发。

例 2：SOFIDINAEILALA，女，48 岁，马达加斯加人，初诊日期 2000 年 8 月 2 日。主诉：颈部痛 5 年。近 2 月来颈痛加重，颈部转动时头晕眼花，时有恶心呕吐，双侧上肢麻木无力。查体：颈部肌肉僵硬，颈椎棘突旁压痛明显，压颈试验阳性，X 线拍片：颈 5～7 椎体骨质增生、椎间隙变窄，生理曲度明显改变。诊断：神经根型颈椎病。

治疗：取颈 4～7 夹脊穴，配风池、肩髃、曲池、外关、合谷，依法针刺。治疗 2 次后颈痛减轻；治疗 1 个疗程颈痛消失，仍有轻度手臂麻木；治疗 2 个疗程后各种症状完全消失，颈部与上肢活动自如，颈椎棘突旁压痛与压颈试验阴性。随访半年无复发。

4. 讨论

（1）颈椎病是颈椎的退行性变骨质增生而压迫其神经、血管产生的病证。颈夹脊穴每穴下均有相应的脊神经根、动静脉丛分布，针刺颈夹脊穴针感强，得气快，可调节神经血管的功能，改善血液循环，促进神经根无菌性炎症的吸收，减轻对神经根的压迫，缓解颈痛等症。

（2）颈椎病属中医的"骨痹"范畴，颈椎为督脉与足太阳膀胱经所过之位，因而督脉与膀胱经受损或外邪侵袭，气血阻滞，经脉不通，不通则痛。夹脊穴位于颈旁与督脉及膀胱经相连，针刺之可通督祛瘀、活血通络、祛除病邪、消散增生，使经脉畅通，疼痛则愈。

（3）颈椎骨质增生、椎管狭窄、生理曲度改变，压迫神经血管，可引起颈痛、头痛头晕、恶心呕吐、肢体麻木无力等症。针刺颈夹脊穴不但能治疗颈椎局部病变，而且对神经分布走行的支端也有治疗作用。在针刺夹脊穴的同时，配肢端的风池、肩髃、外关、合谷等穴，有整体与局部治疗效果，其效更佳。

（4）应用本法治疗颈椎病，对颈型、神经根型效果最好，对椎动脉型、脊髓型、交感神经型次之。治疗椎动脉型疗效不佳时，可在夹脊穴穴位注射复方丹参注射液，有扩张血管，增加血流量，改善血液循环的作用。对脊髓型、交感神经型颈椎病，可同时针刺胸 7～10 夹脊穴，有调节人体功能，降低脊神经的应激能力，调节交感神经的功能，可提高疗效。

（5）非洲女性患颈椎病较多，可能与长期头顶重物，颈椎受压受损有关。应用本法治疗效果显著，且经济简便，非常适宜于经济落后、缺医少药的非洲，在当地很受欢迎。

何氏药物铺灸疗法治疗颈型颈椎病临床研究

颈椎病（Cervical Spondylosis）是颈椎间盘组织退行性变及其继发病理改变累及周围组织结构而出现相应临床表现的一种疾病。随着现代社会生活方式的改变，近年来颈椎病的发病率呈明显上升趋势，且患病年龄日趋年轻化。颈型颈椎病多属于颈椎病发病的早期，并可伴随于各型颈椎病的发病过程中，发病率高。因此，对该型的研究在防治颈椎病方面有非常积极的意义。近年来，我们应用药物铺灸疗法治疗颈型颈椎病，取得了显著临床疗效，现总结报道如下。

1. 临床资料

（1）一般资料

入组的 120 例病例均为 2008 年 1 月～ 2009 年 12 月间就诊于甘肃中医学院附属医院针灸科门诊与住院患者，采用单盲法，按照患者就诊顺序将符合纳入标准并经排除标准筛选的患者随机分为 2 组。铺灸组 62 例，男 34 例，女 28 例，平均年龄（43.32±2.61）岁，平均病程（6.85±2.32）年；针刺组 58 例，男 33 例，女 25 例，平均年龄（44.48±2.74）岁，平均病程（7.08±2.70）年。2 组患者性别、年龄、病程等比较，差异均无统计学意义，具有可比性。

（2）诊断标准

参照国家中医药管理局颁布的《中医病证诊断疗效标准》拟定。临床表现：颈枕部痛，颈项部活动受限，颈肌僵硬，肩胛骨内侧缘及内上角压痛。颈椎 X 线片示：颈椎生理曲度变直或骨质增生。

（3）纳入病例标准

①根据诊断标准确诊为颈型颈椎病者。②能够接受并坚持本研究治疗方法者。③观察期内未接受其他治疗方法者。

（4）排除病例标准

①不符合病例纳入标准者。②合并有严重心脑血管、肝、肾、血液、精神等系统疾病者。③颈椎骨关节结核、骨折、脱位、肿瘤、椎管内占位性病变者。④妊娠期妇女。

2. 研究方法

（1）治疗方法

铺灸组采用药物铺灸疗法。①铺灸材料：鲜姜 500g 榨成姜泥和汁，细艾绒 250g，自行研制中药抗骨质增生散（威灵仙、羌活、独活、肉桂、丁香、细辛、川芎、冰片等各适量，研细末装瓶备用）。②方法：患者取俯卧位，抱枕头于胸前，充分裸露颈项部，术者以手或棉签蘸少许姜汁涂抹在颈椎及颈夹脊部位，将抗骨质增生散均匀撒在涂有姜汁的部位（厚度约为 1mm），然后将姜泥制成长方形饼状体铺在药末之上，厚约 1cm，长度和宽度依据患者体质及病变情况灵活掌握（宜恰好覆盖施术部位）；再将艾绒制成三棱锥体艾炷（底宽约 3cm，高约 3cm），置于姜泥之上如长蛇状，从三棱锥体艾炷上缘分多点位点燃，让其自然燃烧，待患者有灼热感并不能忍受时将艾炷去掉，更换新艾炷；依次更换施灸 3 次，然后去掉燃尽的艾炷灰烬，保留尚有余热的药末与姜饼，外以大块胶布固定。保留 2～3 小时，待患者感觉姜饼无温热感时，取尽所有铺灸材料，灸疗完成。每日治疗 1 次。针刺组采用针刺疗法。取穴：病变颈椎部位夹脊穴、风池、大杼、肩井、列缺（双侧）。操作方法：患者取坐位或者俯卧位，穴位常规消毒后，选用 1～1.5 寸毫针，风池向鼻尖方向斜刺 0.8～1.2 寸；颈项部夹脊穴向锥体方向斜刺 0.5～0.8 寸；肩井、列缺两穴斜刺 0.8 寸。均行捻转提插手法，得气后平补平泻。每次留针 30 分钟，中间行针 1 次。每日治疗 1 次。2 组均治疗 5 次为 1 个疗程，间隔 2～3 天后进行下 1 个疗程治疗。第 1、2 个疗程结束后分别进行疗效对比。

（2）疗效观察

①病情程度判定标准。a. 临床主要症状、体征评分：参照颈椎病临床评价量表（CASCS）项目和评分标准以及《中药新药临床研究指导原则》，从局部疼痛的程度、疼痛位置的广泛与否、压痛程度、压痛点数量以及颈部活动障碍程度 5 个方面按 4 个等级分别计 0、1、2、3 分。b. Northwith Park 颈痛量表（NPQ）评分：从现在颈痛的程度、颈痛对睡眠的影响、每天疼痛持续的时间等 9 个方面评价颈部疼痛等级。

②临床综合疗效判定标准。参照《中医病证诊断疗效标准》标准拟定。临床症状、体征总积分减少比例＝（治疗前分数－治疗后分数）/治疗前分数 ×100%。治愈：临床症状基本消失，颈、肢体功能恢复正常，能参加正常生活和工作；临床症状、体征总积分减少 ≥95%。显效：临床症状明显减轻，颈、肢体功能明显改善；95% ＞临床症状、体征总积分减少 ≥60%。有效：临床症状减轻，颈、肢体功能改善；60% ＞临床症状、体征总积分减少 ≥25%。未愈：症状、体征无明显改善；临床症状、体征总积分减少 ＜25%。

③镇痛疗效判定标准。参考临床颈痛程度改善及 NPQ 颈痛量表评分制定。痊愈：颈痛基本消失，NPQ 百分比 ≤5%；显效：颈痛明显减轻，5% ＜NPQ 百分比 ≤30%；有效：颈痛有所减轻，30% ＜NPQ 百分比 ≤90%；无效：颈痛无明显缓解，NPQ 百分比 ＞90%。

④观察方法。治疗前及 1 个疗程、2 个疗程治疗结束后分别对患者临床症状、体征评分及总积分，并按 NPQ 颈痛量表对疼痛值进行测定。治疗过程中随时记录不良反应发生情况。治疗结束 1 个月及 3 个月后随访，统计复发率。

（3）统计学方法

全部资料用 SPSS 11.0 统计软件进行数据分析，组内治疗前后计量资料的差别采用配对 t 检验，2 组间计量资料的差别采用独立样本 t 检验；2 组间等级资料的比较采用 Ridit 分析，临床疗效的比较用秩和检验。所有检验结果以 $P < 0.05$ 作为评定差异有统计学意义的标准。

3. 结果

（1）2 组病例执行情况

共入选颈型颈椎病患者 120 例，其中铺灸组有 1 例试验期间脱落，有效性分析病例 119 例，安全性分析病例 120 例。

（2）2 组治疗前与各疗程后症状、体征评分及总积分比较治疗 1 个疗程后，2 组各项症状、体征指标及总积分均有所好转，组内治疗前后比较，差异有统计学意义（$P < 0.05$）。铺灸组多项评分及总积分低于针刺组，组间比较差异有统计学意义（$P < 0.05$）。治疗 2 个疗程后，2 组评分与治疗前相比差异有统计学意义（$P < 0.05$），组间比较差异无统计学意义。见表 3-33。

（3）2 组各疗程后镇痛疗效比较

治疗 1 个疗程后，2 组治愈率和愈显率比较，差异有统计学意义（$P < 0.05$）。第 2 个疗程后，2 组组间比较，差异无统计学意义。见表 3-34。

（4）2 组各疗程后综合疗效比较

第 1 个疗程后，2 组临床治愈率和愈显率比较，差异具有统计学意义（$P < 0.05$）。第 2 个疗程后，2 组疗效无明显差异。见表 3-35。

（5）不良反应发生情况

铺灸组有 1 例患者因感觉减退出现烫伤水疱；针刺组有 1 例患者在治疗过程中出现晕针，1 例出现皮下血肿。说明 2 种治疗方法均比较安全，不良反应少。但也提示在治疗过程中要严格注意操作规范，随时注意观察患者情况，防止不良反应发生。

（6）2 组复发情况比较

治疗结束后，分别在 1 个月与 3 个月后进行随访，1 个月后均无复发患者，3个月后铺灸组复发1例，针刺组复发2例。说明2组均疗效持久，不易复发。

表 3-33　2 组颈型颈椎病患者治疗前后症状、体征评分及总积分变化比较

组别	时间	例数	局部疼痛	疼痛范围	压痛程度	压痛点数量	颈部活动受限	总积分
铺灸组	治疗前	62	2.58±0.51	2.87±0.31	2.35±0.42	2.54±0.51	2.49±0.52	12.82±1.52
	1 个疗程	62	1.56±0.53	1.63±0.53	1.50±0.52	1.63±0.48	1.36±0.71	7.68±1.58
	2 个疗程	61	0.46±0.50	0.68±0.63	0.49±0.42	0.36±0.37	0.73±0.53	2.73±1.63
针刺组	治疗前	58	2.55±0.57	2.83±0.46	2.32±0.40	2.51±0.48	2.42±0.50	12.63±1.52
	1 个疗程	58	2.04±0.43	2.12±0.51	1.94±0.32	2.07±0.34	1.69±0.71	9.86±1.50
	2 个疗程	58	0.48±0.44	0.77±0.60	0.56±0.52	0.40±0.39	0.75±0.46	2.96±1.43

表 3-34　2 组颈型颈椎病患者不同时点镇痛疗效比较　　　　例（%）

组别	时间	例数	治愈	显效	有效	无效	愈显率（%）
铺灸组	1 个疗程	62	13（20.97）	22（35.48）	27（43.55）	0	56.45
	2 个疗程	61	34（55.74）	21（34.43）	6（9.84）	0	90.16
针刺组	1 个疗程	58	6（10.34）	18（31.03）	34（58.62）	0	41.38
	2 个疗程	58	31（53.45）	20（34.48）	7（12.07）	0	87.93

表 3-35　2 组颈型颈椎病患者不同时点综合疗效比较　　　　例（%）

组别	时间	例数	治愈	显效	有效	无效	愈显率（%）
铺灸组	1 个疗程	62	11（17.74）	20（32.26）	31（50.00）	0	50.00
	2 个疗程	61	31（50.82）	19（31.15）	11（18.03）	0	81.97
针刺组	1 个疗程	58	6（10.34）	14（24.14）	38（65.52）	0	34.48
	2 个疗程	58	30（51.72）	18（31.03）	10（17.24）	0	82.76

4. 讨论

颈型颈椎病是以颈椎间盘退变、颈椎失稳或颈部肌肉、韧带、关节囊损伤为基础，以颈项强直疼痛、活动受限、易反复发作为特征，以感受风寒或姿势不当为诱因的最常见的一种类型。关于本病的病理基础，目前普遍认为，由于颈椎不断承受各种负荷、劳损或者意外损伤，导致椎间张力下降，从而使椎间松动不稳。椎关节的失稳，一方面直接导致颈部各肌群之间失去平衡，引起肌肉的防御性痉挛；另一方面，椎关节的失稳会引起椎间出血水肿，直

接刺激分布于椎间周围的神经末梢，使颈部出现酸、痛、胀等临床症状。目前颈椎病的治疗可分为手术疗法和非手术疗法，颈型颈椎病多采用中西医结合非手术疗法，包括口服中、西药物，牵引，推拿，理疗，针灸等。其中针灸疗效肯定，已成为该病的一个主要治疗方法。但以上疗法也存在一些不足之处，如疗程比较长，易复发，药物毒副作用，针刺治疗过程中患者痛苦比较大、比较畏惧等。铺灸（又称督灸、长蛇灸）是治疗颈型颈椎病常用的一种方法。有关研究表明，艾燃烧时，中心温度可达几百度不等，能产生包括红外线在内的特殊的热信号。通过人体穴位对热信号的传递，可振奋经气，通过经络对脏腑起到特殊的调节作用。铺灸可恢复和促进刀豆素（ConA）诱导的脾淋巴细胞增殖反应，促进白细胞介素-2的产生，降低白细胞介素-1的含量，抑制渗出性水肿，防治炎性肉芽组织增生，起到抗炎免疫和抗变态反应的作用。此外，铺灸可减轻神经及周围软组织的炎症，改善血液循环和局部营养及新陈代谢，以达到治疗疾病的目的。

药物铺灸疗法是在继承传统铺灸疗法的基础上加以改进而创制的一种新的灸治方法。铺灸材料中，大量艾绒的使用，使逐风散寒、温经通络的功效更强；生姜味辛温，含有挥发性姜油酮和姜油酚，具有温经散寒、解肌止痉之功，制成姜泥使用，可更有效地发挥其治疗作用。威灵仙、羌活、独活、肉桂、丁香、细辛、川芎等中药具有祛风散寒、理气活血、消肿止痛之功效。治疗时艾绒、姜泥将药物覆盖，使药物不易向外挥发，药效直接作用于病所；艾灸结束后将药物与姜泥用胶布固定留灸，可使药物及灸疗作用更持久。因此，该疗法是将艾绒、生姜及多味中药的多种功效作用于局部而起到祛风散寒、温经通络、理气活血、消肿止痛的作用。本研究结果表明，铺灸组在第1个疗程结束时其临床治愈率、愈显率、镇痛率均高于针刺组，表明在治疗早期铺灸疗法疗效更显著；铺灸组在第2个疗程结束时的临床治愈率、愈显率、镇痛率都与传统针刺疗法组近似，说明药物铺灸疗法的临床疗效是肯定的。在不良反应发生率与复发率方面，药物铺灸组与传统针刺组均比较低，说明该疗法安全可靠，作用持久。药物铺灸疗法具有施术部位广、治疗作用强、取效迅速、疗效持久、治疗过程患者感觉舒适无痛、操作简便、安全无毒副作用等特点，适宜于在各级医疗机构中推广应用。

颈夹脊穴位注射治疗落枕 36 例

落枕，又称"颈伤筋"，是多发于成年人的常见病之一，应用颈夹脊穴穴位注射治疗，获满意效果，现小结如下。

1. 一般资料

本组 36 例，男 17 例，女 19 例；年龄最小 16 岁，最大 72 岁；病程最短半天，最长 6 天；病在左侧者 20 例，病在右侧者 16 例。

2. 治疗方法

取穴：颈 4 ~ 7 夹脊穴。方法：患者俯坐位，在患侧轻轻按摩，使肌肉放松，选消毒的注射器与针头，将复方当归注射液吸入针管，穴位局部皮肤常规消毒后，对准患侧夹脊穴进针，上下提插，得气后回抽无回血，将药液缓缓注入，每穴 1ml。每日 1 次，治疗 5 次后进行疗效统计。

3. 疗效观察

（1）疗效标准：痊愈：疼痛消失，颈部活动自如；好转：疼痛减轻，颈部功能活动有改善；无效：疼痛与功能活动无改善。

（2）治疗结果：36 例中，痊愈 33 例，占 91.6%；好转 3 例，占 8.4%；无效为 0，总有效 100%。1 次治愈 17 例，占 51.6%；2 次治愈 13 例，占 39.3%；3 次治愈 3 例，占 9.1%。

4. 典型病例

李某，女，26 岁，工人，初诊日期 1998 年 9 月 20 日。主诉：颈枕部痛 1 天。患者于清晨起床后感觉颈枕部疼痛，不能左右转动，活动受限，即来诊治。查体：颈部右侧肌肉疼挛强直，压痛明显。其他未见异常，既往无颈部疾患。诊断：落枕。

治疗：取患侧颈 4 ~ 7 夹脊穴，用当归注射液穴位注射，治疗 1 次痊愈。

5. 讨论

本病因扭伤、牵拉，或挤压刺激颈部肌肉神经，引起颈部肌肉的痉挛而起病。中医认为风寒侵袭，阻滞经络，导致局部血运不畅，气血不通，不通则痛。

颈部为督脉，少阳经所布，外邪或扭伤损及经脉则颈痛。针刺颈夹脊穴位可祛风散寒，舒筋活络，解痉止痛。当归注射液穴位注射有活血化瘀、通络止痛之功。二者相合，针药并进，共奏良效。

应用本法治疗本病，见效快，疗程短，治愈率高。对颈肌劳损、颈椎骨质增生、颈椎肥大、颈项纤维组织炎、颈肌风湿、枕后神经痛、斜颈亦有一定的治疗效果。

针刺颈夹脊穴配肩三针治疗肩周炎 94 例疗效观察

肩周炎是以肩周疼痛与功能活动障碍为特征的常见病。应用针刺颈夹脊穴配肩三针治疗，可获满意效果，并设对照组进行疗效观察，现总结如下。

1. 一般资料

本组 94 例，男 38 例，女 56 例；年龄最小 24 岁，最大 75 岁；病程最短 5 天，最长 12 年。病位在左肩 32 例，右肩 52 例，双肩 10 例。第 1 次发病者 73 例，第 2 次发病者 21 例。随机设对照组 40 例，其发病年龄、病程、病位与治疗组基本相同。

所有病例均有肩部疼痛，肩关节活动范围缩小，前举、后伸、外展与内旋活动受限。

2. 治疗方法

（1）治疗组：取颈 4～7 夹脊穴，肩三针穴（肩髃、肩髎、肩贞）。针刺夹脊穴选用 2 寸毫针，针尖向脊柱方向与脊柱呈 25°～30° 夹角进针，进针深度为 0.5～0.8 寸左右，用平补平泻法，得气后针感向颈肩部放射。同时针刺肩三针穴，得气后留针 30 分钟，每日针 1 次，10 次为 1 个疗程，满 3 个疗程后进行疗效统计。

（2）对照组：取肩三针（肩髃、肩髎、肩贞）针刺，穴位常规消毒后，用平补平泻法，得气后留针 30 分钟，每日针 1 次，10 次为 1 个疗程，满 3 个疗程后进行疗效统计。

3. 疗效观察

（1）疗效标准：参照第一届全国中西医结合学会风湿类疾病专业委员会拟订的疗效标准。痊愈：肩部疼痛完全消失，功能活动恢复至正常；显效：肩痛明显减轻，功能活动基本恢复正常；好转：肩痛减轻，功能活动略有改善；无效：肩痛与功能活动无改善。

（2）治疗结果（表 3-36）

表 3-36　治疗结果与疗效比较表　　　　　　　例（%）

组别	例数	治愈	显效	好转	无效	有效率（%）
治疗组	94	68（72.3）	17（18.1）	7（7.5）	2（2.1）	97.9
对照组	40	13（32.5）	19（47.5）	3（7.5）	5（12.5）	87.5

从表中可以看出，治疗组的治愈率与有效率明显高于对照组，说明二者有显著差异，经统计学处理，$P < 0.01$。

4. 典型病例

吴某，女，52 岁，初诊日期 1998 年 7 月 20 日。主诉：右侧肩痛 3 个月，活动受限 2 个月。近日来疼痛加重，因疼痛不能入睡，晨起穿衣与梳洗都有困难，曾用中西药及理疗治疗均未好转。查体：痛苦面容，肩部无红肿，按之有僵硬感，压痛明显，右上肢外展、内旋、上举试验阳性，活动受限。诊断：肩周炎。

治疗：取颈 4 ~ 7 夹脊穴、肩三针穴，依法针刺，用平补平泻法，每日 1 次。针 3 次后肩痛明显减轻，针 5 次后肩痛消失，肩关节活动功能明显改善，共治疗 10 次获痊愈，随访 1 年未复发。

5. 讨论

（1）西医学认为肩周炎是肩关节周围组织的退行性病变。在中医学属"痹证"的范畴，称为"漏肩风""肩凝证"。随着年龄的增长，脏腑气血渐衰，筋骨失养。或风寒湿邪，或慢性劳损，导致经脉痹阻，气血不通而发病。

（2）肩部的神经由颈神经根发出，支配其感觉运动。针刺颈夹脊与肩三针，可调节神经功能。激发经气，活血通络，祛风止痛，使肩部的经络畅通，炎症与粘连得以缓解与消散，消除肩部疼痛，恢复正常的功能活动。

（3）针刺颈夹脊穴配肩三针治疗本病的疗效明显高于对照组（单针肩三针），是因为颈夹脊穴从肩周炎根源而治，可缓解肩部神经的炎性粘连与疼痛，肩三针又有很好的局部治疗作用，二者相配，整体与局部相结合，故有良效。

（4）治疗本病期间，还应配合肩关节的功能锻炼，让患者前后左右活动，并逐步加大运动幅度，以防对肩部的固定压迫，对根治本病有益。

针刺督脉电针夹脊穴治疗截瘫 45 例

截瘫是脊髓损伤引起的下肢运动障碍与二便困难为主症的疑难病症。由于截瘫长期卧床往往并发褥疮等感染疾病，患者痛苦极大。因此探索或研究有效的治疗方法，具有重要意义。笔者近年来应用针刺督脉、电针夹脊穴为主治疗 45 例，获一定的疗效，现总结如下。

1. 临床资料

本组 45 例，男 30 例，女 15 例；年龄最小 16 岁，最大 63 岁；病程最短 1 个月，最长 3 年。所有病例均经 CT 确诊。损伤原因：车祸 15 例，高处坠跌 25 例，外伤 2 例，脊髓病变（炎症、肿瘤、出血）2 例，手术后 1 例。病变部位：颈椎 2 例，胸椎 10 例，胸腰椎联合 5 例，腰椎 26 例，腰骶椎联合 2 例。不完全截瘫 26 例，完全性截瘫 19 例。

2. 治疗方法

取穴：主穴取脊髓损伤部位上 2 个椎体开始至下 2 个椎体的督脉穴与双侧夹脊穴。上肢配扶突、曲池、少海、外关、合谷；下肢配环跳、冲门、委中、阳陵泉。

方法：穴位常规消毒后先针刺督脉穴，得气后留针 30 分钟。同时针刺两侧夹脊穴，得气后接 G6805 型电针仪，将两个电极分别连接两侧夹脊穴的针柄，然后接通电流，电流强度以引起肌肉收缩，患者能忍受即可。每日 1 次，每次 30 分钟，10 次为 1 个疗程。休息 2 日后，再行下 1 个疗程，满 5 个疗程后进行疗效统计。

3. 疗效观察

（1）观察项目

肢体功能分级：Ⅰ级：卧；Ⅱ级：坐；Ⅲ级：站；Ⅳ级：架双拐行走；Ⅴ级：架单拐行走；Ⅵ级：自己行走。

小便功能分级：Ⅰ级：滴尿、遗尿不能自控，间隔时间小于 30 分钟，残余尿量大于 100ml；Ⅱ级：有模糊尿意，能控制 1 分钟左右，间隔时间大于 1 小时，偶有滴尿、遗尿现象；Ⅲ级：有尿意后能控制 2 分钟以上，间隔时间大于 2 小时，无滴尿、遗尿现象。

大便功能分级：Ⅰ级：无便意，要用手抠，药物排便或失禁，解不尽；

Ⅱ级：有模糊便意，能定时排便，较费力，不用或偶尔用药物排便；Ⅲ级：有便意，自解，1～2日一行。

（2）疗效标准：基本治愈：大小便功能Ⅱ级，肢体运动功能达Ⅵ级；显效：二便功能达Ⅲ级，肢体运动功能达Ⅴ级；有效：二便功能达Ⅱ级，肢体运动功能达Ⅲ级；无效：二便与肢体功能无改善。

（3）治疗结果：基本治愈6例，占13.3%；显效8例，占17.8%；有效23例，占51.1%；无效8例，占17.8%。总有效率为82.2%。

4. 典型病例

郑某，男，36岁，建筑工人，初诊日期1997年5月21日。主诉：下半身截瘫，二便不能自控3月余。患者在施工中从4楼坠下跌伤，致下半身运动功能障碍，二便不能自控。CT片示：腰3、4椎压缩性骨折伴脊髓损伤。诊断：外伤性截瘫。在某医院住院治疗效果不佳，转来针灸科治疗。查体：肢体功能分级Ⅰ级，二便功能分级Ⅱ级，髂以下皮肤感觉缺失。

治疗：取腰1～5督脉穴与夹脊穴，下肢取环跳、委中、阳陵泉、冲门、足三里、太冲。督脉穴用针刺法，夹脊穴与下肢穴用电针法。经3个疗程治疗，肢体功能达Ⅲ级，二便功能达Ⅱ级。经过5个疗程治疗后，肢体功能达Ⅳ级，二便功能达Ⅲ级。随访1年已能参加工作。

5. 讨论

（1）截瘫是脊髓损伤引起的现象，其本质是损伤督脉。督脉受损，阳气不能通达四肢，故出现肢体障碍，肾阳虚气化不利，开阖失司则二便失控。针刺督脉，经气与针感直达病所，既能宣导阳气，又可疏通经气，使之阳气通达，上下贯通，截瘫可治。故治本病者首取督脉。

（2）针刺华佗夹脊穴可调理脏腑与肢体的阴阳平衡，疏通脏腑与肢体的气血流通，使肢体与二便有所主，促进其功能的恢复。华佗夹脊穴位处有脊髓发出的神经根，针刺损伤部位的夹脊穴，对损伤的脊神经有直接的治疗作用。

（3）现代研究认为，针刺治疗外伤性截瘫疗效确切，能使脊髓再生成为可能。电针刺激通过神经纤维传入脊髓，对神经有再生作用，其原理包括改善脊髓血液循环，活化脊髓神经功能。针刺刺激脊髓神经干使神经组织早日苏醒，促使受损神经元蛋白合成与纤维再生，激发非神经元细胞的代偿作用，防止脊髓损伤处瘢痕组织产生。以上研究均为针刺督脉与夹脊穴治疗截瘫提供了依据。

（4）为了提高疗效，在针刺督脉电针夹脊穴的同时，可配合肢体取穴，扶突（臂丛神经）、曲池（桡神经）、少海（尺神经）、冲门（股神经）、阳陵泉（腓总神经）、环跳（坐骨神经）、委中（胫神经）。通过电流刺激神经干，激活本神经支配的肌群有规律地收缩，从而达到治疗效果。

（5）截瘫是一顽固难治之症，应用本法治疗时，还需要坚持一定的功能锻炼，配合按摩等辅助治疗，以促进肌群的血液循环，防止肌肉萎缩与褥疮感染等疾病的发生。有持之以恒的信心，才能争取康复。

督脉透夹脊穴治疗腰椎骨质增生 80 例临床观察

腰椎骨质增生是中老年人椎体退行性变和骨质增生综合征的病理反应。是针灸科最常见的病症之一，笔者近年来应用督脉穴透夹脊穴针刺治疗 80 例，获满意效果，并设对照组进行临床疗效比较，现总结如下。

1. 临床资料

（1）一般资料：治疗组 80 例，男 52 例，女 28 例；年龄最小的 38 岁，最大的是 76 岁；病程最短 3 个月，最长 26 年。辨证属风湿型 26 例，肾虚型 31 例，气滞血瘀型 23 例。对照组 50 例，男 28 例，女 22 例；年龄最小的 40 岁，最大的 72 岁；病程最短 1 个月，最长 23 年。辨证属风湿型 16 例，肾虚型 20 例，气滞血瘀型 14 例。

（2）诊断依据：X 线拍片或 CT 片提示有腰椎骨质增生，有明显的临床症状和阳性体征。

2. 治疗方法

（1）治疗组：根据腰椎增生部位，取相应的督脉穴与夹脊穴，例如腰 3～5 椎增生者，取 2～5 椎督脉穴与夹脊穴。方法：患者取俯卧位，穴位常规消毒后，选用 2.5 寸毫针从督脉穴进针，进针后针尖与皮肤呈 60° 角刺向夹脊穴，深度为 1.3 寸左右，用泻法。针感可传至病变部位，得气后留针 30 分钟，中间行针 1 次，每日针 1 次，10 次为 1 个疗程。休息 2 日后再行下 1 个疗程，满 4 个疗程后进行疗效统计。

（2）对照组：口服治疗腰腿痛的中成药腰腿痛丸，每次口服 1.2g，1 日 2

次，连服 40 天后进行疗效统计。

3. 疗效观察

（1）疗效标准：临床治愈：临床症状与阳性体征完全消失，功能活动如常人，半年以上无复发；显效：临床症状与体征明显改善，功能活动基本正常；有效：临床症状与阳性体征较治疗前有所改善；无效：临床症状与阳性体征及功能活动无改善者。

（2）治疗结果（表 3-37）

表 3-37 两组治疗结果与疗效比较　　　　　　　　　　　　　　例（%）

组别	例数	近期治愈	显效	有效	无效	有效率（%）
治疗组	80	42（52.5）	18（22.5）	18（22.5）	2（2.5）	97.5
对照组	50	11（22.0）	21（42.0）	17（34.0）	2（4.0）	96.0

从表中所示，治疗组与对照组的有效率无明显差异，但治疗组的治愈率明显优于对照组。

4. 典型病例

尤某，男，56 岁，干部，初诊日期 1992 年 11 月 2 日。主诉：腰腿痛 2 年余。腰腿痛以右侧为重，腰部活动时或劳累后加剧，前屈后伸受限，严重时行走困难。曾服中西药治疗效果不佳，经介绍来我处诊治。查体：腰 3 ～ 5 椎体旁压痛明显，右腿直腿抬高试验 30°。X 光拍片示：腰 3 ～ 5 椎见骨质唇样增生，伴有脊椎肥大。舌质暗红，舌苔白腻，脉象沉细。诊断：腰椎骨质增生。辨证：风湿型。

治疗：取督脉之脊中、悬枢、命门、腰阳关穴，透刺两侧夹脊穴。针 1 个疗程后腰腿痛明显减轻，腰部仲屈时仍有轻微疼痛。治疗 2 个疗程后腰腿痛等临床症状完全消失，功能活动自如，椎体无压痛，右腿直腿抬高试验 80° 以上。又巩固治疗 1 个疗程获临床治愈。随访 1 年无复发。

5. 讨论

（1）腰椎骨质增生是中老年脊椎退行性变，骨质增生压迫神经血管，刺激周围组织产生炎症、水肿而发生腰腿痛等症。督脉行于脊柱内部，夹脊穴下有脊神经根、血管、肌肉、横突韧带，从解剖学或生理病理学看，二者与腰椎及本病的发生发展有着密切的关系。督脉透夹脊穴针刺正中病灶，可调节脊神经与血管的功能，增强血液循环，减轻对神经血管及周围组织的刺激与压迫，消除炎症水肿，使临床症状缓解或消失。

（2）腰椎骨质增生属中医学"骨痹"的范畴。因风寒湿邪滞留于椎体，而致气滞血瘀、经络痹阻不通所致。或因肝肾亏损，经血不足，骨失所养，退行性变而成骨刺。针刺督脉透夹脊穴，针感强，气至病所，祛风除湿，活血化瘀，通经活络，消炎止痛，对本病的治疗有较好的疗效。

（3）督脉为阳脉之海，主一身之阳，针刺之可振奋肾阳，强壮腰肾，增强机体免疫功能，降低神经的应激能力，消除肌紧张，达到综合治疗之目的。

针刺夹脊穴治疗急性腰扭伤 103 例

急性腰扭伤是腰部肌肉、筋膜、韧带等软组织损伤引起的腰痛，临床最为常见。应用针刺夹脊穴治疗获满意效果，现总结如下。

1. 一般资料

本组 103 例，男 78 例，女 45 例；年龄最小 18 岁，最大 72 岁；病程最短 1 小时，最长 10 天。腰部扭伤在左侧者 31 例，右侧者 42 例，双侧者 30 例。

2. 治疗方法

取腰痛部位的夹脊穴，单侧腰痛取患侧，双侧腰痛取双侧。患者取俯卧位，穴位局部皮肤消毒后施行针刺，得气后有酸麻胀重与放射感至病痛部位，留针 30 分钟，中间行针 1 次，每日针 1 次，满 7 次后进行疗效统计。

3. 治疗观察

（1）疗效标准：痊愈：症状完全消失，腰部活动自如；好转：症状明显减轻，但活动时仍有疼痛；无效：症状无明显变化。

（2）治疗结果：103 例中，痊愈 92 例，占 89.3%；好转 9 例，占 8.8%；无效 2 例，占 1.9%。总有效率为 98.1%。其中针 1 次治愈 36 例，2 次治愈 45 例，3 次以上治愈 11 例。

4. 典型病例

赵某，男，45 岁，干部，初诊日期 1999 年 10 月 5 日。主诉：腰痛 3 天。在篮球比赛时不慎腰扭伤，当时腰痛剧烈，活动受限，同事抬来医院急诊，肌注安痛定针，外贴伤湿止痛膏，疼痛稍有缓解，但仍不能活动，转针灸科治疗。查体：双侧腰部微有肿胀，局部压痛明显，活动受限。腰部 X 线拍片检查未见异常。诊断：急性腰扭伤。

治疗：取腰 1～5 夹脊穴针刺，针 1 次后腰痛明显减轻，针 2 次获痊愈。随访 1 年未复发。

5. 讨论

（1）本病因急性扭伤而损伤局部软组织，气滞血瘀，经络阻滞不通，不通则痛。腰扭伤损伤督脉与膀胱经，夹脊穴内夹督脉，外连膀胱经，针刺一针连二经，通经活络，活血化瘀，解痉止痛，故能获效。

（2）针刺夹脊穴"以痛为腧"，可迅速缓解神经血管的炎性痉挛，改善腰部的血运障碍，可治疗腰部软组织损伤引起的腰痛。急性腰扭伤如不及时治疗，局部血运不良，可致神经肌肉痉挛，局部僵硬，而成慢性腰痛。故在治疗时疼痛虽然缓解，但还需巩固治疗，才能彻底治愈，不留后患。

针刺夹脊穴治疗腰骶椎裂尿失禁 38 例

腰骶椎裂可压迫和牵拉骶神经引起尿失禁。笔者应用针刺腰骶夹脊穴治疗 38 例，获满意效果，现小结如下。

1. 临床资料

（1）一般资料：本组 38 例，男 16 例，女 22 例；年龄最小 26 岁，最大 68 岁；病程最短 20 天，最长 18 年。完全性尿失禁 13 例，不完全性尿失禁 25 例。因外伤后发病 8 例，腰扭伤后发病 10 例，劳累后发病 6 例，受寒湿后发病 6 例，原因不明发病 8 例。

（2）临床表现：患者不能自主排尿或憋尿，想排尿而排不多，想憋尿却淋漓不止，白天常尿湿裤子，夜晚常尿湿床单。可伴有腰痛，有时并发尿路感染。腰骶椎 X 线拍片提示：腰椎改变，腰骶椎裂。

2. 治疗方法

取腰 3～5 与骶 1～3 夹脊穴，穴位常规消毒后，选 2.5 寸毫针施行针刺，得气后有酸、麻、胀、重向腰骶部及会阴部放射，留针 30 分钟，中间行针 1 次，10 次为 1 个疗程，休息 2 日后再行下 1 个疗程，满 3 个疗程后进行疗效统计。

3. 疗效观察

（1）疗效标准：显效：能自主排尿与憋尿，排尿量增加 200ml，憋尿时间延长 1 小时以上，无滴尿症状，其他临床症状消失；有效：排尿量增多 100ml

以上，憋尿时间延长 30 分钟以上，其他临床症状减轻；无效：排尿量与憋尿时间无改变。

（2）治疗结果：38 例中，显效 18 例，占 47.4%；有效 17 例，占 44.7%；无效 3 例，占 7.9%。总有效率为 92.1%。

4. 典型病例

周某，男，52 岁，干部，初诊日期 1993 年 2 月 10 日，主诉：尿失禁 3 年。有慢性腰痛病史，因腰部扭伤后继发尿失禁，不能自主排尿与憋尿，排尿时排出的不多，每次约 50 ~ 100ml，憋尿时间短，淋漓不尽，裤子与床单经常尿湿，时常伴发泌尿系统感染，经中西医治疗效果不佳，来针灸科求治。痛苦面容，面色白，舌质淡，舌体胖，边有齿印，舌苔白腻，脉象沉细。X光腰骶椎拍片，隐性腰骶椎裂。辨证：脾肾阳虚，膀胱失约。

治疗：取腰 3 ~ 5 与骶 1 ~ 3 夹脊穴针刺治之，针 1 个疗程后自觉症状减轻，排尿量增加，憋尿时间延长。共治疗了 3 个疗程可自主排尿与憋尿，排尿量增加到 200 ~ 300ml，憋尿时间延长 1 个小时以上，其他临床症状与体征消失。随访 1 年未复发。

5. 讨论

（1）骶神经对膀胱的功能有支配作用，因腰骶裂压迫或骶神经退行性变而导致本病。骶神经从腰骶部发出，针刺腰骶夹脊穴可通经活络，行气活血，有减轻神经压迫，调节骶神经对膀胱排尿与控尿功能，促进膀胱节律性收缩，提高膀胱壁平滑肌的肌张力，以达到治疗本病之目的。

（2）中医认为，肾为先天之本，主封藏，司二便。本病乃先天肾气亏损，命门火衰，不能温煦膀胱而司二便。后天肾气不足，使膀胱气化无权，故使贮尿、控尿功能失常。针刺夹脊穴可壮督通阳，补肾益气，固摄膀胱，促进气化，使贮尿、排尿、憋尿功能恢复。

腰段华佗夹脊穴针刺深度和角度的 CT 影像定位探析

华佗夹脊穴（腰段）是治疗腰椎间盘突出症的常用穴，笔者在该穴位采用电针、穴注、埋线方法治疗腰椎间盘突出症取得了显著疗效。实践证明，在该穴位的应用上除掌握常规操作方法外，更应注重"因人而异""因病制宜"，根据具体患者和病症决定不同的进针深度和角度，这样才能充分发挥穴位的治疗作用。为此，我们对华佗夹脊穴（腰段）的进针深度、角度、羊肠线置入及传统针刺方法进行了 CT 影像学定位研究和比较，现将结果简述如下。

1. 传统的针刺方法

现有教科书及工具书所介绍的定位及操作方法差异较大，迄今未提出较统一的针刺深度、角度或客观标准。如石学敏主编的《针灸学》介绍："定位在第 1 胸椎至第 5 腰椎棘突下两侧，后正中线旁开 0.5 寸，操作是：直刺 0.3 ～ 0.5 寸。"邱茂林主编的《中国针灸治疗学》载："斜刺 0.5 ～ 1.0 寸。"《针灸穴位解剖图谱》云："直刺 1.5 ～ 2.0 寸，针尖可稍偏向脊柱方向。"按照上述定位方法，我们采取患者俯卧位，在第 4 腰椎棘突下，后正中线旁开 0.5 寸进针，深度为 3.5cm，然后做腰椎 CT 平扫，扫描图像见图 3-9。从图 3-9（有金属伪影存在）可以清晰地观察到针体穿过竖脊肌后针尖直达第 4 腰椎椎板，但尚未到达椎板的骨皮质，当继续进针至椎板时可有明显的抵触感，此时患者可有局部的酸麻胀感，这是因为刺激了腰段的脊神经后支所致。

按此种传统针刺方法治疗腰椎间盘突出症，虽然有一定疗效，但对腰椎间盘突出病的主要病机——神经根及其周围炎症反应的调整并不理想，原因是针刺未达到"气至病所"之故。

2. 新的针刺方法

患者采取俯卧位，取穿刺针在第 4 腰椎棘突下旁开 1.5cm 处进针，针体与人体矢状面呈 20 ～ 30° 角斜向脊柱缓慢进针，当穿刺针尖抵达黄韧带时有阻抗感，继续进针时可出现较为明显的"落空感"，提示针尖已达硬膜外后间隙。此时停止进针，使穿刺针的针尖保持在硬膜外后间隙的最外侧。因为蛛网膜与硬脊膜紧密相贴，故硬膜下腔是一个潜在的腔隙，继续进针则极易误入蛛网膜下腔，引起脑脊液外流并增加感染的机会，所以在此处操作时须谨慎小心。根据临床观察，将针尖保留在硬膜外间隙时可有很好的针感（患侧下肢出现麻木或触电样感觉，特别敏感的患者针感可传至患侧的足心或足趾），实际进针深度等于患者华佗夹脊穴（腰段）体表部位与其深部的硬膜外后间隙之间的距离（因人而异），此时电针常可收到理想的疗效，具体位置见图 3-10。电针治疗完备，可将准备好的羊肠线放入穿刺针内，并用针芯将其推入深部，使肠线的内端正好保持在黄韧带的内侧处，外端保持在约皮下 1cm 处，最后拔出穿刺针及针芯，先用较干的酒精棉球按压针孔，再用胶布固定，并嘱患者卧床休息半小时，具体见图3-11。在整个治疗过程中，须密切观察患者的反应，如有心慌、气短、出冷汗等现象时，应立即停止治疗，去枕平卧饮温开水，必要时针刺水沟、内关、足三里，温灸神阙，上述症状即可消失。

按此种操作方法治疗腰椎间盘突出症，疗效明显优于传统针刺方法。因为针灸针或羊肠线可直接作用于病灶处或病灶周围，对由腰椎间盘退变导致的化学、机械及免疫因素造成的神经根炎性反应这一主要病理过程进行有效调整，使针灸真正发挥"气至病所"的作用。

3. 图片说明

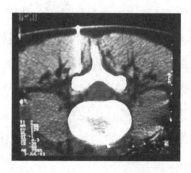 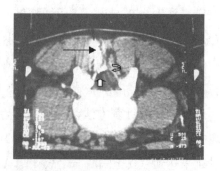

图 3-9 传统夹脊穴针刺法　　　　图 3-10 穿刺针进入硬膜外间隙

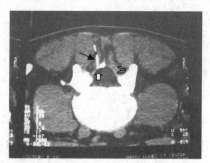

图 3-11 羊肠线置入到硬膜外间隙

图3-10介绍的是穿刺针进入硬膜外后间隙。为保证安全，避免损伤脊髓，向硬膜外间隙注入少量空气来判断进针所达位置。黑箭头指穿刺针，空箭头指硬膜外空气，弯箭头指黄韧带。图3-11介绍的是1号羊肠线通过特制的穿刺针置入到硬膜外后间隙，为了让羊肠线显影，做治疗前先用泛影葡胺浸泡30分钟。黑箭头指羊肠线，空箭头硬膜外空气，弯箭头指黄韧带。

4. 讨论

（1）在应用华佗夹脊穴（腰段）治疗腰椎间盘突出症时，认为应特别注重"因人而异""因病制宜"，根据该病的病机（病理状态）决定进针深度和角度，使针灸针的针尖、羊肠线或药物尽可能直接或间接作用于病灶部位，为此我们把华佗夹脊穴（腰段）深部的硬膜外后间隙作为治疗腰椎间盘突出症的最佳作用部位。在应用该穴位治疗腰肌劳损、棘上韧带损伤、棘间韧带损伤等病症时仍可按传统针刺方法进行。我们在大量的临床观察中发现，针刺的深度和针感的传导有着密切的关系，而针感的传导又和治疗效果呈正相关，这也符合针灸治疗中"气速效速，气迟而不治"的论述。

为了保证该方法准确地将穿刺针由华佗夹脊穴（腰段）的体表部位进入其深部的硬膜外后间隙，我们总结了"三好两无"的客观标准，即传导好、韧性好、通气好、无血液和无脑脊液流出。

（2）CT扫描技术能客观真实地反映进针的角度、深度及置入的羊肠线情况，这样更有利于沟通、交流和相互学习。在定位扫描的过程中需要医患密切合作，首先要解决的问题是扫描平面的选择。因为针体十分纤细，为了扫描到针体在体内的位置和深度，必须保证针体始终平行于身体的横断面，有时需要调整体位才能得到较高质量的影像。虽然有金属伪影的存在，但并不影响观察其位置和深度。本例的图3-9可清楚地看到针灸针垂直于皮肤进针，穿过竖脊肌到达椎板外侧的情况。图3-10选择的进针角度不同，所反映的恰好是穿刺针进入到硬膜外后间隙的图像，图中只能看到棘突的下缘及两侧的黄韧带。另一个问题是如何使羊肠线显影，我们采用泛影葡胺浸泡的方法获得了良好的效果。从图3-11中可见椎管右后方的一条亮线即是埋入的羊肠线，与图3-10对比可知与其内端相连的折向上的高密度影为棘突的一部分，故其内端正好在硬膜外后间隙。

（3）针灸针（电针）、羊肠线或药物作用于硬膜外后间隙，通过化学、物理、电生理以及生物因素，对由腰椎间盘退变引发的化学、机械及免疫因素造成的神经根炎性反应这一主要病理过程进行有效调整。特别是羊肠线的置入，可能对脊髓内源性保护机制及炎症介质的调控有积极作用。

针刺俞穴透夹脊穴治疗腰肌劳损 116 例

腰肌劳损，又称腰背肌筋膜炎，属功能性腰痛，是引起腰痛最常见的疾病之一。应用背俞穴透夹脊穴治疗，获满意效果，现总结如下。

1. 临床资料

（1）一般资料：本组 116 例，男 62 例，女 54 例；年龄最小 22 岁，最大 73 岁；病程最短 3 个月，最长 18 年；左侧劳损 36 例，右侧劳损 42 例，双侧劳损 38 例。中医辨证：肾虚型 63 例，寒湿型 31 例，血瘀型 22 例。

（2）临床表现：腰部酸痛不适，疼痛时轻时重，劳累时疼痛加重，休息时疼痛缓解，或遇寒冷、潮湿则疼痛加重，热疗、按摩后则疼痛缓解；或腰部僵硬，一般很少有放射痛。伴见腰软无力，活动不便，甚则活动受限。背伸抗阻试验、背肌牵拉试验可见阳性。

2. 治疗方法

取脾俞、三焦俞、肾俞、气海俞、关元俞、膀胱俞与其相对应的夹脊穴。患者取俯卧位，穴位皮肤常规消毒后，选 3.0 寸毫针，从背俞穴进针由浅入深刺向夹脊穴，至夹脊穴处进针深度为 1.5 寸左右。得气后留针 30 分钟，中间行针 1 次，10 次为 1 个疗程，休息 2 日后再进行第 2 个疗程，满 30 次后进行疗效统计。

3. 疗效观察

（1）疗效标准：痊愈：临床症状与体征完全消失，劳累后无复发；显效：临床症状与体征基本消失，劳累后有复发；有效：临床症状与体征较治疗前有改善；无效：临床症状与体征无改善。

（2）治疗结果：116 例中，痊愈 72 例，占 62.1%；显效 20 例，占 17.2%；有效 22 例，占 19.0%；无效 2 例，占 1.7%。总有效率 98.3%。

4. 典型病例

郑某，男，46 岁，干部，初诊日期 1997 年 11 月 3 日。主诉：腰痛 6 年余。腰部酸痛不适，时轻时重，劳累后加重，休息后减轻，经医院按摩理疗后缓解。最近因受寒腰痛加重，腰部僵硬，活动受限。伴见早泄，性欲减退，头晕乏力。查体：痛苦面容，双侧腰骶部压痛，脊肌牵拉试验阳性。腰骶椎 X 线拍片未见异常。舌质淡红，舌苔白腻，脉象沉细。诊断：腰肌劳损。辨证：

肾虚寒湿腰痛。

治疗：取脾俞、三焦俞、肾俞、气海俞、关元俞、膀胱俞与其相对应的夹脊穴透刺。用平补平泻法，得气后留针30分钟，每日1次。治疗3次后腰痛明显减轻，治疗1个疗程后，临床症状与体征完全消失，活动自如，背肌牵拉试验阴性。随访1年未复发。

5. 讨论

（1）腰为肾之府，督脉贯脊行于腰脊，足太阳膀胱经行于腰背，足少阴肾经贯脊属里，故腰肌劳损与督脉、足太阳膀胱经与足少阴肾经及其经筋有关。若外邪客于经脉，或痰湿气血瘀滞经络，肾虚等均可致病。

（2）取足太阳膀胱经的脾俞、三焦俞、肾俞、气海俞、关元俞、膀胱俞，以补益脾肾、滋阴壮阳，主治劳损。并可扶正祛邪、舒筋活络，以治腰痛。膀胱经正是腰肌所在之处，"以痛为腧"，正中病位，故能奏效。夹脊穴通督脉，位于腰脊，穴下有脊神经与动静脉丛分布，针刺之有壮督益肾、温散风寒湿邪、活血化瘀、通经活络之功。与背俞穴透刺，一穴连二经，相辅相成，标本兼治，故有良效。

（3）本病是一种慢性劳损疾病，每因急性损伤不治或误治，迁延不愈而成慢性，常常因诱因而复发或加重。故在治疗时要避风寒，防潮湿，不劳累，以图根治。

何氏药物铺灸疗法治疗寒湿型腰肌劳损临床研究

腰肌劳损，临床较为常见，因气候寒冷，寒湿型患者在西北地区较多，临床治疗方法很多，但疗效各异。为了提高疗效，指导临床，笔者观察了针刺配合特定电磁波治疗仪（TDP）照射、何氏药物铺灸、推拿手法3种治疗方法治疗寒湿型腰肌劳损的临床疗效，以便从中优选更适合的治疗方法，结果报道如下。

1. 临床资料

（1）诊断标准：采用《中医病证诊断疗效标准》中寒湿型腰肌劳损的诊断标准：①有长期腰痛史，反复发作。②腰一侧或两侧腰骶部酸痛不适。时轻时重，缠绵不愈。劳累后加重，休息后减轻。③一侧或两侧骶棘肌轻度压痛，腰腿活动一般无明显障碍。④腰部冷痛重着，转侧不利，静卧不减，阴雨天加重。

（2）纳入标准：符合上述标准中①~③临床表现任何一个，并具备④；同意签署知情同意书并积极配合治疗，能够完成治疗疗程者。

（3）排除标准：①被确诊为腰椎间盘突出症、腰椎管狭窄症、梨状肌综合征、强直性脊柱炎、腰椎小关节紊乱症、椎弓根峡部不连与脊椎滑脱症、棘上韧带损伤、骶髂关节损伤，以及骨折、脱位、结核、肿瘤、先天结构异常等疾病引起腰痛者。②生命体征的任意一项异常者，或血生化任意一项有长期严重异常，或其他检查有除腰痛相关疾病之外明显异常者。③合并有精神、神经类疾病史，或合并有严重心理障碍或心理疾病不能配合者。④合并有严重心脑血管疾病，或肝、肾损害疾病，或其他严重疾病者。⑤合并有传染病病史、遗传病病史，或有严重出血倾向者。⑥不能完成治疗疗程。

（4）一般资料：观察病例为 2010 年 10 月~2011 年 4 月甘肃中医学院附属医院针灸临床中心就诊的寒湿型腰肌劳损患者 126 例，按照随机数字表法分为针刺 TDP 组、药物铺灸组、推拿手法组各 42 例。本研究设计及操作经医院伦理委员会同意。患者均有不同程度的腰部受凉、畏寒及腰部一侧或双侧骶部酸痛不适疼痛症状，应用《腰痛治疗的评价方法》中腰痛评分标准评价腰痛情况。针刺 TDP 组 42 例，男 27 例，女 15 例；年龄 16~52 岁，平均（38.40±8.45）岁；病程 1~6 年，平均（3.79±1.24）年；腰痛评分（4.54±1.37）分。药物铺灸组 42 例，男 23 例，女 19 例；年龄 17~58 岁，平均（37.47±8.24）岁；病程 1~5 年，平均（3.57±1.16）年；腰痛评分（4.43±1.45）分。推拿手法组 42 例，男 25 例，女 17 例；年龄 16~55 岁，平均（39.04±8.69）岁；病程 1~5 年，平均（3.69±1.31）年；腰痛评分（4.48±1.50）分。3 组患者性别、年龄、病程及病情经统计学处理，差异均无显著性意义（$P > 0.05$），具有可比性。

2. 治疗方法

（1）针刺 TDP 组：予针刺配合 TDP 照射治疗，针刺疗法，取穴：双侧三焦俞、肾俞、气海俞、关元俞、腰眼、委中、腰阳关、命门、$L_{1~5}$ 华佗夹脊穴（疼痛部位在腰部双侧或正中，则取双侧华佗夹脊穴）。操作：患者俯卧位，暴露针刺部位皮肤，局部皮肤常规消毒后，取 0.32mm×65mm 毫针分别在穴位上快速直刺进针，行提插捻转，穴位周围产生酸、麻、胀、重之针感，再配合以 TDP 照射患者腰部针刺部位或痛处，留针 30 分钟，每 10 分钟提插捻转 1 次。每天针刺 1 次，每周 5 次，10 次为 1 个疗程，治疗 3 个疗程。

（2）药物铺灸组：予药物铺灸疗法治疗。取鲜姜 500g 榨成姜泥和汁，细艾绒 250g，笔者自拟中药（威灵仙、羌活、桑寄生、肉桂、丁香、细辛、川芎等各适量，研细末备用）。嘱患者取俯卧位，充分裸露腰部；施术者以手或棉签蘸少许姜汁涂抹腰部及夹脊穴部位，将中药粉均匀撒在擦有姜汁的部位（厚度约为 1mm）；然后将姜泥制成条形饼状铺在药末之上，厚约 1cm，具体部位根据患者疼痛部位适度调整，将艾绒制成三棱锥体艾炷，置于姜条之上，从三棱锥体艾炷上缘分多点位点燃，使其自然燃烧，待患者有灼热感并不能忍受时将艾炷去掉，再换新艾炷，依次更换 5 次，最后取掉艾炷，保留尚有余热的药末与姜饼，以胶布固定，待患者感觉姜饼无温热感时，取尽所有铺灸材料，完成灸疗。隔天 1 次，每周 3 次，6 次为 1 个疗程，治疗 3 个疗程。

（3）推拿手法组：予推拿治疗。针对患者疼痛部位及腰部施以按压法、拍击法、斜扳法为主，具体操作为先施以按压法，用拇指压法按压于局限性痛点，以点压的方式进行操作，点压 200 次左右。掌根或肘压法适用于腰椎两旁肌肉整体梳理，每侧 15 遍左右，力度深达肌层，以皮肤出现红晕为度。再以拳、全掌拍为主，交替沿膀胱经走向进行拍打，10 遍左右，以患者觉身体发热为度。在放松腰背部肌肉后施以斜扳法，不需精确定位，每侧 1 次即可，不追求弹响。以上操作，隔天 1 次，每周 3 次，6 次为 1 个疗程，治疗 3 个疗程。

3. 统计学方法

本临床研究所有数据资料用 SPSS for Windows Ver 13.0 统计软件进行处理。其中，计量资料以（$\bar{x} \pm s$）形式表示，组内治疗前后比较采用配对 t 检验，符合参数检验者，采用 ANOVA 分析各组整体差异，两两比较采用 SNK 检验，不符合参数者采用秩和检验，计数资料以例数（n）及百分比（%）形式表示，用 X^2 检验。

4. 疗效标准与治疗结果

（1）疗效标准：参照《中医病证诊断疗效标准》中的疗效评定进行总体疗效评价，治愈：腰腿痛消失，直腿抬高 70° 以上，能恢复原工作。好转：腰腿痛减轻，腰部活动功能改善。未愈：症状、体征无改善。参照《腰痛治疗的评价方法》中腰痛评分标准根据疗程比较 3 种治疗方法的疗效：①0分：不痛。②2分：偶发轻微疼痛。③4分：疼痛频作但较轻微。④6分：疼痛较重且频作。⑤8分：持续性疼痛难以忍受。⑥10分：剧痛不能触之。

（2）3组总体疗效比较：见表 3-38。

3组均能改善寒湿型腰肌劳损患者的症状，总有效率比较，差异无显著性意义（$P > 0.05$），但从治愈率来看，药物铺灸组优于其他 2 组，差异均有显著性意义（$P < 0.05$）。

表 3-38　3组总体疗效比较　　　　　　　　例(％)

组别	n	治愈	好转	未愈	总有效
针刺 TDP 组	42	18（42.8）[①]	22（52.4）	2（4.8）	40（95.2）
药物铺灸组	42	33（78.6）	9（21.4）	0	42（100）
推拿手法组	42	16（38.1）[①]	22（52.4）	4（9.5）	38（90.5）

与药物铺灸组比较，①$P < 0.05$

（3）3组腰痛评分情况比较：见表 3-39。

经过治疗，3组治疗后患者腰痛症状均能改善，与治疗前后比较，差异均有非常显著性意义（$P < 0.01$），同时比较 3 组治疗后腰痛评分差值，药物铺灸组优于其他 2 组，差异均有非常显著性意义（$P < 0.01$）。

表 3-39　3组腰痛评分情况比较（$\bar{x} \pm s$）　　　　　　　分

组别	n	治疗前	治疗后	差值
针刺 TDP 组	42	7.25 ± 1.58	4.11 ± 1.45[①]	3.51 ± 0.71[②]
药物铺灸组	42	7.12 ± 1.65	3.08 ± 0.88[①]	4.38 ± 0.64
推拿手法组	42	7.32 ± 1.49	4.54 ± 1.09[①]	3.76 ± 0.75[②]

与治疗前比较，①$P < 0.01$；与药物铺灸组比较，②$P < 0.01$

（4）不同疗程腰痛评分情况比较：见表 3-40。

3组疗程越长，疗效越好，第2、第3疗程分别与治疗前比较，差异均有显著性意义（$P < 0.05$）。

表 3-40　不同疗程腰痛评分情况比较（$\bar{x} \pm s$）　　　　分

组别	n	治疗前	第 1 疗程	第 2 疗程	第 3 疗程
针刺 TDP 组	42	7.25 ± 1.58	6.12 ± 1.42	5.35 ± 1.37[①]	4.11 ± 1.45[①]
药物铺灸组	42	7.12 ± 1.65	5.43 ± 1.16[①]	4.11 ± 1.02[①]	3.08 ± 0.88[①]
推拿手法组	42	7.32 ± 1.49	6.58 ± 1.69	5.64 ± 1.32[①]	4.54 ± 1.09[①]

与组内治疗前比较，① $P < 0.05$

5. 讨论

腰肌劳损临床多见于青壮年，其主要症状以腰痛为主，腰痛又称腰脊痛，多与职业和生活习惯密切相关，在西北地区因气候多寒多风，临床以病程长，因天气变化反应明显，病情缠绵难愈为主。其病因不外乎外感、内伤与不内外因。本质或因患者工作腰部劳损，或因生活习惯不佳劳累积于腰，或因跌仆闪挫导致腰部外伤，病久不愈，脉络不通，气血瘀滞，再夹杂风、寒、湿、热之邪而凝滞不畅，更加重腰痛症状，性属于实，但因腰为肾之府，迁延日久，则入络伤肾从而导致腰软无力，痛而不能转侧，更无法行走，甚则卧床不起。西北气候多风寒湿邪，患腰肌劳损者多为寒湿型，临床症状典型，且畏寒、肢冷、喜温，寒邪客于腰府则凝滞不通，不通则痛，因此治疗应从散寒、温肾、助阳入手。灸疗为古法之一，临床乃至民间用者颇多，自古就有"针之不为，灸之所宜"的说法。其原料艾性温，入脾、肝、肾经，气味芳香，易燃，燃烧时火力温和，可直透肌肤。李时珍《本草纲目》曰："温中，逐冷，除湿。"故在祛除邪气上，以散寒祛湿之力最强。本病为寒湿困于腰府，凝滞经脉，阻络而痛，选用本法可达到散寒、祛湿、通脉、止痛之效，且腰部即是病位，又面积较大，适合铺灸治疗。

现代研究表明：铺灸疗法治疗痛证的机制与艾叶的药理作用及灸治所产生的多种效应有关。艾灸通过调节气血运行，祛邪扶正，促进机体对炎性渗出物的吸收，减轻水肿，抑制炎性病灶的血管通透性，从而起到抗炎、消肿、止痛的作用。艾燃烧过程中生成的艾烟及其挥发油、燃烧生成物等具有明显的杀菌灭菌作用，且杀菌效果与艾灸的时间成正比，通过加速炎症的反应过程而镇痛。笔者经过长期的探索和挖掘，改良传统铺灸方法，佐以辛芳发散之丁香、肉桂、细辛、川芎等助阳行气，桑寄生、威灵仙等引药入肾经补肾，再借生姜温散寒邪之能事，共同达到治疗寒湿型腰肌劳损之功效。因此，药物铺灸疗法可以调节患者腰部血液循环，抑制炎症介质产生，减轻水肿，消除病变部位的炎症反应，从而减轻局部压迫，祛除寒邪，助阳化气，温补肾府，改善患者生活质量，使之能够正常生活，提高其生存质量。

综上所述，通过比较研究可以看出，药物铺灸疗法对于治疗寒湿型腰肌劳损具有较好的疗效，总有效率达到 100%；另外，通过与针刺 TDP 组进行比较发现，在疗程比较观察中药物铺灸组见效快（1 个疗程起效），疗效好，优于同疗程的针刺 TDP 组，且操作频次少，应用取材方便，有较好的应用、推广价值，值得推广应用。

电针、穴注、埋线华佗夹脊穴治疗腰椎间盘突出症疗效观察

华佗夹脊穴是针灸临床的常用穴，笔者通过采用电针、穴位注射、埋线"华佗夹脊穴"治疗腰椎间盘突出症 360 例发现，按照华佗夹脊穴最佳作用部位的标准进行定位和施术，其疗效明显，介绍如下。

1. 临床资料

360 例病例中，男 216 例，女 144 例，年龄 16 ～ 75 岁，平均 45.5 岁，病程 3 小时～ 12 年。全组病例均经 X 线、CT 或 MRI 诊断，并排除腰椎结核、脊髓肿瘤及椎体滑脱等，同时符合腰椎间盘突出症临床诊断标准。但本组病例不包括中央型突出伴脊髓功能障碍及手术后病情再次复发者。

2. 治疗方法

（1）定位：选择突出椎间盘相邻腰椎棘突间、后正中线旁开 2.5cm 处为进针点，多选择 L_4/L_5、L_5/S_1、L_3/L_4 腰夹脊穴为治疗点（因该处的发病率分别为 70%、20% 和 10%）。考虑到组成坐骨神经的相应脊神经根等因素，一般选择患侧夹脊穴做首次治疗，以后可根据情况或同侧或交叉灵活掌握。

（2）药品与器械：先用维生素 B_{12} 0.5mg，654-2 10mg，地塞米松 10mg，2% 利多卡因 5ml 制成混合液装入 10ml 注射器内备用；0 号羊肠线 4 ～ 6cm；12 号穿刺针 1 支（用 12 号注射长针头自制而成约 8 ～ 9cm）；华佗牌针灸针 1 支（11cm 长，不包括针柄部分）；BT-701A 型电麻仪 1 台；5ml 注射器 1 具；2% 碘酒棉球、75% 酒精棉球、胶布等。

（3）操作方法：嘱患者伏卧，腹部垫一枕头（10 ～ 15cm 高，枕头的下

缘与两髂嵴上缘对齐），充分暴露腰夹脊穴。用碘酒及酒精棉球在选定好的腰夹脊穴处常规消毒，然后铺好洞巾。施术者戴好口罩、帽子，常规消毒双手后戴上无菌手套，接着左手拇、食指略分开固定于穴位处，右手持穿刺针对准选定好的腰夹脊穴快速刺入皮下，然后针体与人体矢状面约呈 20～30°角斜向脊柱缓慢进针，当针尖抵达黄韧带时有阻抗感，此时再稍用力即出现"落空感"（这时针尖已达硬膜外间隙）。出现此感觉后应立即停止进针，同时将针体退出约 1mm，使穿刺针的针尖保持在硬膜外间隙的最外侧，以免针尖刺伤脊神经根及血管，或刺伤硬脊膜而误入蛛网膜下腔。此时即为最佳作用部位或最佳进针深度。将备好的针灸针沿穿刺针针腔内小心插入，并将电麻仪的负极接在针柄上，正极用一较湿的酒精棉球一同压在距进针点约 3cm 处的皮肤上。接着将电麻仪的输出频率开关调至适当位置，并认真观察针感反应。定位正确时，针感则传导至患侧下肢的足心、足趾，定位不准时只是局部出现针感，此时应重新调整进针的方向及深度，待出现理想的针感后留针1～3 分钟（即电针疗法）；然后移去电麻仪，抽出针灸针，用备好的 5ml 注射器在穿刺针内注入约 2ml 空气，仔细体会是否有阻力，若无阻力，同时亦无血液及脑脊液流出表示定位准确，随后把备好的混合药液 8ml 缓缓全部注入；注射完毕，将穿刺针尖退至黄韧带的外侧面，接着把备好的羊肠线小心放入穿刺针内，并用针芯将其推入深部（使肠线的内端保持在黄韧带的外侧面处，外端保持在约皮下 1cm 处），最后拔出穿刺针及针芯，先用较干的酒精棉球按压针孔，再用胶布固定，并嘱患者卧床休息半小时。在整个治疗过程中，须密切观察患者的反应，如有心慌、气短、出冷汗等现象时，应立即停止治疗，去枕平卧饮温开水，必要时针刺人中、内关、足三里，温灸神阙，上述症状即可消失。治疗过程中大部分患者出现口干症状，个别患者出现短暂轻度的一侧或两侧下肢无力（药麻作用），但休息后症状均消失。

　　第一次治疗后，若在 24 小时内症状无改善，则接着做第二次治疗，且选择突出椎间盘处的上一个夹脊穴为治疗点。若 1～2 次治疗后症状仍无改善，应暂时放弃治疗。若 1～2 次治疗后症状明显改善，此时要把治疗的重点放在卧床休息及配合牵引上，必要时选择突出椎间盘对侧的夹脊穴做第三、四次治疗，待 1 个月后评定疗效。

3. 疗效观察

（1）疗效判定标准：优：经电针、埋线、注药治疗 1～4 次后临床症状消失，腰腿活动自如，能参加体力劳动，1 年内未复发者。良：临床症状明显减轻，但劳累及走路多时仍有疼痛及不适，休息后上述症状缓解。差：症状和体征与治疗前无明显差异。

（2）治疗结果：360 例中，优 160 例（44.4%），良 180 例（50%），差 20 例（5.6%），总有效率 94.4%。

4. 病案举例

焦某，男，38 岁，某部军官，1996 年 8 月 28 日初诊。主诉：左侧腰腿痛 20 天。患者在发病前有腰扭伤史，继之出现左侧腰髋部痛及左腿痛，行走困难，生活起居不便。本病的特点是：每当咳嗽、打喷嚏及走路时疼痛从左侧腰髋部向左侧大腿后外侧及小腿外侧放射，并伴有轻度麻木，卧位或坐位休息时疼痛减轻。检查：$L_{3\sim4}$、$L_{4\sim5}$ 棘突处有压痛，叩击时疼痛向左下肢放射。1996 年 8 月 17 日在兰州军区总院 CT 诊断为"L_4/L_5 椎间盘突出"。舌质暗红，舌苔薄白，脉象沉细，BP 125/80mmHg，心肺（－）。辨证为血瘀气滞，脉络闭阻（督脉、足太阳脉）。诊断为腰椎间盘突出症。按上法选 L_4（左）夹脊穴治疗 1 次，症状消失，同时配合休息及腰部功能锻炼，随访 3 年，疗效巩固。

5. 讨论

（1）笔者体会此种定位标准及操作方法得气快，气感强，且能达到"气至病所"的目的。

（2）中西医结合，针、线、药并用，减少了治疗次数（最少 1 次，最多 4 次），提高了临床疗效。电针有舒筋活络的作用；羊肠线的置入可较持久地发挥其物理化学的刺激作用，从而对肌肉、血管及神经系统产生较广泛的调整效应。混合药液直接作用于病灶部位，可发挥止痛、消炎、改善微循环的作用。更重要的是混合药液还可作为一种物理因素较广泛地作用于硬脊膜表面，从而发挥其整体调整作用。

（3）重视脊柱的生物力学特点，设法减轻腰椎间盘的负荷，协调其与脊神经根、血管及硬膜囊的比邻关系，是巩固远期疗效的关键。为此，在临床症状消失后，要求患者坚持做腰部功能锻炼，具体方法可概括为两个姿势（坐如钟、站如松），五个动作（前屈、后伸、侧屈、顺时针环形运动、逆时针环形运动）。通过上述运动，使脊柱周围的相关韧带和肌群得到充分锻炼，增强其整体应激、代偿及修复能力，最终达到巩固疗效的目的。

何氏药物铺灸疗法治疗寒湿型腰椎间盘突出症 40 例

腰椎间盘突出症为临床常见病与多发病，特别是西北地区，尤以寒湿型患者居多，治疗方法虽多，但疗效各异。2010 年 10 月～ 2011 年 4 月，笔者采用何氏药物铺灸疗法治疗寒湿型腰椎间盘突出症患者40例，总结报道如下。

1. 临床资料

选取甘肃中医学院附属医院针灸临床中心就诊的寒湿型腰椎间盘突出症患者 80 例，按照随机数字表法随机分为治疗组和对照组。本研究设计及操作经医院伦理委员会同意。患者均有不同程度的腰部受凉、畏寒、腰及下肢疼痛症状，全部病例均经 CT 明确诊断为腰椎间盘突出症，应用《腰痛治疗的评价方法》中腰痛评分标准评价腰痛情况。治疗组 40 例，男 26 例，女 14 例；年龄 21 ～ 62 岁，平均（43.20 ± 10.26）岁；病程 1 ～ 13a，平均（4.81 ± 2.94）a；腰痛评分（6.42 ± 1.87）分。对照组 40 例，男 25 例，女 15 例；年龄 20 ～ 59，平均（42.77 ± 10.50）岁；病程 1 ～ 14a，平均（4.67 ± 3.16）a；腰痛评分（6.33 ± 2.03）分。两组患者一般资料对比较，差别无统计学意义（$P > 0.05$），具有可比性。

2. 诊断标准

按照《中医病证诊断疗效标准》中寒湿型腰椎间盘突出症的诊断标准。①有腰部外伤、慢性劳损或受寒湿史。大部分患者在发病前有慢性腰痛史。②腰痛向臀部及下肢放射，腹压增加（如咳嗽、喷嚏）时疼痛加重。③脊柱侧弯，腰椎生理弧度消失，病变部位椎旁有压痛，并向下肢放射，腰活动受限。④下肢受累神经支配区有感觉过敏或迟钝，病程长者可出现肌肉萎缩。直腿抬高或加强试验阳性，膝、跟腱反射减弱或消失，拇趾背伸力减弱。⑤CT 检查可显示椎间盘突出的部位及程度。⑥腰腿冷痛重着，转侧不利，静卧痛不减，受寒及阴雨天加重，肢体发凉。

3. 试验病例标准

（1）纳入病例标准

符合上述标准中①～④临床表现任何 1 个，符合影像学诊断标准，并具备⑥；同意签署知情同意书并积极配合治疗，能够完成治疗疗程者。

（2）排除病例标准

①被确诊为腰椎管狭窄症、梨状肌综合征、第3腰椎横突综合征、强直性脊柱炎、腰椎小关节紊乱症、椎弓根峡部不连与脊椎滑脱症、棘上韧带损伤、骶髂关节损伤，以及骨折、脱位、结核、肿瘤、先天结构异常等疾病引起腰痛者。②生命体征的任意一项目前异常者，或血生化检查任意一项有长期严重异常，或其他检查有除腰痛相关疾病之外明显异常者。③合并有精神、神经类疾病病史，或合并有严重心理障碍或心理疾病不能配合治疗者。④合并有严重心脑血管疾病，或肝、肾损害疾病，或其他严重疾病者。⑤合并有传染病病史、遗传病病史，或有严重出血倾向者。⑥不能完成治疗疗程者。

4. 治疗方法

对照组给予针刺加TDP治疗。针刺疗法：穴取双侧三焦俞、肾俞、气海俞、关元俞、腰眼、秩边、风市、委中，患侧腰阳关、命门、腰1～腰5华佗夹脊穴（疼痛部位在腰部双侧或正中，则取双侧华佗夹脊穴）。操作：患者俯卧位，暴露针刺部位皮肤，局部皮肤常规消毒后，取0.32mm×65mm毫针分别在穴位上快速直刺进针，行提插捻转，穴位周围产生酸、麻、胀、重之针感，再配合以TDP照射患者腰部或痛处，每次留针30分钟，每10分钟提插捻转1次。每日针刺1次，每周5次。10次为1个疗程，治疗3个疗程。

治疗组采用何氏铺灸治疗。取鲜姜500g榨成姜泥和汁，细艾绒250g，何氏自拟中药（威灵仙、羌活、桑寄生、肉桂、丁香、细辛、川芎等各适量，研细末备用）。嘱患者取俯卧位，充分裸露腰部。施术者以手或棉签蘸少许姜汁涂抹腰部和夹脊穴部位，将中药粉均匀撒在擦有姜汁的部位（厚度约为1mm）。然后将姜泥制成条形饼状铺在药末之上，厚约1cm，具体部位根据患者疼痛部位适度调整，将艾绒制成三棱锥体艾炷，置于姜条之上，从三棱锥体艾炷上缘分多点位点燃，使其自然燃烧，待患者有灼热感并不能忍受时将艾炷去掉，再换新艾炷，依次更换5次，最后取掉艾炷，保留尚有余热的药末与姜饼，以胶布固定，待患者感觉姜饼无温热感时，取尽所有铺灸材料，完成灸疗。隔日1次，每周3次。6次为1个疗程，治疗3个疗程。

5. 疗效判定标准

参照《中医病证诊断疗效标准》中的疗效评定进行总体疗效评价。治愈：

腰腿痛消失，直腿抬高 70° 以上，能恢复原工作。好转：腰腿痛减轻，腰部活动功能改善。未愈：症状、体征无改善。参照《腰痛治疗的评价方法》中的腰痛评分标准，对比两组治疗前后腰痛评分。0 分：不痛。2 分：偶发轻微疼痛。4 分：疼痛频作但较轻微。6 分：疼痛较重频发。8 分：持续性疼痛难以忍受。10 分：剧痛不能触之。

6. 统计学方法

采用 SPSS 11.5 统计分析软件处理。计量资料数据以均数($\bar{x}$)± 标准差(s)表示，组间比较采用 t 检验；计数资料组间比较采用 X^2 检验；等级资料组间比较采用 $Ridit$ 分析。以 $P < 0.05$ 为差别有统计学意义。

7. 结果

（1）两组临床疗效对比：见表 3-41。

两组对比，经 $Ridit$ 分析，$u=4.62$，$P < 0.01$，差别有统计学意义。

表 3-41　两组临床疗效对比

组别	例数	治愈	好转	未愈	有效率（%）
治疗组	40	20	19	1	97.5
对照组	40	12	24	4	90.0

（2）两组治疗前及各疗程腰痛评分对比：见表 3-42。

表 3-42　两组治疗前及各疗程腰痛评分对比　　　　　　分，$\bar{x} \pm s$

组别	例数	治疗前	1 个疗程	2 个疗程	3 个疗程
治疗组	40	6.33 ± 2.03	4.73 ± 1.62** ##	4.01 ± 1.21** ##	3.11 ± 0.98** ##
对照组	40	6.42 ± 1.87	6.02 ± 1.53	5.35 ± 1.27*	4.41 ± 1.14**

注：与本组治疗前对比，*$P < 0.05$，**$P < 0.01$；与对照组同期对比，##$P < 0.01$。

8. 讨论

腰椎间盘突出症是临床常见病，临床症状以腰痛为主，腰痛又称腰脊痛，其病程多缠绵反复，经久难愈。其病因不外乎外感、内伤与不内外因。本质为本虚标实，多以肾虚为本，外感、跌仆闪挫为标；肾虚者或为肾阳不足，或为阴津亏虚，腰为肾之府，失养则不足，病性属虚；外因乘虚而入，或为寒湿、或为湿热、或为瘀血阻滞经脉，气血通行不畅则痛，为标实。年久不愈则病势甚笃，累及下肢不可以转侧行走，甚则卧床不起。西北地处偏远，常年多风多寒，患腰椎间盘突出者多为寒湿型，临床症状典型，且畏寒、肢冷、喜温，寒邪客于腰府则凝滞不通，不通则痛，因此治疗应从散寒、温肾、助阳入手。另外，根据现代研究报道：该病的发病与腰椎钙质的流失、椎间盘的失养，以及因外力引起局部压迫炎症、渗出、水肿有关。因此，尽快减轻炎症、消除水肿是减轻腰痛恢复腰部功能的关键。灸疗历史悠久，临床应用广泛，早有"针之不为，灸之所宜"的说法。灸疗的主要原料艾叶性温，味苦、平，入脾、肝、肾经，气味芳香，易燃，燃烧时火力温和，可直透肌肤。李时珍在《蕲艾传》中曰："治病灸疾，功非小补。"《本草纲目》曰："温中，逐冷，除湿。"故在祛除六淫之邪方面，尤以艾叶散寒祛湿之力最强。本病为寒湿困于腰府，选用该法可实现祛寒、温肾、助阳之多重功效，且腰部面积较大适合铺灸治疗。

现代研究表明：铺灸疗法治疗痛证的机制与艾叶的药理作用，及灸治所产生的多种效应有关。艾灸通过调节气血运行，祛邪扶正，促进机体对炎性渗出物的吸收，减轻水肿，抑制炎性病灶的血管通透性，从而起到抗炎、消肿、止痛的作用。艾燃烧过程中生成的艾烟，及其挥发油、燃烧生成物等具有明显的杀菌作用，且杀菌效果与艾灸的时间成正比，通过加速炎症的反应过程而镇痛。笔者经过长期的探索和挖掘，改良传统铺灸方法，佐以辛芳发散之丁香、肉桂、细辛、川芎等助阳行气，桑寄生、威灵仙等引药入肾经补肾，再借生姜之温散寒邪之效，共同达到治疗寒湿型腰椎间盘突出症之功效。因此，铺灸疗法可以调节患者腰部血液循环，抑制炎症介质产生，减轻水肿，消除病变部位的炎症反应，从而减轻局部压迫，祛除寒邪，助阳化气，温补肾府，改善患者生活质量，使之能够正常生活，提高其生存质量。本临床研究结果显示：药物铺灸疗法对于治疗寒湿型腰椎间盘突出症具有较好的疗效，在疗程对比观察中，铺灸疗法组见效快（1个疗程起效），疗效好，明显优于同疗程针刺联合 TDP 组，差别有统计学意义（$P < 0.01$）；且操作频次少，应用取材方便，有较好的应用、推广价值，值得推广应用。

夹脊穴针刺配穴位注射治疗增生性脊柱炎 66 例

增生性脊柱炎又称肥大性脊柱炎，是一种退行性脊柱炎或脊柱骨性关节痛。笔者应用夹脊穴针刺加穴位注射治疗，收到显著疗效，现总结如下。

1. 一般资料

本组66例，男38例，女28例；年龄31～40岁者3例，41～50岁者30例，51～60岁者28例，61岁以上者5例；病例最短3个月，最长者8年。病变在颈椎者5例，胸椎者6例，腰椎者16例，胸、腰椎并发者28例，颈、胸、腰椎并发者11例。辨证：气滞血瘀型34例，寒湿痹阻型18例，肝肾亏损型12例。所有病例均经X线拍片或CT检查确诊。

2. 治疗方法

取病变椎体相应的夹脊穴，例如腰椎1～5增生性脊柱炎，取腰椎1～5双侧夹脊穴。方法：穴位常规消毒后，选3.0寸毫针对准夹脊穴直刺1.5～2.0寸，有放射感为佳，手法用泻法。得气后留针15分钟，出针后再选用消毒注射器抽取复方当归注射液，穴位严格消毒后施行穴位注射，每穴更换一次针头，进针深度为1～1.5寸，得气后回抽无回血时，将药液缓缓注入，每穴1ml。隔日治疗1次，10次为1个疗程，休息3日后再行下1个疗程，满3个疗程后进行疗效统计。

3. 疗效观察

（1）疗效标准：临床治愈：临床症状与体征完全消失，功能活动恢复正常，随访半年无复发者；好转：临床症状与体征明显改善，功能活动增强；无效：临床症状与体征无改善。

（2）治疗结果：66例中，临床治愈27例，占41%；好转37例，占56%；无效2例，占3%。总有效率为97%。

4. 典型病例

刘某，男，52岁，干部，初诊日期1998年4月16日。主诉：腰痛半年，加重3个月。近半年来腰部酸痛，晨起症状较重，稍活动则减轻，腰部僵硬，功能活动受限，劳累及受凉后加重。疼痛严重时卧不能翻身，不能久坐。经门诊中西药治疗效不明显，遂入院治疗。查体：腰1～5椎体肥大，压痛明显，功能活动受限。X线拍片及CT检查提示：腰椎生理曲度改变，腰椎1～5椎体唇样增生，椎间隙狭窄。舌质暗紫，舌苔薄白，脉象沉细。诊断：增生性脊柱炎。辨证：气滞血瘀，经脉痹阻，督脉受损。

治疗：取腰1～5夹脊穴针刺，复方当归注射液穴位注射治之。治疗1个疗程后腰痛与僵硬明显减轻，治疗2个疗程后临床症状与体征完全消失，腰部功能活动恢复正常。共治疗 3 个疗程，获临床治愈。随访 1 年无复发。

5. 讨论

（1）本病属中医"骨痹"，病在督脉（脊椎）。《素问》曰："督脉为病，实则脊强反折，虚则头重高摇之。"《灵枢·九针论》曰："输刺者，直入直出，深内至骨，以取骨痹。"华佗夹脊穴位于脊椎神经根处，内夹脊里督脉，深刺之，可达脊椎与督脉至病变局部，通经活络，活血行气，以除骨痹，为治本之法。复方当归注射液夹脊穴穴位注射，活血化瘀，加强局部血液循环，促进骨质增生炎性水肿与粘连吸收消散。针刺与穴位注射，可发挥针刺与药物双重功用，对增生与肥大的脊椎炎症有直接的治疗作用。

（2）针刺治疗本病对缓解症状有较好的作用与疗效，并可有效地控制病情的发展，但不能改变其生理曲度与肥大，很难达到彻底治愈。并可根据中医"腰为肾之府，肾主骨"的理论，配合口服具有补肾壮腰的壮腰健肾丸等中成药，以巩固疗效，并可减少复发，防止病情加重。

何氏药物铺灸疗法治疗强直性脊柱炎 43 例疗效观察

强直性脊柱炎（AS），属中医学"肾痹"范畴，是一种关节疾病，是以中轴关节慢性炎症为主，也可累及其他关节及内脏的慢性进展性风湿性疾病。临床以持续的腰骶部疼痛和脊柱僵硬感为主要表现，多见于男性青壮年。典型病例 X 线摄片示骶髂关节明显破坏和后期脊柱呈竹节样变化，晚期出现严重骨质疏松，易发生骨折。西药治疗疗效欠佳，且副作用大。笔者用"何氏药物铺灸疗法"治疗强直性脊柱炎，获满意疗效，结果报道如下。

1. 临床资料

（1）诊断标准：符合 1984 年修订的纽约标准及《风湿四病的中西医结合诊疗标准》AS 诊断标准：①腰背痛的病程至少持续 3 个月，疼痛随活动改善，但休息不减轻。②腰椎在前屈、侧弯和后伸的 3 个方向活动都受限。③胸廓扩展范围小于同年龄和性别的正常值。④双侧骶髂关节炎Ⅱ～Ⅳ级，或单侧骶髂关节炎Ⅲ～Ⅳ级。如果患者具备④并同时具备①～③条中的任何 1 条，可确诊为 AS。

（2）一般资料：观察病例为 2008 年 1 月～ 2012 年 9 月甘肃中医学院附属医院针灸中心门诊患者，共 43 例。男 29 例，女 14 例；年龄 16 ～ 44 岁，平均（36.17±8.97）岁；病程8月～13年，平均（5.00±2.41）月。中医辨证：寒湿阻络型10例，瘀血阻络型20例，肝肾亏虚型13例。

2. 治疗方法

（1）铺灸材料：①基础方：骨质增生散（补骨脂、桑寄生、杜仲、狗脊、防风、稀莶草、海风藤、川乌、草乌、透骨草、追地风、乳香、没药、川芎、穿山甲、土鳖虫）。寒湿阻络型加苍术、桂枝、威灵仙各100g；瘀血阻络型加丹参、当归、鸡血藤各100g；肝肾亏虚型加肉桂、怀牛膝、细辛各100g，上药共研细末备用。②鲜姜汁、鲜生姜泥、精制艾绒、胶布备用。

（2）铺灸部位：主穴区：督脉线胸脊上穴区至骶脊穴区（以胸1～腰5督脉线为中心，由大椎、身柱、神道、灵台、至阳、筋缩、中枢、脊中、悬枢、命门、腰阳关、腰1～5夹脊穴组成），配穴区：寒湿阻络型、瘀血阻络型配环跳穴区、风市穴区；肝肾亏虚型配环跳穴区、委中穴区、绝骨穴区。

（3）铺灸方法：常规消毒后，先蘸姜汁擦拭主穴区施灸部位，并均匀撒铺灸药粉覆盖在姜汁擦拭过的皮肤上，厚度为0.5mm，宽度为6cm，长度为18cm。再将姜泥铺在药粉之上，厚约0.5cm，长度和宽度与药粉同。然后将艾绒制成艾炷（高、宽各约5cm，上窄下宽）置于姜泥之上，分多点位点燃，令其自然燃烧，待患者有灼热感或不能忍受时，去掉燃烧的艾炷，更换新艾炷。最后去净艾炷，保留药粉与姜泥，以纱布及胶布固定。待患者没有温热感时（温热感持续时间约0.5～3小时，因个体差异不同），去掉所有铺灸材料，灸疗完成。随证加减穴区也进行铺灸操作。每位患者行侧卧位和俯卧位铺灸。每天铺灸1次，每次3壮，留灸1小时，治疗10天为1个疗程，疗程间休息2天。满8个疗程进行疗效统计。

3. 疗效标准与治疗结果

（1）疗效标准：参照《风湿四病的中西医结合诊疗标准》。显效：治疗后腰背痛及其他关节疼痛症状消失，脊柱活动（前屈、后伸、侧弯）和胸廓扩张恢复正常或者改善，血沉正常；X线检查有改善或无发展，能恢复日常活动。好转：关节疼痛、僵硬等症状明显减轻，脊柱活动范围增大或恢复正常，血沉下降；X线检查无明显改变，能从事一般劳动。无效：经治疗，关节疼痛等症状无改善，X线检查、血沉无变化。

（2）各证型临床疗效情况：见表3-43。43例患者治疗后，显效13例，

295

占 30.2%；好转 19 例，占 44.2%；无效 11 例，占 25.6%；总有效率 74.4%。

表 3-43　各证型临床疗效情况　　　　　　　　　　　　例

证型	n	显效	好转	无效	总有效率（%）
寒湿阻络	10	6	4	0	100
瘀血阻络	20	4	7	9	55.0
肝肾亏虚	13	3	8	2	84.6
合计	43	13	19	11	74.4

4. 典型病例

韩某，男，23 岁，学生。2008 年 5 月 7 日初诊。主诉：腰背髋关节疼痛 1 年，加重 3 个月。患者 1 年前无明显诱因出现髋关节疼痛，活动不利，未予重视。近 3 个月出现腰脊疼痛，并致双髋关节牵掣痛，腰肌僵硬，活动不利，阴雨寒冷天加重，遂来本院门诊就诊。查体：腰椎曲度改变，双侧骶髂关节压痛、叩击痛，"4" 字试验阳性，骨盆挤压试验阳性，X 线骨盆片示：胸腰骶椎骨质增生，生理曲度改变，骶髂关节明显破坏。血沉 67mm/h，类风湿因子阴性，抗"O"＜ 250U，舌质紫暗有瘀斑，脉沉涩。诊断：强直性脊柱炎。中医辨证：寒湿瘀血阻络型。

治疗：用寒湿瘀血阻络型铺灸疗法治疗 5 次后，疼痛较前减轻，活动逐渐灵活，血沉恢复正常。治疗 3 个疗程后，腰脊、髋关节疼痛完全缓解，活动范围正常，恢复正常的学习和生活。随访半年无复发。

5. 讨论

中医学无强直性脊柱炎病名，但就该病的临床表现而言，属中医文献记载的腰痛、肾痹、骨痹等病范畴。《素问·长刺节论》曰："病在肾，骨中不可举，骨髓酸痛，寒气至，名曰骨痹。" 现将其归属 "脊痹"，为腰脊疼痛，两胯活动受限，严重者脊柱弯曲变形，甚至强直僵硬；或背部酸痛，肌肉僵硬沉重感，阴雨天及劳累加剧的痹证疾病。因肾虚在先，寒邪深入脊髓，使气血凝滞，肾失温煦所致。治以补益肝肾、散寒利湿、通络止痛为法。所选胸脊至骶脊穴区，背俞穴区属督脉及膀胱经穴，直接作用于脊柱强直部位，艾炷大，施灸面广，火气足，温通督脉及膀胱经，温补督脉之阳气，补益肝肾，扶正祛邪，活血化瘀，从而鼓动气血流畅，疏通经络，调节神经血管的功能，改善血液循环，促进炎症物质的吸收，消散增生，对改善强直性脊柱炎具有较好的作用。

何氏药物铺灸应用大量艾绒于督脉及周围施治，故又称督灸、长蛇灸，为创新传统灸法的一种治疗方法，其艾炷大，火力足，灸治时间较长，温通力更强，在温度、时间、灸量上都有所增强。铺灸药方中，补骨脂、桑寄生、杜仲、狗脊补益肝肾；防风、豨莶草、海风藤、川乌、草乌、透骨草、追地风散寒，祛风除湿，通络止痛；川芎、乳香、没药行气活血化瘀；穿山甲、土鳖虫软坚散结，缓解增生强直性脊柱炎。又根据辨证，瘀血阻络者，加丹参、当归、鸡血藤活血化瘀；肝肾亏虚者，加肉桂、怀牛膝、细辛补益肝肾。诸药合用，共奏补益肝肾、祛风散寒利湿、活血化瘀、通络止痛之效。

针刺夹脊穴治疗尾椎痛 38 例

尾椎痛为临床常见病，应用针刺夹脊穴治疗获满意效果，现小结如下。

1. 一般资料

本组 38 例，男 15 例，女 23 例；年龄最小 20 岁，最大 62 岁；病程最短 3 天，最长 3 年。隐性骶椎裂 6 例，外伤 16 例，慢性前列腺炎 3 例，慢性盆腔炎 4 例，骨质增生 3 例，原因不明 6 例。

2. 治疗方法

取腰 4～5 与骶 1～2 夹脊穴，常规消毒后针刺，得气后腰骶部有较强的酸麻胀放射感。留针 30 分钟，中间行针 1 次，每日针 1 次，10 次为 1 个疗程。休息 2 日后，再行下 1 个疗程，满 30 次进行疗效统计。

3. 治疗结果

痊愈（疼痛完全消失）20 例，占 52.9%；好转（疼痛减轻）15 例，占 39.2%；无效（症状无改善）3 例，占 7.9%。总有效率为 92.1%。

4. 典型病例

魏某，女，36 岁，工程师，初诊日期 1994 年 7 月 18 日。主诉：尾椎痛 3 月余。在一次施工中不慎跌倒，臀部着地而至尾部疼痛。初期不能站立、下蹲、活动受限，X 光拍片未见异常。外敷伤湿止痛膏、口服三七片疼痛虽有减轻，但尾骶部疼痛 3 月不愈。前来针灸科诊治。

治疗：取腰 4～5 与骶 1～2 夹脊穴针刺，每日 1 次。针 2 次后疼痛明显减轻，针 7 次而获痊愈。随访 1 年未复发。

5. 讨论

（1）尾骶椎疼痛可有多种病因引起，如外伤、增生、炎症、骶椎裂等，使局部气滞血瘀，经络闭阻不通，不通则痛。针刺腰骶夹脊穴可活血化瘀，舒筋活络止痛。腰骶夹脊穴调节神经功能，起解痉镇痛作用。

（2）尾骶部经常处于被压位置，气血流通受阻。故要经常活动，按摩，坐热水浴，以改进局部血液循环，促进康复。

针刺夹脊穴治疗周围神经损伤

周围神经损伤是常见的损伤性疾病，分为神经震荡、神经受压，或轴束断裂、神经部分断裂、神经完全断裂几种情况。主要症状为感觉障碍，运动障碍，营养障碍。根据神经分布针刺相应的夹脊穴，有一定的治疗效果，现介绍如下。

1. 正中神经损伤

（1）病因病理：正中神经较常发生，损伤部位多发生在腕部或前臂，上臂及腋受伤者较少。常因牵拉力、挤压力、切割力、枪弹力、药物误注入神经干内损伤引起。

（2）临床表现：①感觉障碍：若正中神经损伤在腕或前臂肌支发起处远端，手之桡半侧出现感觉障碍。②拇指对掌及对指功能受限。③前臂旋前不能或受限。④大鱼肌群、前臂屈面肌群明显萎缩。

（3）治疗方法：因正中神经由颈 5～8 与胸 1 神经根的纤维组成，从臂丛外侧束分出外侧根，从内侧束分出内侧根，两根联合组成正中神经。取穴：取患侧的颈 5～7 与胸 1 夹脊穴，循经取患侧的曲池、外关、手三里、臂臑、合谷。方法：患者俯伏坐位，头向前倾，放松肌肉，穴位常规消毒后先针刺夹脊穴，得气后针感向肩臂放射为佳。再针曲池等肢端穴，得气后留针 30 分钟，每日 1 次，10 次为 1 个疗程，休息 2 日后再行下 1 个疗程。

亦可用电针、温针、灸法、穴位注射等法治疗。

2. 尺神经损伤

（1）病因病理：尺神经的损伤也较常见，常因挤压伤、暴力伤、牵拉伤、骨折、切割伤引起。

（2）临床表现：①手之尺侧皮肤感觉障碍。②骨间肌、拇收肌、小鱼肌群萎缩。③骨间肌麻痹，手指外展内收动作受影响，手指的夹力减弱或消失。④爪形手畸形，本畸形为掌指关节过伸，指关节屈曲，形状鹰爪。⑤大部分手内侧肌群麻痹，握力减弱，持物不稳，动作不灵。

（3）治疗方法：尺神经由颈8与胸1神经根的纤维组成，是臂丛内侧束的主要延续支。取穴：取患侧的颈6～7与胸1夹脊穴，循经取患肢的极泉、小海、后溪、支正穴。方法：同正中神经损伤治法。

3. 桡神经损伤

（1）病因病理：桡神经在上臂贴近肱骨在前臂靠近桡骨，因骨折时常同时受伤，牵拉或压迫而使其受伤。枪弹伤、切割伤、直接暴力伤、手术损伤均可引起。

（2）临床表现：①手背桡侧有皮肤感觉区缺失。②腕下垂和腕关节不能背伸。③掌指关节不能伸直。④损伤平面在腋上，侧肘关节不能伸直。⑤肱桡肌萎缩。

（3）治疗方法：桡神经由颈5～8与胸1神经根的纤维组成，是臂丛神经后束的继续。取穴：取患侧的颈5～7与胸1夹脊穴，循经取患肢的曲池、合谷、手三里、外关、三间穴。方法：同正中神经的治法，亦可选用电针、温针、灸法、穴位注射等治疗方法。

4. 臂丛神经损伤

内容见临床篇"臂丛神经痛"章节。

5. 腓总神经损伤

（1）病因病理：腓总神经损伤是下肢最常见的神经损伤，当坐骨神经受伤时，腓总神经受损亦多于胫神经。常见于火器伤、腘窝附近的创伤或手术损伤，腓骨头骨折以及石膏压迫伤等。

（2）临床表现：①足下垂。②踝关节不能背屈和外翻。③跆与第二趾背面的相对缘皮肤感觉障碍。④胫前肌萎缩。

（3）治疗方法：腓总神经由腰4～5与骶1～2神经根的纤维组成。取穴：取腰4～5与骶1～2夹脊穴，循经取秩边、阳陵泉、足三里、委中、绝骨穴。患者取俯卧位，穴位常见消毒后先针夹脊穴，进针深度为1.5寸左右，得气后针感向腰椎、向下肢放射者为佳。再针秩边等肢端穴，得气后留针 30 分钟，中间行针 1 次，每日针 1 次，10 次为 1 个疗程，休息 2 日后再行下 1 个疗程。

亦可选用电针、温针、灸法、穴位注射、按摩等疗法。

6. 胫神经损伤

（1）病因病理：胫神经损伤亦是下肢最常见的神经损伤，常因挤压伤、暴力伤、枪弹伤、骨折、手术损伤引起。

（2）临床表现：①足趾不能屈。②踝关节不能屈和内翻受限。③足底和足趾面的皮肤感觉缺失。④小腿后侧的肌肉萎缩。

（3）治疗方法：胫神经由腰 4～5 与骶 1～3 神经纤维组成。取穴：取患侧的腰 4～5 与骶 1～3 夹脊穴，循经取足三里、阳陵泉、解溪、上巨虚、涌泉穴。方法：同腓总神经的治疗方法。

亦可选用电针、温针、灸法、穴位注射、按摩等治疗方法。

7. 坐骨神经损伤

（1）病因病理：坐骨神经损伤是下肢最常见的神经损伤，常因火器伤、暴力直接损伤，少数因髋关节脱位或骨折引起，也有因臀肌肌肉注射所致。

（2）临床表现：坐骨神经损伤分为坐骨神经完全断伤与坐骨神经部分损伤。

坐骨神经完全断伤：①受伤部位在臀部或股部。②足呈马蹄畸形。③踝关节与足趾无自主运动。④小腿外侧及足部皮肤感觉缺失。⑤膝关节能屈但力弱，股二头肌麻痹。⑥小腿肌肉萎缩，股后侧肌肉亦有萎缩，但不明显。

坐骨神经部分损伤：①受伤部位在臀部或股部。②常主要是腓总神经损伤症状，有时主要是胫神经损伤症状。③类似上述坐骨神经完全断伤症状，但存在某些运动或皮肤感觉。

（3）治疗方法：坐骨神经由第 4～5 腰神经与第 1～3 骶神经的前支纤维组成。取穴：取腰 4～5 与骶 1～3 夹脊穴，循经取环跳、殷门、足三里、阳陵泉、委中穴。方法：同腓总神经治疗方法。

亦可选用电针、温针、灸法、穴位注射、按摩等治疗方法。

8. 讨论

（1）周围神经损伤是临床常见病症。应用本方治疗，首先要学习解剖知识，掌握脊神经的走行分布。根据神经损伤的不同，取相关的夹脊穴，再根据肢体神经分布，才能准确地循经取穴，获得较好的临床疗效。

针刺华佗夹脊穴，直接作用于脊神经根，可调节神经功能，促进神经的修复与再生，对损伤的神经起治疗作用。再配合肢体神经分布取穴，直接作用于神经干或神经分支，起到整体与局部综合治疗效用。

（2）周围神经损伤属中医学"伤筋""痿证"的范畴。因跌仆损伤，使经络阻滞，气血运行不畅，经筋失其濡润滋养，致使肢体痿软无力，不能随意运动，麻木不仁，肌肉萎缩。针刺夹脊穴可疏通经脉，运行气血，活血化瘀，濡养经筋，使肢体功能恢复正常。

（3）针刺夹脊穴可促进脊神经对肢体神经的调节作用，以治其本。循经取穴针刺对受损的神经干进行刺激，可激发经气，激活神经传导，以恢复肢体功能活动，标本兼治。对周围神经损伤中神经完全断伤者，宜选用电针治之，本法以强刺激、大流量的治疗，促进受损神经的苏醒与功能活动的恢复，使肌肉有节律地收缩，对防止或治疗肌肉萎缩有较好的疗效。

（4）在本病的治疗过程中，需配合一定的功能锻炼，以改善肢体功能运动，增进肌力，促进康复。

华佗夹脊穴治疗腰腿病的最佳作用部位的研究

华佗夹脊穴是经外奇穴，华佗夹脊穴的腰段部分，是针灸医生用来治疗腰腿病的常用穴位。现有教科书及工作书所介绍的定位及操作方法差异较大，均未提出统一的"针刺深度"或"定位标准"。如《腧穴学》载："直刺0.3～0.5寸。"《针灸穴位解剖图谱》载："直刺1.5～2.0寸。"《中国针灸学》认为："直刺1.0～1.5寸。"《简明中医辞典》载："腰部穴深2.0～2.5寸。"本文通过对700例（8000多人次）根性坐骨神经痛患者的治疗观察，发现若按"最佳作用部位"（即硬膜外间隙，又叫根间隙）科学定位和施术，其疗效明显高于常规疗法。

1. 临床资料

700例中，男358例，女342例，年龄18～70岁，平均44岁，病程3小时至12年。全组病例中由退行性脊椎病（如腰椎骨质增生、黄韧带肥厚）引起的488例，腰椎间盘突出或膨出101例，CT及X线拍片未找出病因而症状完全符合临床诊断标准者111例。全组病例经辅助检查均排除腰椎结核、脊椎肿瘤、椎管狭窄及脊椎滑脱等。随访400例，随访时间2～3年。

2. 治疗方法

（1）定位方法：本组病例均选择相邻腰椎棘突间，后正中线旁开2.5cm处为进针点，且多选择 $L_{4\sim5}$、$L_{3\sim4}$、$L_5\sim S_1$ 腰夹脊穴为治疗点（因该处的发病率分别为 70%、20% 和 10%）。考虑到组成坐骨神经的相应脊神经根等因素，一般选择患侧夹脊穴做首次治疗，以后可根据情况同侧或交叉灵活掌握。

（2）药品与器械：选用维生素 B_{12} 0.5mg、654-2 10mg、地塞米松 10mg、2% 利多卡因 5ml 制成混合液装入 10ml 注射器内备用，0 号羊肠线 4～6cm，12 号穿刺针 1 支（用 12 号注射长针头自制而成约 8～9cm），华佗牌针灸针 1 支（11cm 长，不包括针柄部分）；BT-701A 型电麻仪 1 台；5ml 注射器 1 具、2% 碘酒棉球、75% 酒精棉球、胶布等。

（3）操作方法：嘱患者俯卧，腹部垫一枕头（枕头高度 10～15cm，枕头的下缘与两髂嵴上缘对齐），充分暴露腰夹脊穴。用碘酒及酒精棉球在选定的腰夹脊穴处常规消毒，然后铺好洞巾。施术者戴好口罩、帽子，常规消毒双手后戴上无菌手套，接着双手持穿刺针对准选定的腰夹脊穴快速刺入皮下，然后针体与人体矢状面呈 45° 斜向脊柱缓慢进针，当针尖抵达黄韧带时有阻抗感，此时再稍用力即出现"落空感"（这时针尖已达硬膜外间隙）。出现此感觉后应立即停止进针，同时将针体退出约 1mm，使穿刺针的针尖保持在硬膜外间隙的最外侧，以免针尖刺伤脊神经根及血管，或刺伤硬脊膜而误入蛛网膜下腔。此时即为最佳作用部位或最佳进针深度。为了进一步证明定位准确程度，将备好的针灸针沿穿刺针针腔内小心插入，并将电麻仪的负极接在针柄上，正极用一较湿的酒精棉球一同压在距进针点约 3cm 处的皮肤上。接着将电麻仪的强度、频率开关调至适当位置，并认真观察针感反应，定位正确时，针感则传导至患侧下肢的足心、足趾，出现理想针感后留针 1～3 分钟（即电针疗法）。然后移去电麻仪，抽出针灸针，用备好的 5ml 注射器在穿刺针内注入约 2ml 空气，仔细体会是否有阻力，若无阻力，同时亦无血液及脑脊液流出表示定位准确，随后把备好的混合药液缓缓全部注入。注射完毕，将穿刺针尖退至黄韧带的外侧面，接着把备好的羊肠线小心放入穿刺针内，并用针芯将其推入深部（使肠线的内端保持在黄韧带的外侧面处，外端保持在约皮下 1cm 处），最后拔出穿刺针及针芯，先用较干的酒精棉球按压针孔，再用胶布固定，并嘱患者卧床休息半小时。在整个治疗过程中，须密切观察患者的反应，如有心慌、气短、出冷汗等现象时，应立即停止治疗，并给予对症处理。

3. 疗效观察

（1）疗效判定标准：优：经电针、埋线、注药治疗 4 ～ 6 次后临床症状消失，腰腿活动自如，能参加体力劳动。良：临床症状明显减轻，但劳累及走路多时仍有疼痛及不适，休息后上述症状缓解。差：症状和体征与治疗前无明显差异。

（2）治疗结果：优 70%，良 28%，差 2%，总有效率为 98%。治疗过程中大部分患者出现口干症状，个别患者出现短暂轻度的一侧或两侧下肢无力（药麻作用），但休息后症状均消失。

4. 病案举例

刘某，女，56 岁，1994 年 4 月 22 日初诊。自诉左侧腰腿痛 20 天。患者在发病前有"闪腰"史，继之出现左侧腰髋部疼及左腿痛，行走困难，生活起居不能自理。每当咳嗽、打喷嚏及走路时疼痛从左侧腰髋部向左侧大腿后面及小腿后外侧放射，卧位或坐位休息时疼痛减轻。检查：患侧直腿抬高试验（＋），Lasegue 征试验（＋），$L_{3～4}$、$L_{4～5}$ 棘突间有轻度压痛，叩击时疼痛向左下肢放射。1994 年 4 月 20 日在核工业部二一二大队职工医院拍片诊断为"腰椎轻度骨质增生"。舌质暗红、舌苔薄白，脉象沉细，BP 213/146mmHg，心肺（－）。辨证为血瘀气滞，脉络痹阻（督脉、足太阳脉）。诊断为根性坐骨神经痛，按上述治疗方法，第一次治疗后症状明显减轻，行走自如。连续治疗 4 次疼痛完全消失，随访 3 年，疗效巩固。

5. 讨论

立足临床，勇于创新。率先提出腰夹脊穴的"最佳作用部位"观点。古今针灸医家都把针刺是否得气看作是针灸治病的关键。如《灵枢·九针十二原》载："刺之要，气至而有效。"《金针赋》又云："气速效速，气迟效迟。"本文通过对 700 例（8000 多人次）根性坐骨神经痛的治疗观察发现，腰夹脊穴的作用实质即在于出现循经感传，也即气至病所（本文把坐骨神经通路称为"病所"），而这个作用部位正是硬膜外间隙。这样就为腰夹脊穴的治疗操作规定了明确的"量化标准"，可以解决传统腰夹脊穴进针深度不统一的问题。

拓宽思路，中西结合。针、线（羊肠线）、药并用明显提高了根性坐骨神经痛的临床疗效。根性坐骨神经痛的病因较复杂，本质上是一种由许多不同病理因素所引起的综合征，而不是一个独立的疾病。最常见的原因是腰椎间盘突出、黄韧带肥厚等。产生疼痛的机制主要有机械压迫学说、化学性神经根炎学说和自体免疫学说。前两种学说得到较多学者的支持。电针疗法可调节自身免疫功能，并可调节神经递质，促进血液循环，调节肌张力，有消炎止痛的作用。羊肠线的置入解决了传统针刺方法作用时限短暂的缺点。混合药液可消除神经根周围的充血、水肿、粘连，改善微循环及神经营养代谢，从而建立新的平衡机制，使症状消除。本法具有以下优点：①药液可控制在穿刺侧的硬膜外腔及神经根周围，注射后药液分布集中，浓度较高，可提高疗效。②操作简便，在普通注射室严格消毒后即可完成，在掌握了黄韧带及硬脊膜的生物电特性后用针灸针寻找刺激神经根，损伤小，体征明显，易于掌握。治疗700例中尚未发现有神经根损伤及其他后遗症者。③本方法具有经济、简便、痛苦少、见效快的优点，很适合临床推广。与腰椎间盘突出引起的根性坐骨神经痛的手术疗法比较，有很大的优越性。另外需注意，对患有青光眼、高血压、低血压、心脏病及局部有感染病患者慎用本疗法。

解放思想，大胆探索，在传统给药法的基础上另辟蹊径。探索新的给药途径提高疗效已日益成为医学专家和药学专家共同关注的焦点，也为中医与针灸带来了严峻挑战。通过我们对华佗夹脊穴的全面研究，试图将传统针灸学方法、内科给药方法、麻醉学方法结合起来，摸索一套安全可靠、行之有效的新的治疗方法。我们认为肯定了华佗夹脊穴的最佳作用部位，开辟了一条新的给药途径，也就意味着一种新疗法的诞生，即华佗夹脊新疗法，本法还可广泛用于颈椎病、肩周炎、二便失禁、自主神经功能紊乱、癫痫、三叉神经痛、面肌痉挛、脑血管意外、血管神经性头痛等。

最后需要强调的是，因根性坐骨神经痛的病因较复杂，在使用本疗法的基础上，若能积极应用中医养生学、运动医学、行为医学、心身医学、保健医学、康复医学以及西医学的有关优秀成果，在强化患者自我保健意识的同时，一定要针对该病症介绍专门的保健方法，这对提高疗效尤其对远期疗效的巩固有着十分重要的意义。

养生保健篇

华佗不仅善于治病，更重视养生保健，创造了"五禽戏"，通过体育锻炼达到养生保健之目的。华佗夹脊穴也有很好的养生保健作用，本篇重点介绍华佗"五禽戏"与华佗夹脊穴的养生保健理论与应用。

第一章

华佗"五禽戏"的养生保健

第一节 概 述

五禽戏为华佗创造，华佗十分提倡导引养生，非常重视体育锻炼对人体健康的作用。他曾说过，人体必须经常劳动，但不能过度。经常活动能使消化能力强，血脉畅通，不易发生疾病。正如门轴一样，天天转动，就不会长蛀虫。他根据"流水不腐，户枢不蠹"的原理，创造了一种叫作"五禽之戏"的体育运动，就是模仿五种动物的形态、动作和神态，以舒展筋骨、畅通经脉。他的学生吴普曾用这种方法锻炼身体，活到了90岁还是耳聪目明，齿发坚固。

五禽戏又称五禽操、五禽气功或百部汗戏，它是目前人们所知我国最早的成套的仿生健身体操，也是我国传统健身法之一。在隋唐时期，曾流传到日本、朝鲜、印度等国，继而传入南洋及欧洲各地，影响极其深远。

五禽戏的流派较多，为了简单易学，科学健身，进一步推动全民健身运动，现将由国家体育总局健身气功管理中心创编的健身气功之五禽戏做一介绍，以满足广大人民群众日益增长的体育健身需求。

第二节 五禽戏的作用

五禽戏有5种类型的动作，作用各不相同。一般来说，练虎戏，有调节气血、疏通经络、维持脊柱生理弧度、防治腰部疾病等作用，能使全身肌腱、骨骼、腰髋关节功能加强，精、气、神充沛。练鹿戏，能引伸筋脉，补益腰肾，能增进行走能力。练熊戏，能使脾胃功能增强，且能强壮力量。练猿戏，能调养心神，开窍益智，达到思想清静、体轻身健、延缓衰老的作用和目的。练鹤戏，能加强肺呼吸功能，提高平衡能力。

第三节　五禽戏的动作要领

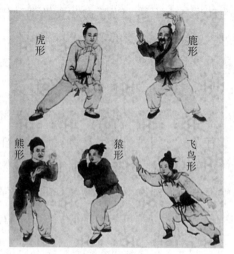

图 4-1　五禽戏

一、放松身体

练习时，首先要全身各部分肌肉尽量保持放松，精神也要愉快放松。做到舒适自然，不能太死板，太僵硬。运动量比较适中，属于有氧运动。只有放松使出来的劲才会柔中有刚，才使动作柔和连贯，不致僵硬，才能做到以意引气，气贯全身；以气养神，气血通畅，从而增强体质。

二、呼吸均匀

练功前，先做几次深呼吸，调匀呼吸。在练习过程中，要悠悠吸气，轻轻呼气，逐渐训练以腹式呼吸运动为主，做到呼吸平静自然，均匀和缓。呼吸时，口要合闭，舌尖轻抵上腭，用鼻吸气，用嘴呼气。

三、意守丹田

练习时要排除杂念，思想集中，用意念想着脐下小腹部，逐步练习腹式呼吸，做到上虚下实，即胸虚腹实，使呼吸加深，增强内脏器官功能，使血液循环旺盛。另外，还要根据各戏不同的意守要求，将意念集中于意守部位，以保证意、气相随。

四、动作象形

五禽戏中各戏的动作各有不同，练五禽戏要做到动作、外形、神气都要像五禽。如练虎戏时，要表现出威猛的神态，目光炯炯，摇头摆尾，扑按搏斗等，有助于强壮体力。练鹿戏时，要仿效鹿那样心静体松，姿势舒展，要把鹿的探身、仰脖、缩颈、奔跑、回首等神态表现出来，有助于舒展筋骨。练熊戏时，要表现出熊那样浑厚沉稳的神态。熊外似笨重，走路软塌塌，实际上在沉稳之中又富有轻灵。练猿戏时，要仿效猿猴那样敏捷好动，要表现出机智、敏捷、灵巧、快乐的神态。猿戏有助于训练肢体的灵活性。练鸟戏要表现安然自在、悠闲宁静的动作神态。鸟戏有助于增强肺呼吸功能，调达气血，疏通经络。因此，应根据动作特点而进行练习，动作宜自然舒展大方，不要太拘谨。

第四节　五禽戏的基本动作

对于初学者，一般从手型入门，然后是步型、预备势及虎戏、鹿戏、熊戏、猿戏、鸟戏这五类动作，最后是收势。

一、基本手型

1. 虎爪

五个手指分别张开，把虎口握成圆形，第一、二指关节弯曲向内扣。

2. 鹿角

拇指自然伸直，向外展开，食指、小指自然伸直，中指、无名指自然弯曲向内扣。

3. 熊掌

拇指压在食指指端上，其余四指并拢弯曲，虎口撑圆。

4. 猿钩

五指自然弯曲，指腹捏拢，腕关节自然屈曲。

5. 鸟翅

五指自然伸直，拇指、食指、小指向上翘起，无名指、中指并拢向下。

6. 握固

拇指抵掐无名指根节内侧，其余四指屈拢收于掌心。

二、基本步型

1. 弓步

两腿前后分开一大步，横向之间保持一定宽度，一腿屈膝前弓，大腿斜向地面，膝与脚尖上下相对，脚尖微内扣；另一腿自然伸直，脚跟蹬地，脚尖稍内扣，全脚掌着地。

2. 虚步

一脚向前迈出，脚跟着地。脚尖上翘，膝微屈；另一腿屈膝下蹲，全脚掌着地，脚尖斜向前方。臀部与脚跟上下相对。身体重心落于另一腿。

3. 丁步

两腿左右分开，间距约 10～20cm，两腿屈膝下蹲，一脚脚跟提起，脚尖着地，虚点地面，置于另一脚脚弓处，另一脚全脚掌着地踏实。

三、平衡

1. 提膝平衡

一腿直立站稳，上身正直；另一腿在体前屈膝上提，小腿自然下垂，脚尖向下。

2. 后举腿平衡

一腿蹬直站稳，另一脚伸直，向身后举起，脚面绷平，脚尖向下。

第五节　五禽戏的分解动作

一、起势

初学练习者在进入五禽戏锻炼之前，首先必须从起势开始。这样做不仅可以排出杂念，诱导入静，调和气息，宁心安神，而且可以吐故纳新，升清降浊，调理气机，从而为以后的练习打下基础。

动作一：两脚并拢，脚尖向前，自然伸直；两手自然下垂于身体体侧；胸腹放松，头项正直，下颏微收，舌抵上腭；目视前方。

动作二：左脚向左平开一步，稍宽于肩，两膝微屈，松静站立；调息数次，意守丹田为防止向左开步前身体摇晃，可在开步前，两膝先微屈，开步时身体中心先落于右脚，左脚提起后再缓缓向左移动，左脚掌先着地，使重心保持平稳。

动作三：肘微屈，两臂在体前向上、向前平托，与胸同高。

动作四：两肘下垂外展，两掌向内翻转，并缓缓下按于腹前，掌心向下；目视前方。

为避免两掌上提下按时，运行路线直来直去，两肘尖外扬，肩膀上耸。可先用意念沉肩，再两臂起动，肘尖有下垂感觉，两掌上提、内合、下按，运行路线成弧线，圆活自然。

重复三、四动作两遍后，两手自然垂于体侧。

最后，还要注意两臂上提下按时，意在两掌劳宫穴（掌中央，第二、三掌骨间，握拳中指尖所点处），动作要柔和、均匀、连贯；此外，动作还可配合呼吸，两臂上提时吸气，下按时呼气。

（一）虎戏

五禽戏以虎、鹿、熊、猿、鸟为顺序，预备势后首先进入虎戏。虎戏要体现虎之威猛，神发于目，虎视眈眈；威生于爪，善于纵跳和抓扑，气势凌人。动作变化要做到刚中有柔、柔中生刚、外刚内柔、刚柔相济，具有动如雷霆无阻挡、静如泰山不可摇的气势。操练时要仿效虎的勇猛形态，两目圆睁下视，两手呈爪形，伸缩有力，身腰扭动有劲，所有动作均要发力于臀尾部。

第一式　虎　举

1. 动作分解

动作一　接预备式。两手掌心向下，十指撑开，再弯曲成虎爪状；目视两掌。

动作二　随后，两手外旋，由小指先弯曲，其余四指依次弯曲握拳，两拳沿体前缓慢上提。至肩前时，十指撑开，举至头上方再弯曲成虎爪状；目视两掌。

动作三　两掌外旋握拳，拳心相对；目视两掌。

动作四　两拳下拉至肩前时，变掌下按。沿体前下落至腹前，十指撑开，掌心向下；目视两掌。

重复一至四动作 3 遍后。两手自然垂于体侧；目视前方。

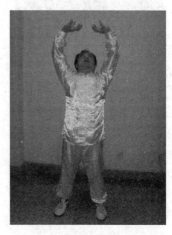

图 4-2　虎拳动作二

311

2. 动作要领

（1）首先五指充分展开；再手指第一、二关节弯曲，掌心外凸，成虎爪；随后手臂内旋，小指先弯曲，其余四指依次弯曲握紧拳。

（2）两手在体前上下反复举起落下，运行路线基本上保持在同一垂直线上。握拳由下向上至肩前时，松开变掌，举至头顶，掌指充分展开上撑；再握拳下落至肩前时，松开变掌，按至腹前，掌指充分展开下按。

（3）眼神跟随双手，上下注视，牵动头部向上抬起和向前低落；双手上举至头顶时，胸腹充分展开向上，下按至腹前时，含胸松腹。

（4）两手运行路线劲力意念转换可以分成四个阶段：由下向上至肩前，如双手提起铁桶，用内劲缓缓向上；至头顶上方，如托举千斤之鼎，用内劲缓缓上托；由头顶落至肩前，如紧握双环下拉，有引体向上之势；由肩前下落至腹前，如按水中浮球，用内劲缓缓向下。

1. 动作分解

动作一 接上式。两手握空拳，沿身体两侧上提至肩前上方。

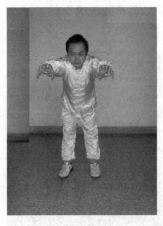

华佗夹脊治百病（第二版）

动作二 两手向上、向前划弧，十指弯曲成"虎爪"，掌心向下；同时上体前俯，挺胸塌腰；目视前方。

图4-3 虎扑动作二

动作三 两腿屈膝下蹲，收腹含胸；同时，两手向下划弧至两膝侧，掌心向下；目视前下方。随后，两腿伸膝，送髋，挺腹，后仰；同时，两掌握空拳，沿体侧向上提至胸侧，目视前上方。

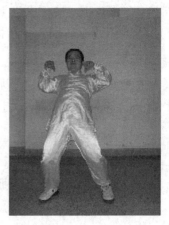

图4-4 虎扑动作三

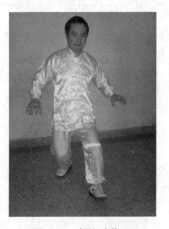

动作四 左腿屈膝提起。两手上举。左脚向前迈出一步，脚跟着地，右腿屈膝下蹲，成左虚步；同时上体前倾，两拳变"虎爪"向前、向下扑至膝前两侧，掌心向下；目视前下方。随后上体抬起，左脚收回，开步站立；两手自然下落于体侧；目视前方。

图4-5 虎扑动作四

动作五至动作八：同动作一至动作四。左右相反。

重复动作一至动作八一遍后，两掌向身体侧前方举起，与胸同高，掌心向上；目视前方。两臂屈肘，两掌内合下按，自然垂于体侧；目视前方。

2. 动作要领

（1）虎扑的手形主要有握空拳和虎爪。当双手上提或在体前划弧时，一般都是手握空拳，这时五指弯曲，大拇指指腹压在食指上；而当手臂充分向前伸出或下扑到尽点时，展开空拳，手指第一、二关节弯曲，掌心外凸，成虎爪。

（2）双手在体前划二次立圆。第一次立圆，双手上提至胸前，向前上方伸出，手臂伸直，要与地面平行，此时双手尽量前伸，稍停片刻，然后下按于两膝外侧，掌心朝下。第二次立圆，双手运行要求连贯圆活，最后下扑置于前腿的膝部两侧，虎爪刚劲有力，力达指尖。

（3）虎扑的步型主要有马步和虚步。双手向前上方伸出时，两膝伸直，感觉大腿后群肌肉有牵拉的紧张感；双手下按，两腿屈膝成马步；双手上提，带动两膝伸直；身体重心移向一腿，屈膝，另一腿前伸，后脚跟轻轻着地，成虚步。

（4）双手体前划弧，为脊柱所牵动。第一次划立圆时，双手前伸，臀部后引，意念注于腰部。随后双手下按，意念拱背，收腹，牵拉督脉，意想猛虎抓扑猎物，力大无穷，气势恢宏。双手上提，伸背挺腹，伸展任脉，有利于气血沿任督两脉运行。

（二）鹿戏

———— 第一式　鹿　抵 ————

1. 动作分解

动作一　接上式。两腿微屈，身体重心移至右腿，左脚经右脚内侧向左前方迈步，脚跟着地；同时，身体稍右转，两掌握空拳向右侧摆起，拳心向下，高与肩平；目随手动，看右拳。

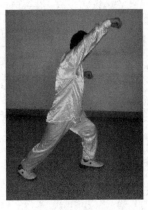

图 4-6 鹿抵动作二

◀**动作二** 身体重心前移，左腿屈膝，脚尖外展踏实，右腿伸直蹬实；同时，身体左转，两掌成"鹿角"向上、向左、向后划弧，掌心向外，指尖朝后，左臂弯曲外展平伸，肘抵靠左腰侧，右臂举至头前，向左后方伸抵；目视右脚跟。随后身体右转，左脚收回，开步站立；同时两手向上、向右、向下划弧，两掌握空拳下落于体前；目视前下方。

动作三和动作四：同动作一和动作二，只是左右相反。动作五至动作八：同动作一至动作四。重复一至八动作一遍。

2. 动作要领

（1）腰部侧屈拧转，侧屈的一侧腰部要压紧，另一侧腰部则借助上举手臂后伸，得到充分牵拉。

（2）后脚脚跟要蹬实，固定下肢位置，加大腰腹部的拧转幅度，运转尾闾。

（3）动作可配合呼吸，两掌划弧摆动时吸气，向后伸抵时呼气。

（4）意念转换。意想旭日东升，原野之上，群鹿沐浴在清晨的阳光之中，悠闲自在，举头四顾，低头相向，嬉戏相抵，两臂犹如鹿角，迈步拧腰，转头角抵，后腿撑直，似两鹿较力，全神贯注，气息鼓荡。

————— 第二式 鹿 奔 —————

1. 动作分解

动作一 接上式。左脚向前跨一步，屈膝，右腿伸直成左弓步；同时，两手握空拳，向上、向前划弧至体前，高与肩平，与肩一样宽，拳心向下；目视前方。

▶**动作二** 身体重心后移，左膝伸直，全脚掌着地，右腿屈膝，低头，弓背，收腹；同时，两臂内旋，两掌前伸，掌背相对，拳变"鹿角状"。

动作三 身体重心前移，上半身抬起，右腿

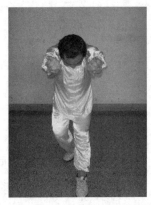

图 4-7 鹿奔动作二

伸直，左腿屈膝，成左弓步；肩部放松，肘部下沉，两胳膊向外旋，"鹿角"变空拳，高与肩平，拳心向下；目视前方。

动作四　左脚收回，开步直立；两拳变掌回落于体侧；目视前方。

动作五至动作八：同动作一至动作四，只是左右相反。

重复动作一至动作八一遍后，两掌向身体侧前方举起，与胸同高，掌心向上；目视前方。接着屈肘，两掌内合下按，自然垂于体侧；目视前方。

2. 动作要领

（1）提腿前跨要有弧度，落步轻灵，体现鹿的安逸神态。

（2）身体后坐时，两臂前伸，胸部内含，背部形成"横弓"状；头向前伸，背后拱，腹部收缩，屁股内敛，形成"竖弓"状，使腰背部得到充分伸展和拔长。

（3）动作可配合呼吸。身体后坐时，配合吸气，重心前移时，配合呼气。

（4）要意想群鹿发足奔跑，就像鹿举手投足，轻盈前奔，屈体回收，蓄势待发，放松肢体，收脚换步，腾挪之际，显示轻盈灵活。神韵上要体现出鹿的和善、喜悦、轻灵、敏捷。

（三）熊戏

———— 第一式　熊　运 ————

1. 动作分解

▶动作一　两手掌握成空拳像熊掌状，自然垂于下腹部；目视两拳。

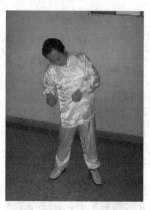

图 4-8　熊运动作一

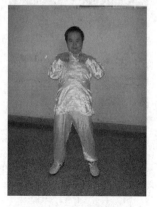

图 4-9　熊运动作二

◀动作二　以腰和腹部作为轴心，上半身做逆时针摇晃；两拳沿右肋、上腹、下腹部划圆；目随之环视。

动作三、四：同动作一至动作二。

动作五至动作八与动作一至动作四左右相反。做完最后一个动作，两拳变掌下落，自然垂于体侧，目视前方。

2. 动作要领

（1）两手自然下垂于体前，体会腰腹的立圆摇转。上半身也是随腰腹摇转而进行运动；下肢保持相对的稳定，不能随着躯干的摇转而晃动，当摇转到下半圈时，含胸松腹，身体顺势向下摇转，挤压肝脾、肠胃；当摇向上半圈时，提胸收腹，展开腹壁，使肝脾、肠胃脏器上提。腰腹摇转要做到圆活、连贯、均匀、自然。

（2）手握空拳，四指弯曲，大拇指压在食指的第一指节上。两手虎口相对，靠近，但不能相碰。以肚脐为圆心，两手绕肚脐划圆，间距约10cm。划圆时，肩不能上耸，两手轻附腹部运转，划圈要圆，速度要匀。

（3）力发于腰，腰腹摇转带动两手划圆，以顺时针摇转为例。起始，髋部和下肢相对固定，身体放松，重量压于腹部，两臂自然下垂，手成熊掌，虎口相对，放于脐下，轻附腹前。随着腰腹摇转，两手被牵动，向左、向上、向右、向下，绕肚脐划圆。腰腹摇转和两手划圆，在速度、角度上均要相互对应，同步一致。

─────── 第二式　熊　晃 ───────

1. 动作分解

▶动作一　接上式，身体重心右移，左髋关节上提，牵拉左脚离地，左膝微屈，两掌握空拳成熊掌状，目视左前方。

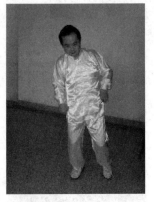

图4-10　熊晃动作一

◀动作二　身体重心前移，左脚向左前方落地，脚尖朝前，右腿伸直；身体右转，左臂内旋前靠，左拳摆至左膝前上方，拳心朝左；右拳摆至体后，拳心朝后；目视左前方。

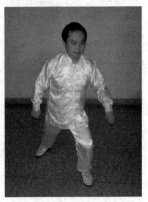

图4-11　熊晃动作二

动作三　身体向左旋转，重心后作；右腿屈膝，左脚伸直；拧腰晃肩，带动两臂前后弧线摆动；右拳摆至左膝前上方；左拳摆至体后；目视左前方。

动作四　身体右转；左腿屈膝，右腿伸直；左臂内旋前靠，左拳摆至左膝前上方；右拳摆至体后；目视左前方。

动作五至动作八与动作一至动作四左右相反。

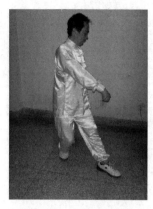

图4-12　熊晃动作四

重复一遍后，左脚上步，开步站立；两手自然垂于体侧。两掌上举至胸；屈肘，两掌内合下按，自然垂于体侧；目视前方。

2. 动作要领

（1）动作姿势：当向上摇晃时，应提胸收腹，充分伸展腰腹；向下摇晃时，应含胸松腹。头部应随躯干运动，不主动地划圈。

（2）提髋、移步：两肩保持水平，身体重心移向右侧，收提左腰侧肌群，牵拉左髋向上，脚离开地面；提髋时要防止提肩，此时肩宜下沉，使两肩仍能保持水平。两脚向前移步，重心左移，脚顺势落下，脚尖朝前，全脚掌着地踏实，踝膝关节放松，使震动感上传至髋部。

（3）转腰带臂：左腰侧下压，沉肩垂臂，随即左腰侧放松，身体向右转足，左肩前靠，带动左臂向前摆动，同时右肩向后，带动右臂向后摆动。压右腰时与此相反。

要发出内劲，注意动中求静，力求表现出松劲自然的神态。

（四）猿戏

────── 第一式　猿　提 ──────

1. 动作分解

动作一　接上式，两掌在体前，手指自然伸直分开，两臂向内旋转，手掌在腹前背屈，再快速旋腕撮拢捏握成"猿钩"。

317

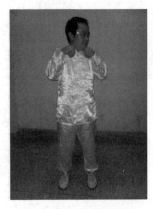

图 4-13　猿提动作二

▲动作二　两掌屈臂上提至胸前，两肩上耸，收腹提肛；同时，脚跟提起，头向左转；目随头动，看身体左侧。

动作三　头转正，两肩缓缓下沉，松腹落肛，脚跟离地；"猿钩"变掌，掌心向下；目视前方。

动作四　两掌沿体前下按落于体侧；目视前方。

动作五至动作八：同动作一至动作四，唯头向右转。

重复动作一至动作八一遍。

2. 动作要领

动作可配合提肛呼吸，以达到更好的健身效果。其动作为：两掌上提吸气时，稍用意提起会阴部；两掌下按呼气时，放下会阴部。

────── 第二式　猿　摘 ──────

猿摘这种锻炼方法，有利于颈部运动，促进脑部血液循环，减轻神经紧张度等。

1. 动作分解

▶动作一　接上式。左脚向左后方退步，脚尖点地，右腿屈膝，重心落于右腿；同时，左臂屈肘，左掌成"猿钩"收至左腰侧，右掌向右斜前下方约 45° 处自然摆起，掌心向下。

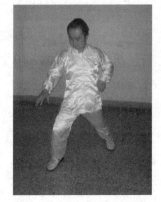

图 4-14　猿摘动作一

◀动作二　身体重心后移，左脚踏实，屈膝下蹲，右脚收至左脚内侧，脚尖点地，成右丁步；同时，右掌向下经腹前向左上方划弧至头左侧，掌心对太阳穴；目先随右掌动，再转头注视右前上方。

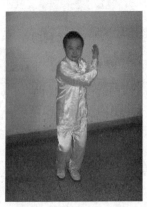

图 4-15　猿摘动作二

▶**动作三** 右掌内旋，掌心向下，沿体侧下按至左髋侧；目视右掌。右脚向右前方迈出一大步，左腿蹬直向后伸，身体重心前移，右腿伸直，左脚脚尖点地；同时，右掌经体前向右上方划弧，举至右上侧变"猿钩"，稍高于肩，左掌向前、向上伸举，屈腕撮钩，手指撮拢速度要快，成采摘势；目视左掌。

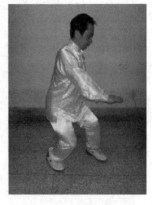

图4-16　猿摘动作三

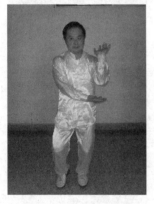

图4-17　猿摘动作四

◀**动作四** 身体重心后移，左掌由"猿钩"变为"握固"，右手变掌，自然回落于体前，虎口朝前。随后左腿屈膝下蹲，右脚收至左脚内侧，脚尖点地，成右丁步；同时，左臂屈肘收至左耳旁，掌指及时分开，掌心向上，成托桃状，右掌经体前向左划弧至左肘下捧托；目视左掌。

动作五至动作八：同动作一至动作四，只是左右相反。重复动作一至动作八一遍后，左脚上步，开步站立；两手自然垂于体侧。两掌举至胸；屈肘，两掌内合下按，自然垂于体侧；目视前方。

2. 动作要领

猿生性好动，机智灵敏。五禽戏中，猿戏仿效猿的灵巧动作，练习时，外练肢体的轻灵敏捷，内练精神的宁静从容，从而达到"外动内静""动静结合"的境界。猿灵巧、好模仿、动作敏捷，喜用上肢采食物，善于躲避其他动物的袭击，有"三闪六躲"的本领。要模仿猿的神态，轻松活泼，两手呈爪状，两眼随着动作而左顾右盼，以利于颈部活动灵活。

猿戏的动作变化相对比较复杂，上下肢动作协调一致，是完成动作质量的关键。躯干有团缩、舒放的变化，两肩有上耸、下沉的变化，手臂有收屈、伸展的变化，手型有掌、钩、握固的变化，站立有提踵、落踵的变化，步型有弓步、丁步、虚步的变化，步法有前跃、后退的变化，速度也有快慢的变化。这些变化不仅需要上下肢动作的协调一致，还需要顾及头部的转动和眼神的顾盼。

（五）鸟戏

──── 第一式　鸟　伸 ────

1. 动作分解

动作一　接上式，两腿微屈下蹲，两掌在腹前相叠，掌心向内。

▶动作二　两掌举至头上方，指尖向前；身体微前倾，提肩，缩项，挺胸，塌腰；目视前下方。

动作三　两腿微屈下蹲；两掌相叠下按至腹前；目视两掌。

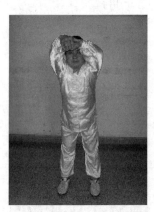

图 4-18　鸟伸动作二

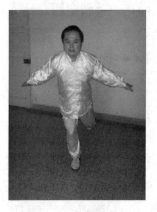

图 4-19　鸟伸动作四

◀动作四　身体重心右移；右腿蹬直，左腿伸直向后抬起；两掌左右分开成"鸟翅"状，摆向体侧后方，掌心向上；抬头，伸颈，挺胸，塌腰；目视前方。

动作五至动作八同动作一至动作四，只是左右相反。

重复动作一至动作八后，左脚下落，两脚开步站立，两手自然垂于体侧；目视前方。

2. 动作要点

（1）掌上举时，颈、肩、臀部紧缩；下落时，两腿微屈，颈、肩、臀部松沉。

（2）两臂后摆时，身体向上拔伸并形成向后反弓状。

第二式 鸟 飞

1. 动作分解

接上式，两腿微屈，两掌成"鸟翅"状，合于腹前，掌心相对，目视前下方。

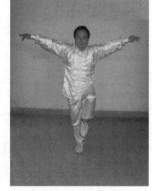

▶动作一 右脚伸直独立，左腿屈膝提起，小腿自然下垂，脚尖朝下；同时，两掌成展翅状，在体侧平举向上，稍高于肩，掌心向下；目视前方。

动作二 左脚下落至右脚旁，脚尖着地，两腿微屈；两掌合于腹前，掌心相对；目视前下方。

图 4-20 鸟飞动作一

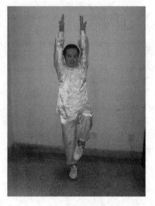

图 4-21 鸟飞动作三

321

◀动作三 右脚伸直独立，左脚屈膝提起，小腿自然下垂，脚尖朝下；两掌经体侧，向上举至头顶上方，掌背相对，指尖向上；目视前方。

动作四 左脚下落至右脚旁，全脚掌着地，两腿微屈；两掌合于腹前，掌心相对；目视前下方。

动作五至动作八与动作一至动作四左右相反。

重复动作一至动作八一遍后，两掌举至与胸高；屈肘，两掌内合下按，自然垂于体侧；目视前方。

2. 动作要领

（1）两臂侧举，力从肩发，沉肩、松肘、提腕，动作要舒展，幅度要大，尽量展开胸部两侧；两臂下落内合，松肩、沉肘，尽量挤压胸部两侧。

（2）手脚变化配合协调，同起同落。

（3）动作可配合呼吸，两掌上提时吸气，下落时呼气。

鸟戏取形于鹤，仿效鸟之轻捷。练习时，要表现出昂然挺拔、悠闲自得的神韵。锻炼鸟戏，可起到改善呼吸功能，疏通任、督二脉经气及提高人体平衡力等作用。

鸟体轻灵，好高飞争鸣。操练时，头颈、躯干、上下肢要随动作呼应，伸展时，上肢动作幅度要大；鸟落时，单脚平衡要稳，腿尽量后伸，提起脚的脚底要与头部相对；鸟飞时，两上肢各关节要柔韧有力，快慢适当而有规律。鸟中以鹤寿长，鹤善于伸展飞翔，喜好引颈回顾，平衡能力特别强，练鹤戏时，两臂要善于仿鹤飞翔，仿鹤引颈回顾和单脚站立，以活动颈部和锻炼平衡能力。鸟（鹤）飞时抑扬开合，运伸颈腰，使呼吸与内气的锻炼相结合。

二、收势——引气归元

所谓引气归元，就是让气息逐渐平和，意将练功时所得体内、外之气导引归入丹田，起到和气血、通经脉、理脏腑的功效。

1. 动作分解

动作一　两掌经体侧上举至头顶上方，掌心向下。

动作二　两掌指尖相对，沿体前缓慢下按至腹前；目视前方。

动作三　两手缓慢在体前划平弧，掌心相对，高于脐平；目视前方。

动作四　两手在腹前合拢，虎口交叉，叠掌；眼微闭静养，调匀呼吸，意守丹田。

动作五　数分钟后，两眼慢慢睁开，两手合掌，在胸前搓擦至微热。

动作六　掌贴面部，上、下擦摩，搓揉颜面3～5遍。

动作七　两掌向后沿头顶、耳后、胸前下落，自然垂于体侧；目视前方。

动作八　左脚提起向右脚并拢，前脚掌先着地，随之全脚踏实，恢复成预备势；目视前方。

2. 注意事项

（1）意、气、形合一。练习五禽戏时，动作要不僵不滞，柔和自然。"戏"有玩耍、游戏之意，这也是与其他健身气功功法不同之处。要领悟"五禽"的神态，进入玩耍、游戏的意境。意随形动，气随意行，意、气、形合一。

（2）呼吸配合动作。练习五禽戏时，要注意对呼吸的锻炼，呼吸和动作的配合有以下规律：起吸落呼，开吸合呼，先吸后呼，蓄吸发呼。其主要呼吸形式有自然呼吸、腹式呼吸、提肛呼吸等，可根据姿势变化或劲力要求而选用。

（3）由浅入深。初学者必须先掌握动作的姿势变化和运行路线，弄清来龙去脉。随后，在练习中要注意动作的细节，充分理解动作的内涵和意境。练功过程应由简到繁，由浅入深，循序渐进，逐步掌握。只有这样，才能保证把基础打好，防止出现偏差。

（4）因人而异。练习时，每个人需要根据自身体质状况来进行。动作的速度、步姿的高低、幅度的大小、锻炼的时间、练习的次数、运动量的大小都应很好把握。其原则是练功后精神愉快，心情舒畅，肌肉略感酸胀，但不觉得太疲劳，以不妨碍正常的工作和生活为佳。

第六节　五禽戏的养生机制

古人认为精、气、神是人体生命的三大要素，形、气、意（神）为人体生命的3个层次。华佗模仿5种动物习性编制的这套锻炼方法，兼有导气、引体两方面的功效。它是一种把吐纳、调息、体操、按摩等促进肢体活动和气血循环畅通的动作结合起来的养生健身的体育运动形式，是模仿5种鸟兽神态与动作编制的医疗保健体操。它依据运动养生原理，在古导引术基础上融汇阴阳、五行、藏象、气血、经络等生克关系学说创制而成，它强调练功时募仿逼真，神形兼备，注重意守及与呼吸的配合。它是人体内部气血运行机制的外部表现形态，有很高的科学价值，对中医学、气功学的贡献是巨大的。同时也充分体现了"未病先防"的预防思想，对现代运动医学和康复医学的形成及发展起到了重大的促进作用。练习五禽戏，要体现出"三调"（调心、调气、调身）。

一、调心

心为五脏六腑之大主，心动五脏六腑皆摇。这里的"心"指大脑，说明人的思维活动和情绪变化都能影响五脏六腑的功能。因此，在练习五禽戏时要尽可能排除杂念，做到心静神凝。它是指练功中松垂肢体，静息意识活动一种状态。而调心至虚静时又会带来艺术审美。用朱光潜的话说："人在聚精会神中观照一个对象（自然和艺术）时，由物我两忘达到物我同一，把人的生命和情趣'外射'或移到对象里去，使本无生命和情趣的外物仿佛具有人的生命活动，使本来只有物理的东西也显得有人情。"也就是说五禽戏的调心会带来审美快感，这也是它能够养生的原因之一。如练虎戏，要神发于目，虎视眈眈，这是"眼"的审美需求；鹿戏，练习时神态安闲雅静，意想自己置身于群鹿中，在山坡、草原上自由快乐地活动，这是"神态"的审美需求；猿戏，讲究外动内静，欲静则似静月凌空，万籁无声，这是"耳"的审美需求等，这些有利于改变面部色泽。所以，练五禽戏之前有了这样的"调心"，而后逐步进入"五禽"的意境。练"虎戏"时，要意想自己是深山中的猛虎，伸展肢体，抓捕食物；练"鹿戏"时，要意想自己是原野上的梅花鹿，众鹿戏抵，伸足迈步；练熊戏时，要意想自己是山里中的黑熊，转腰运腹，自由漫行；练猿戏时，要意想自己是置于花果山中的灵猴，活泼灵巧，摘桃献果；练鸟戏时，要意想自己是江边仙鹤，伸筋拔骨，展翅飞翔。

二、调气

"气"是构成人体最基本的物质基础，由于其具有活力很强、不断运动的特点，对人体生命活动有推动和温煦等作用。气的运动有升、降、出、入四种基本运动形式，人体的脏腑是它的运动场所。正确的调气方法能协调平衡各种生理功能，反之则会出现"气滞"。五禽戏的动作编排利用其特点，呼吸和动作的配合有以下规律：起吸呼落，开吸合呼，先吸后呼，蓄吸发呼等。其主要呼吸形式有自然呼吸、腹式呼吸、提肛呼吸等。以鹿抵为例："身体左转，两掌成'鹿角'，……肘抵靠左腰侧。"靠左腰侧相当于按摩左肾部，以利于更好的纳气。因为肾主纳气，人体的呼吸功能，虽为肺所主，但必须依赖于肾的纳气作用。也就是说肺吸入之清气，必须下达于肾，肺的呼吸要保持一定深度依赖于肾的纳气作用。而肘抵左肾使纳气功能增强。这对于气喘、呼多吸少的患者无疑是一个很好的运动处方。

三、调形

五禽戏的动作充分考虑了对脏腑的积极影响。在练习五禽戏之前，头身正直，含胸垂肩，体态自然，使身体各部位放松、舒适，不仅肌肉放松，而且精神上也要放松，逐步进入练功态。古人说得好："形不正则气不顺，气不顺则意不宁，意不宁则神散乱。"开始练习每戏时，要根据动作的名称含义，做出与之相适应的动作造型，努力做到"演虎像虎""学猿似猿"等。以"猿提"为例，"猿钩"的快速变化，意在增强神经－肌肉反应的灵敏性，两掌上提式，缩项，耸肩团胸吸气，挤压胸腔和颈部血管，两掌下按时，伸颈，沉肩松腹，扩大胸腔体积，这样可加强呼吸，按摩五脏，改善脑部供血。尽管"形"显示于外，但内在的"意""神"却通过仿效虎之威猛、鹿之安舒、熊之沉稳、猿之灵巧、鸟之轻捷来体现。

另外，每戏还讲究意气相随，内外合一，以"熊运"为例，外形动作两熊掌在腹前划弧，腰腹部同步摇晃，实则要求丹田内气也要随之运使，呼吸之气也要按照提吸呼落的规律去做，以达到"心息相依"的要求。这也是各脏腑组织之间，相互传递各种信息，在气血津液环周于全身情况下，形成了一个非常协调统一的状态。

第二章

华佗夹脊穴在养生保健中的应用

目前，中医养生保健已成为一个社会的热门话题，也引起了全世界的重视。但是，现在中医养生保健有些乱，当你打开电视，很多电视台都在讲中医养生保健；当你走进书店，各种养生保健书籍五花八门；各种养生培训班、养生讲座、保健产品的广告更是满天飞，真有八仙过海、众说纷纭之势。有爱好中医养生保健的朋友对我说："现在中医养生保健的方法很多。有的说养生就是锻炼身体；有的说养生就是疏通经络；还有的说可以把吃出来的病吃回去；更有甚者说吃了某种保健品可以聪明、长寿等等。我都不知道谁讲得对，用哪一种方法好了！"针对中医养生保健的种种问题和疑惑，什么是中医的养生保健，中医养生保健的内涵是什么，怎样做好中医的养生保健，这是中医养生保健应该正视的问题，是不可回避的，也是我们中医学的责任。只有这样，才能理解中医养生保健的实质，正确应用中医养生保健的方法，走出中医养生保健的误区，使其发扬光大。

如何做好中医的养生保健呢？首先，中医养生保健应在中医理论的指导下进行，离开了中医就不是中医养生保健了。所以，一定要学习中医，掌握中医理论，以中医理论为指导，这是搞好中医养生保健的要素。同时，也要让老百姓学点中医基本知识，让中医走进千家万户，普及中医养生保健的方法，才能真正做好中医养生保健工作。

华佗夹脊穴的养生保健，应在中医理论的指导下，应用中医的方法，如针法、灸法、推拿、刺络放血、拔罐等进行，并结合中药、导引等，才能真正达到养生保健的目的。

第一节　调节阴阳与养生保健

一、阴阳的养生保健以平衡为要

人体的阴阳始终处在一个相互对立、相互依存、相互消长、相互转化的动态平衡之中，如果这种平衡被破坏，就会危及人体健康，或产生疾病，故通过养生保健恢复阴阳的相对平衡为第一要点。保持阴阳平衡，或使阴阳恢复平衡，要从以下几个方面做起。

（一）不要随意改变或破坏阴阳的平衡

如白天属于阳，阳气盛，精力足，就可以工作；夜晚属于阴，阴气盛，人容易疲乏，需要休息；如过度工作，休息不足，就会阴阳失调；再如四季气候的变化，春夏寒气渐退，温热日增，则阴消阳长；秋冬热气渐消，寒气日增，则阳消阴长。所以，我们要随时调节衣物和作息时间及饮食，以顺应季节，适应阴阳的变化。

（二）要维护阴阳的平衡

阴阳相互消长是阴阳运动的基本形式之一，在正常情况下，这种消长处在一个相对的生理限度之内，所以要根据消长的变化情况来维护其平衡。如人体活动时消耗阴液，要及时补充营养，特别是津液，可多食用一些水果、果汁等。阳气消耗过度时，要注意休息，多食一些益阳温阳的食物等。

（三）要调整阴阳的平衡

由于阴阳的偏盛或偏衰是疾病产生和发展的根本原因，故调整阴阳，补偏救弊，使失调的阴阳恢复相对平衡，是养生保健和防治疾病的重要法则。所以《黄帝内经》载："谨察阴阳所在而调之，以平为期。"

由于阴阳失调的本质不同，疾病不一，其治则亦有多种，如"阴病治阳，阳病治阴"，"寒者热之，热者寒之"，"实则泻之，虚则补之"。如"热者寒之"，以寒凉药治其热，辅以寒凉食品；阴寒者，以温热药祛寒，辅以温热食品；阴虚不能制阳而阳亢者，治以滋阴潜阳；阳虚不能制阴而阴寒者，治以温阳化阴。其调治时，以泻其有余、补其不足为原则，亦可配合饮食、药物、腧穴的阴阳属性不同，综合调理。

二、阴阳失调，百病丛生

中医认为，疾病的发生，是阴阳由于某种因素失去相对平衡，出现偏胜或偏衰的结果。阴盛则伤阳，因而出现寒证；阳盛则伤阴，因而出现热证；阴虚不能制阳，则出现阴虚阳亢的虚热证；阳虚不能制阴，则出现阳虚阴盛的虚寒证。

所以《黄帝内经》说："阴胜则阳病，阳胜则阴病"，"阳胜则热，阴胜则寒"。但阴阳寒热又有虚实之分，故又有"阳虚则外寒，阴虚则内热；阳盛则外热，阴盛则内寒"之说。所以，尽管疾病的病理变化复杂多变，但不外阳盛、阴盛、阳虚、阴虚四大类证候。

阳胜则热，是功能亢奋，机体反应增强，产热过盛或散热不利而致。如急性热病、发热面红、体温38℃以上，甚则高热、脉浮有力等。

阴盛则寒，功能抑制或障碍，阴寒积聚或热量不足而致。如怕冷喜热、腹痛、泄泻、筋脉拘急等。

阴虚则热，是阴精亏损，阴虚阳亢而致。如低烧、五心烦热、颧红、盗汗、口干舌燥等。

阳虚则寒，是功能衰退，热量不足而致。如形寒肢冷、浮肿、疲乏无力等。

三、调理阴阳的方法

阳气维持了人体的生理功能，所以《黄帝内经》中说："阳气者，若与天日，是其所则折寿而不彰。"阴精为人体生命活动的物质基础，无阴则无阳。阴平阳秘，则身体健康；阴阳失衡，就会产生疾病。因此，养生的关键就在于固护阳气，保养阴精。如何调理好阴阳呢？首先，要辨清自己是阴虚体质，还是阳虚体质。然后对华佗夹脊穴进行针刺、艾灸、推拿等法，还可结合食疗、中药、腧穴等，达到阴阳平衡、健康长寿之目的。

（一）针法

1. 在人体未病时，经常对夹脊穴进行针刺，用平补平泻法，可调节阴阳平衡，有防病治病的养生保健作用，纠正人体亚健康。

2. 在人体阴阳偏盛偏衰时，对夹脊穴进行针刺，可使阴阳恢复平衡。阳虚阴虚者，针用补法；阳热者，针用泻法；阴虚阳亢者，针用平补平泻法或补泻兼施法。脏腑与各组织器官表现阴阳失调时，有针对性地选择不同的夹脊穴进行针刺。

①肺阳不足者（可见气短、咳嗽、气喘，痰稀白，怕冷恶寒，易感冒，自汗出等），取胸1～胸3夹脊穴，针用补法，可配肺俞、膻中、中府、鱼际等腧穴；肺阴不足者（可见口干舌燥、咽喉不利、声音嘶哑、干咳少痰、面色潮红、盗汗、皮肤干燥等），取胸1～胸3夹脊穴，针用补法或平补平泻法，可配肺俞、阴郄、尺泽、三阴交、复溜等；肺热者（可见鼻塞流黄涕、咽喉肿痛、咳嗽、气喘、痰黄稠，或见发热、口干舌燥等），取胸1～胸3夹脊穴，针用泻法，可配肺俞、大椎、列缺、丰隆、鱼际等腧穴。

②心阳虚者（胸闷、胸痛、肢冷畏寒、心悸、自汗、舌淡苔白、脉细弱等），取胸4～胸7夹脊穴，针用补法，可配心俞、膻中、内关、关元、太溪等腧穴；心阴虚者（可见心悸、心烦、失眠多梦、盗汗、口舌干燥、面色潮红等），取胸4～胸7夹脊穴，针用补法或平补平泻法，可配心俞、厥阴俞、内关、阴郄、三阴交、太溪等腧穴；心血瘀阻者（可见胸闷、心痛、心悸、口舌青紫、面色晦暗等），取胸4～胸7夹脊穴，针用泻法，可配膈俞、心俞、血海等腧穴。

③肝阳虚者（可见胁肋疼痛、肢冷畏寒、少腹寒凉、筋脉拘急、屈伸不利、容易疲劳等），取胸9～胸10夹脊穴，针用补法，可配肝俞、阳陵泉、关元等穴；肝阴（肝血）虚者（可见胁肋不适或隐隐作痛、肢体麻木与无力、头晕眼花、爪甲与面色不华等），对胸9～胸10夹脊穴，针用补法，可配肝俞、胆俞、阴郄、三阴交等腧穴；肝阳上亢与肝气郁结者（可见胁肋胀痛、胸闷、长太息、头晕目眩、口苦咽干、肢体颤抖等），取胸9～胸10夹脊穴，针用泻法，可配肝俞、阴陵泉、太冲等腧穴。

④脾阳虚者（可见全身寒凉怕冷，气短乏力，食少便溏或泄泻，或浮肿，小便不利，面色萎黄等），取胸11～胸12夹脊穴，针用补法，可配脾俞、胃俞、关元、足三里、三阴交等腧穴。

⑤肾阳虚者（可见腰膝冷痛、四肢不温、男子阳痿早泄、女子宫冷不孕、

五更泻、小便不利、四肢浮肿等），取腰1～4夹脊穴，针用补法，可配肾俞、命门、关元、三阴交、太溪等腧穴；肾阴虚者（可见腰膝酸软无力、头晕耳鸣、记忆力减退、潮热盗汗、遗精早泄等），取夹脊腰1～4夹脊穴，针用平补平泻法，可配肾俞、三阴交、太溪、涌泉等腧穴。

（二）灸法

灸法有调和阴阳作用，尤长于温补阳气，适应阳虚病证。

1. 在人体未病时，经常艾灸夹脊穴，可调节阴阳，使阴阳恢复相对平衡，以达养生保健与治未病之目的。

2. 在人体发生阴阳偏盛偏衰时，对夹脊进行灸疗，可使阴阳恢复平衡。阴阳虚衰时，灸用补法（勿吹其火，让灸炷慢慢燃烧，以达补益作用，阳虚者灸疗时间更长一些；阴虚者灸疗时间比阳虚相对少一些，以免过久伤阴）；阴虚阳亢或兼有火热时，灸用泻法（疾吹其火，并不断更换艾炷，灸疗时间短）。

针对不同的阳虚与阴虚体质与病证，可参照针法，取不同节段的夹脊穴进行施灸。如心阳虚者，取胸4～7夹脊穴，配心俞、膻中、内关、关元、太溪等腧穴，灸用补法；心火旺盛者，灸用泻法。

3. 灸疗时可应用不同的灸法，如温和灸、回旋灸、雀啄灸、温针灸等，参照"华佗夹脊穴的施治方法"中的灸法进行。

4. 何氏药物铺灸疗法

何氏药物铺灸疗法，为何天有教授创立。是将药物制成散剂，铺于施灸部位，并将姜、蒜、葱等物捣烂如泥，铺置于药末之上，再在其上铺设不同规格的艾炷，进行施灸的一种方法。以药物铺灸为特点，故称"药物铺灸疗法"。

本法在华佗夹脊穴的养生保健中，有调节阴阳平衡的作用。人体未病时，在背部的督脉与夹脊穴宽约1.5寸的部位，从大椎至骶椎进行铺灸（也可不用药物）；在人体阳虚、阴虚时可结合药物铺灸。

（1）铺灸药方

阳虚散：黑附子、肉桂、淫羊藿、补骨脂、桂枝、菟丝子、路路通各100g，冰片5g。上药共研细末，装瓶备用。适用于阳虚体质与阳虚病证。

阴虚（血虚）散：旱莲草、元参、女贞子、沙参、玉竹、当归各100g，冰片5g。上药共研细末，装瓶备用。适用于阴虚体质与阴血虚病证。

（2）铺灸方法

药物铺灸疗法的操作方法一般分为5步进行。

第1步：根据不同病证进行辨证，根据辨证结果，确立治法，以法统方，制定出适宜病证的铺灸药方，共研细末，装瓶备用。

第2步：依据辨证，进行配穴而组成穴区，在施灸时选用。

第3步：根据施灸的需要，选择不同的隔灸材料（如生姜、大蒜、大葱等），将其捣烂如泥，根据施灸部位的大小，制成不同规格、薄厚适宜的灸饼。

第4步：根据施灸部位的不同，制作规格不同的艾炷，并根据施灸的壮数，备足用量。

第5步：选择正确的体位，先在施灸穴区的皮肤上（头部穴区应剃去毛发）擦生姜、大蒜、葱汁或透皮剂，然后均匀撒上铺灸药末一层，以覆盖皮肤为度，再在药末上铺设灸饼（姜、蒜、葱泥饼），将艾炷置于灸饼之上，并将艾炷点燃，让其自然燃烧，待患者有灼热感或不能忍受时，将艾炷去掉，续一壮灸之（根据病情需要，决定所灸壮数），完成所灸壮数后，去掉艾炷与灸饼，用干净湿巾擦净施灸部位即可。如需要留灸者，在灸疗结束后，去掉艾炷（保留药物与灸饼），用胶布或绷带固定，根据医嘱保留半小时至3小时后取掉施灸物。

（三）其他相关疗法

在应用华佗夹脊穴的同时，也可以配合食疗、中药、腧穴等。

1. 调补阴阳的饮食

俗话说："药补不如食补。"就是说，食物有温热、寒凉、平和之属性，在日常生活中，根据每个人体质的不同，选择食用不同属性的食物，以达调补阴阳之目的。

（1）具有补阴作用的食物：牛骨髓、海参、鸡肉、猪肉、甲鱼、牡蛎、白果、百合、莲子、梨、甘蔗、香蕉、藕汁、草莓、枇杷、西红柿、牛奶、豆浆等。

（2）具有补阳作用的食物：狗肉、羊肉、鹿肉、羊肾、蚕蛹、海虾、海马、核桃、栗子、洋葱、韭菜、香菜、大葱、生姜、枸杞子等。

2. 调补阴阳的中药

（1）常用的补阴中药：生地、玄参、沙参、天冬、麦冬、玉竹、石斛、天花粉、旱莲草、女贞子、黄精、桑椹、何首乌、鳖甲、龟板、芦根等。

（2）常用的补阳中药：附子、肉桂、干姜、鹿茸、淫羊藿、仙茅、肉苁蓉、锁阳、韭菜子、杜仲、续断、补骨脂、巴戟天、海狗肾、雄蚕蛾、蚂蚁等。

3. 调补阴阳的中成药

常用于补阴的中成药：六味地黄丸、知柏地黄丸、大补阴丸、二至丸、左归丸等。

常用于补阳的中成药：金匮肾气丸、附子理中丸、参附丸、二仙丸、十全大补丸等。

4. 调补阴阳的腧穴

常用的补阴腧穴：三阴交、阴郄、太溪、少泽、照海、金津、玉液、肺俞、心俞、脾俞、肾俞等。

常用的补阳腧穴：关元、气海、命门、腰阳关、肾俞、阳池、阳溪、百会等。

第二节 调节脏腑与养生保健

人体以五脏六腑为中心，通过经络将人体各部联成一个有机整体，所以人体的一切功能活动，都离不开脏腑经络。根据脏腑的生理病理与经络的联系，通过针灸夹脊穴以调整脏腑的功能，达到养生保健和防治疾病之目的。

一、对脏腑整体调理，养生保健

华佗夹脊穴处有脊神经与动静脉丛分布，与人体各脏腑密切相关，对脏腑的生理功能产生重要的影响。在人体未病时，经常对夹脊穴进行针刺、艾灸、推拿等，对人体各脏腑进行调理，强健脏腑，从而达到养生保健与治未病的作用；在脏腑初病时，可防病情进一步发展，达到防治作用。

二、夹脊穴的不同节段，可调节相关脏腑的功能

由于夹脊穴分布在不同的节段，所处的脊神经与血管与不同节段的脏腑有着密切的联系，所以不同节段夹脊穴对相关脏腑有针对性的调节作用。如胸 1～4 夹脊穴对应肺，胸 5～7 夹脊穴对应心，胸 9～10 夹脊穴对应肝胆，胸 11～12 夹脊穴对应脾胃，腰 1～4 夹脊穴对应肾，骶夹脊穴对应膀胱、大小肠、胞宫等。以这一理论为指导，应用不同节段夹脊穴，对相关脏腑进行养生保健与防病治病。

三、夹脊穴与背俞穴相配，调节脏腑功能的作用更明显

夹脊穴与足太阳膀胱经相近相邻，膀胱经有多处与夹脊穴相连，故二者在生理、病理及治疗上互为影响，有着密切的联系。膀胱经脉的肺俞、心俞、肝俞、脾俞、肾俞、膀胱俞、胆俞、胃俞、大肠俞、小肠俞、三焦俞，是调整脏腑功能与治疗脏腑病证的重要背俞穴，它与夹脊穴节段调整脏腑功能与治疗脏腑病证有相似之处。在取穴应用时相互参考，可单取或同取，共奏其效。在针刺时可透刺，一针连二穴，共同调整脏腑功能，增强疗效，达到治疗疾病的目的。

四、通过调节自主神经系统来调节脏腑功能

自主神经包括交感神经与副交感神经，从脑干与脊髓胸、腰、骶段发出，分布于各脏腑支配脏腑生理功能活动。针刺夹脊穴可调节自主神经系统的功能，从而达到调节脏腑生理功能活动的目的。因此，针刺夹脊穴可治疗脏腑活动障碍引起的病证。

五、调理脏腑的方法

（一）针刺

1. 在人体未病时，经常对胸 1～腰骶夹脊穴同时进行针刺，针用平补平泻或补法，每周 1 次，至少每月 1 次。此可发挥对人体各脏腑的整体调节作用，达到养生保健和治未病之目的。

2. 在人体脏腑功能失调时，或某一脏腑功能失调而产生病证时，取不同

节段的夹脊穴，有针对性地防治这一脏腑的病证。如脏腑功能失调时，取胸1～4夹脊穴，配肺俞；心功能失调时，取胸5～7夹脊穴，配心俞、膈俞；肝胆功能失调时，取胸9～10夹脊穴，配肝俞、胆俞；脾胃功能失调时，取胸11～12夹脊穴，配脾俞、胃俞；肾功能失调时，取腰1～4夹脊穴，配肾俞；大小肠、膀胱、胞宫功能失调时，取骶夹脊穴，配大肠俞、小肠俞、膀胱俞等。在具体应用时，可根据辨证结果，虚证用补法，实证用泻法，虚实夹杂时用平补平泻法或补泻兼施法。还可结合脏腑经络的关系，根据脏腑的经络循行，取本经的腧穴相配，如脾胃不足时，配足太阴脾经的三阴交、足阳明胃经的足三里穴等。

（二）灸法

1. 在人体未病时，经常对脊柱两侧的夹脊穴进行艾灸，应用不同的艾灸方法（参照有关篇章的灸法进行），每周1次，至少每月1次。可发挥对人体各脏腑的整体调节作用，有很好的养生保健和纠正亚健康作用。

2. 在人体某一脏腑功能失调或产生疾病时，取不同节段的夹脊穴，配伍相关腧穴，有针对性地防治这一脏腑的病证。

3. 何氏药物铺灸疗法

（1）铺灸药方

养生保健散

组成：黄芪200g，当归、灵芝、丹参、沙参、白术、柴胡、熟地、路路通各100g，冰片5g。

用法：将以上药物共研细末，在药物铺灸疗法及配穴灸法中应用。

方解：黄芪、当归以补益气血；丹参（入心）、沙参（入肺）、白术（入脾）、柴胡（入肝）、熟地（入肾），以调理脏腑功能；灵芝提高免疫力，抗病抗衰老；路路通，疏通经络，以通经活络；冰片，以芳香化浊，使诸药渗透入里，药效充分发挥作用。

（2）铺灸方法

同第二节中"调节阴阳平衡的铺灸方法"；养生保健灸时用养生保健散；脏腑功能失调轻证，可用养生保健散，重证可根据辨证，另配铺灸药方。

（三）推拿

1. 概述

推拿，又称按摩，指运用手法或借助于一定按摩工具作用于体表的特定部位或腧穴，来防病治病的一种方法。在以生命科学的发展为标志的 21 世纪，人体对于健康的要求更趋于科学性、全面性。作为中医学的瑰宝，按摩有简便、舒适和养生保健、防病治病于一体的优势，越来越被社会所重视。按摩时，背部是一个重要部位，因为它分布着督脉、夹脊穴、背俞穴，在养生保健、防病治病中有很好的作用。因此，挖掘整理华佗夹脊穴的推拿理论与方法，可成为推拿的亮点之一。

2. 作用机制

按摩是通过手法作用于人体的肌表，以调理人体的生理、病理状态，从而达到防病治病和消除疲劳、健身延年的一种方法。按摩夹脊穴具有调理脏腑、疏通经络、运行气血、平衡阴阳、扶正祛邪、延年益寿等作用。

3. 方法

（1）点法：手握空拳，拇指伸直，并紧靠于食指中节，用拇指端点压夹脊穴。养生保健时从胸 1 夹脊穴开始，逐渐下移至骶夹脊穴，对每个夹脊穴进行点压，点压时取穴应准确，用力宜稳，不可暴力或蛮力，点压结束时要逐渐减力，施力过程为轻—重—轻；点压后宜用揉法，以免气血集聚及点法所施部位的局部软组织损伤。防病治病时，对整个夹脊穴点压后，针对某一脏腑功能失调或病证，取相对应的夹脊穴进行重点点压，可重复多次。一般先点压一侧的夹脊穴，一侧结束后点压另一侧夹脊穴，也可以用双手拇指同时对两侧夹脊穴进行点压。

（2）推法：用指、掌或肘着力于夹脊穴，从上而下或从下而上，做单方向直线移动；着力部位要紧贴体表，推进的速度要缓慢均匀，压力要适中；可用拇指推、多指推、掌推、肘推法。养生保健时，对整个夹脊穴进行推法；防病治病时，对整个夹脊穴施以推法后，针对性地对某一脏腑功能失调或病证，取相对应的夹脊穴进行重点推拿，可重复多次，一般先推一侧的夹脊穴，再推另一侧的夹脊穴，也可对两侧夹脊穴施以推法。

华佗夹脊穴的推拿常用点法与推法，也可用揉法、擦法、摩法、擦法等。

（四）穴位埋线

1. 概述

穴位埋线是在针灸经络理论的指导下，将可吸收的线体埋入相应穴位，从而产生一系列治疗效应的一种治疗方法。

穴位埋线疗法是融合多种疗法（针刺、埋针、组织疗法等）、多种效应（刺血、机体组织损伤的后作用、留针、组织效应等）于一体的复合性的治疗方法。该法是以线代针，将可被人体吸收的线体植入相应的穴位，通过线体对穴位产生持续有效的刺激作用（线体在机体内 15 天自然被溶解吸收），以达到养生保健与防治疾病之目的。

2. 穴位埋线的作用

（1）协调脏腑，平衡阴阳

埋线的各种效应及刺激过程，形成一种复杂的刺激信息，通过经络的输入，作用于机体，导致功能亢进者受到抑制，衰弱者产生兴奋，起到调整人体脏腑功能，纠正阴阳的偏盛或偏衰的作用，使之恢复相对平衡。

（2）疏通经络，调和气血

疼痛与经络闭塞、气血失调有关，有"不通则痛，通则不痛"之说，埋线疗法有"制其神，令气易行"，它能转移或抑制与疼痛有关的"神"的活动，使"经气"通畅而达镇静止痛的效果，故可疏通经络中壅滞的气血，使气滞血瘀的病理状态得以纠正。

（3）补虚泻实，扶正祛邪

埋线的多种效应，一般具有兴奋的作用，对身体功能减退，免疫力低下者有一定效果，即具有提高免疫功能，补虚扶正的作用。

3. 方法

患者俯卧或仰卧位，暴露所需埋线部位，并用医用记号笔标记进针穴位；用 75% 酒精或碘伏消毒局部皮肤；局麻：用 1%~2% 盐酸普鲁卡因 1 至 2ml，在进针点处，打好局麻皮丘；或用复方利多卡因乳膏取适量涂抹于进针部位；准备针具和线体：将备用羊肠线剪成 1cm 左右线段，镊取一段羊肠线，置于埋线针针管的前端，并用镊子将线体推入针管（注意线体一定要完全置入针内，不可露在针尖外面）；根据进针部位不同，左手拇、食指绷紧或提起进针部位皮肤，右手持针，迅速刺入皮下，并根据穴位解剖特点，进一步伸入到穴位适宜深度；在获得针感后，边推针芯、边退针管，将线体植入穴位的皮下组织或肌层内；出针后，立即用无菌纱布或棉球压迫针孔片刻，并敷医用输液胶贴。埋线操作完毕后，让患者在床上稍微休息片刻，即可离开，告知患者埋线后的注意事项。

4. 应用

养生保健时，分别在两侧胸 3、胸 5、胸 9、胸 11、胸 12、腰 2 等夹脊穴按上述方法进行穴位埋线，每 15 天或 30 天 1 次可达养生保健治未病之目的；在防病治病时，针对不同的脏腑病证，如肺病时，取两侧的胸 3 夹脊穴与其对应的肺俞穴，施以穴位埋线，每周 1 次，有调理肺脏功能，防止肺脏疾病的作用。也可配以具有养生保健、强壮补益作用的腧穴，如关元、足三里、三阴交；亦可根据循经取穴，配以相关腧穴以加强治疗作用。

六、其他相关疗法

在应用华佗夹脊穴调理脏腑功能时，也可配合食疗、中药、腧穴等。

（一）心

1. 养心的食物

如桂圆、莲子、百合、木耳、荷叶、藕粉等，具有益心气、养心阴、去心火的功效。如荷叶可去心火、养心阴，具有降血压、降血脂、减肥等功效，做荷叶粥、荷叶包米饭、荷叶泡水代茶均可，均为养心佳品。

2. 养心的中药

补心气的有人参、西洋参、党参、黄芪、茯神、五味子、远志、炙甘草。

补心血（阴）的有地黄、当归、丹参、白芍、阿胶、龙眼肉、麦冬、酸枣仁、柏子仁、浮小麦、首乌藤、合欢花等。

养心的中成药如生脉饮、归脾丸、天王补心丹等。

3. 养心的腧穴

常用的养心腧穴有神门、内关、养老、阴郄、三阴交、心俞、膻中等。

（二）肺

1. 养肺的食物

很多食物对肺气都有补益作用：①白色可以入肺，如白萝卜、荸荠、白果、山药、百合、牛奶等白色食品。②动物血肉有情之品，如猪肺、海参、鸡肉等。③汁多的水果、蔬菜可养阴润肺，如雪梨、鸭梨、冬果梨、甘蔗、蜂蜜、椰子汁等。

2. 养肺的中药

补肺气的有人参、党参、黄芪、蛤蚧、冬虫夏草、白果、五味子等。

补肺阴的有沙参、麦冬、百合、阿胶、紫河车、天冬、黄精等。

3. 养肺的腧穴

常用的有肺俞、膻中、中府、列缺、养老、阴郄、关元、气海等。

（三）肝

1. 养肝的食物

养肝的食物有木瓜、佛手瓜、豆苗、青笋、竹笋、丝瓜、蜂蜜、甘蔗、动物的肝脏等。

2. 养肝的中药

理肝气的有柴胡、香附、枳壳、佛手、香橼、木香、陈皮等。

养肝血的有白芍、当归、阿胶、丹参、龟板胶、鹿角胶、生地、女贞子、枸杞子等。

泻肝火的有黄芩、丹皮、龙胆草、菊花、草决明等。

养肝的中成药有逍遥丸、柴胡疏肝散、龙胆泻肝丸等。

3. 养肝护肝的腧穴

养肝护肝的腧穴有肝俞、胆俞、膈俞、章门、期门、血海、阳陵泉、三阴交、太冲等。

（四）脾

1. 健脾的食物

药食两用的健脾佳品有山药、薏苡仁、白扁豆、茯苓、芡实、莲子、大枣、生姜、草果、胡椒、肉豆蔻、猪肚、鸡肉、糯米等。

2. 健脾的中药

常用的中药有：党参、白术、茯苓、山药、薏苡仁、白扁豆、玉竹、升麻、黄芪、炙甘草等。

健脾的中成药有参苓白术散、香砂六君子丸、补中益气丸等。

3. 健脾的腧穴

健脾常用的腧穴有脾俞、胃俞、足三里、三阴交等。

（五）肾

1. 养肾补肾的食物

补肾阳的食物有韭菜、大葱、豆苗、淡菜、狗肉、鹿肉、羊肾、羊骨、虾子、蚕蛹、海虾、海马等。

补肾阴的食物有黑米、黑芝麻、黑木耳、海参、牡蛎、猪肾、鹿角胶、白果、干贝、桑椹、猪骨髓、鳕鱼等。

补肾气的食物有黑豆、黄豆、枸杞子、山药、核桃、栗子、鸡肉、猪肉、芡实、莲子等。

2. 补肾的中药

补肾阳的中药有鹿茸、肉桂、淫羊藿、仙茅、杜仲、续断、肉苁蓉、锁阳、补骨脂等。

补肾阴的中药有生地、玄参、旱莲草、女贞子、黄精、何首乌、桑椹等。

补肾气、固肾气的中药有山药、枸杞子、山茱萸、金樱子、益智仁、桑螵蛸、五味子。

3. 补肾的中成药

常用的补肾经典方有六味地黄丸、左归丸、金匮肾气丸、右归丸、大补阴丸等。

4. 补肾的腧穴

补肾的腧穴有肾俞、命门、太溪、照海、三阴交等。

第三节　扶正祛邪与养生保健

一、正气是人体生命活动的根本，即所谓"人活一口气"

正气是人体生命活动的动力，是人体生命活动的根本，"人之有生，全赖此气"。它是人体生长发育、脏腑运动、营养物质传输、代谢产物的传递和排泄的能源。因此，正气如同掌握着人体的生杀大权，人没气就是没命了，人死之后俗称断气了，正如《庄子·知北游》中说："人之生也，气之聚也，聚则为生，散则为死。"所以，气乃人生第一宝，养气乃养生保健的第一要务。

气的养生，首先从源头做起，养好先天之气与后天之气，增强气的功能，保证气的畅行，顺应四时而养气，劳逸结合以保存气力，也可从饮食、药物、腧穴、导引等方面进行气的养生保健。

二、邪气是危害人体生命的重要因素

邪气是危害人体生命的重要因素，疾病的发生，与人体的正气和致病因素互相有关，任何疾病的发生是正邪双方相争的具体反应。如正不胜邪，或邪气太盛，正气虚弱不能抵御外邪，就可发生疾病。疾病发生后，随着正邪的盛衰而进退，正气胜则邪气退，疾病向好转痊愈。如邪盛正衰，则疾病加重或恶化。随着邪正双方的变化，疾病有两种不同症候。疾病的发生与发展过程，也是正邪斗争的过程，所以扶正祛邪是中医治疗疾病的重要法则。

三、夹脊穴具有扶正祛邪的作用

华佗夹脊穴有扶正祛邪的作用，扶正可促进人体的生命活动，促进机体健康，达到养生保健之目的；祛除邪气，消除疾病，是治疗疾病的重要手段。故扶正祛邪是养生保健、防病治病的重要法则。

四、夹脊穴扶正祛邪的方法

用夹脊穴扶正祛邪的方法有针刺、艾灸、推拿、穴位注射、拔罐、刺络放血等。

（一）针法

1. 常规针法

在人体未病时，常对夹脊穴针刺，用平补平泻法；当人体正气虚时，取夹脊穴针刺，用补法；邪气盛时，取夹脊穴针刺，用泻法；正虚邪实时，取夹脊穴针刺，用补泻兼施法；当人体发生某些疾病时，根据辨证，有针对性地取某一阶段的夹脊穴，配合相关腧穴，采用不同的针刺手法，以达扶正祛邪之目的，可用于养生保健和疾病防治。

2. 扶正祛邪排针刺法

先取督脉的大椎、陶道、身柱、神道、灵台、至阳、筋缩、中枢、脊中、悬枢、命门、腰阳关、腰俞穴针刺，针用补法；再取两侧的胸至骶夹脊穴针刺，针用泻法。这种针法，形成督脉、两侧夹脊三排针刺矩阵，有很好的扶正祛邪作用，故称扶正祛邪排针刺法。督脉为"阳脉之海"，主六阳经，分布在整个脊柱正中，可以说是人体的中轴线，内有脊髓、神经通往全身，对人体脏腑、经络系统有重要的调节作用；督脉中大椎、身柱、命门、腰俞穴是重要的抗衰老穴，夹脊穴位于脊椎棘突两侧，穴下的脊神经根，与脊髓、督脉相连，与人体的各脏腑经络系统密切相关，对人体各系统有着重要的调节作用。针用补法，有补益扶正作用；针用泻法，有祛邪通络作用。三排腧穴同用，相辅相成，功效显著，可广泛用于养生保健和防病治病中。

（二）灸法

灸法有扶正祛邪的作用，对人体的亚健康有调节作用，可用于养生保健；对人体正气虚弱有补益作用，对疾病中的邪气有祛除作用，可用于防病治病。

1. 常规灸法

夹脊穴的常用灸法有温和灸、回旋灸、雀啄灸、温针灸、隔物灸等。在机体未病时，常对夹脊穴进行艾灸，以养生保健；人体有病时，正虚时用补法，邪实时用泻法；也可根据辨证配伍具有扶正祛邪作用的腧穴一起施灸。

2. 何氏药物铺灸疗法

方法参照有关章节进行，养生保健时用长蛇灸，取督脉和夹脊穴，铺撒养生保健散，放置姜饼与艾炷，从第1胸椎至骶椎，如长蛇状；防病治病时，根据虚实与辨证的不同，制定铺灸药方，可进行分段灸，如心肺疾患，取胸1～6的督脉与夹脊穴，实施针对性分段灸，虚证用补法，邪实用泻法。

（三）拔罐法

拔罐法又名"火罐气""吸筒疗法"，古代称"角法"。这是一种以杯罐作为工具，借助热力排去其中的空气产生负压，使吸着于皮肤及穴位上，产生刺激，使被拔的局部组织充血和皮内轻微瘀血，促使经络畅通，以达到调整机体功能，恢复生理状态，祛除疾病的一种物理性治疗方法。由于本法操作简便，经济实惠，安全无痛苦，疗效显著，老百姓乐于接受，所以不仅在临床上使用较多，而且在民间也得到了广泛的使用。

1. 拔罐的治疗作用

中医学认为，人体是一个有机的整体，依靠经络的联系，将人体从上到下、由里到外、从前到后连接成一个整体。拔罐法正是在经络的联系下，通过对穴位皮肤局部的刺激，进而达到平衡阴阳、疏通经络、调和气血、调整脏腑、扶正固本、祛邪解表的作用。

2. 拔罐法在扶正祛邪中的应用

（1）闪罐：在夹脊穴上拔罐子后，立即起下，反复拔吸多次，至皮肤潮红为止。有扶正祛邪的作用，用于养生保健及虚证。

（2）推罐：又称走罐，选取罐口平滑的玻璃罐，先在夹脊穴部位涂抹走罐介质，如凡士林、刮痧油等，将罐子吸上后，以手握住罐底，稍倾斜，即后半边着力，前半边稍提起，慢慢向前推，从胸1夹脊穴开始至骶夹脊穴为止为1次，上下推拉数次，至皮肤潮红为止。有扶正祛邪的作用，以达养生保健及防病治病的目的。

（3）排罐：从胸1夹脊穴开始，至骶夹脊穴两侧，沿夹脊穴依次拔罐，形成排列罐若干个，留罐5～10分钟，有扶正祛邪作用，用于养生保健与防病治病。

（四）刺络放血

1. 概述

刺络放血，古称"刺血络"，也称"刺血疗法"或"放血疗法""刺络疗法"，是中医学中的一种独特的针刺治疗方法。根据患者不同的疾病，用三棱针、梅花针、粗而尖的毫针或其他工具刺破相应的夹脊穴，放出适量血液，以达到治疗疾病目的的一种外治方法。

2. 方法

（1）点刺：在相应阶段的夹脊穴处，对准放血腧穴，迅速刺入1.5～3mm，然后迅速退出，放出少量血液或黏液，同时还可经常配合拔罐疗法。

（2）挑刺：在相应阶段的夹脊穴处，针刺入皮肤或静脉后，随即针身倾斜，挑破皮肤或静脉放出血液或黏液，同时还可经常配合拔罐疗法。

笔者在临床中常在胸1～4夹脊穴刺络放血，艾灸大椎与肺俞穴，治疗因抵抗力下降易反复感冒，同时伴咽喉肿痛的患者有良效；夹脊穴刺络放血治疗强直性脊柱炎，可缓解强直与疼痛，更适用于颈椎、胸椎疾患、腰椎间盘突出、急性腰扭伤、坐骨神经痛等疾病。夹脊穴的刺络放血适应证广泛，涉及临床各科，在养生保健与防病治病中有着重要作用，且操作方便，疗效显著，便于推广应用。

（五）穴位注射

在夹脊穴进行穴位注射，有针刺腧穴与药物的双重功效，可发挥养生保健和防病治病的作用。

1. 针具与常用药物

根据注射药物的剂量，选用相应规格的注射器，针头一般使用 4 ～ 6 号普通注射针头。

常用的药物有中草药制剂，如生脉注射液、黄芪注射液、柴胡注射液、丹参注射液及当归、板蓝根、威灵仙、徐长卿、夏天无、鱼腥草、银黄、双黄连等多种中药制剂；西药如胎盘注射液、维生素 B_1、维生素 B_{12}、维生素 C、维丁胶性钙、神经生长因子等。

2. 操作方法

按一般的肌肉注射方法，吸取药物，消毒皮肤，用无痛进针法将针刺入夹脊穴处的皮下组织，再缓慢推进或上下提插，至出现酸胀等感应后，回抽一下，如无回血，即可将药物推入。针刺的角度可用直刺法（90°角），或斜刺法（75°角），深度可根据人体的胖瘦以决定。穴位注射在养生保健时，一般 1 周 1 次或半月 1 次；防病治病时，一般每日或隔日 1 次，穴位可两侧交替使用。

3. 具体应用

应用药物时，要根据辨证及药物的不同功效而选用合适的药物，一般正虚者，选取具有扶正补益的药物，如黄芪、当归、生脉、胎盘、维生素类等注射液；邪实者，选取具有祛邪作用的药物，如板蓝根、银黄、双黄连、鱼腥草等注射液；虚实夹杂者，可将扶正与祛邪的药物同时使用或交替使用。

选取夹脊穴时，养生保健多选用与脏腑相对应的夹脊穴，或配脏腑背俞穴、循经取穴；防病治病则根据辨证与病位的不同，有针对性地选取不同阶段的夹脊穴，或配伍相关的背俞穴与其他腧穴。

笔者在养生保健时，多选用黄芪、当归、生脉、胎盘组织液、维生素类注射液，取与脏腑相对应的夹脊穴进行穴位注射，有补益正气、增强人体免疫力，达养生保健与治未病之目的。在治疗疾病时，气虚者选黄芪注射液，气阴两虚者选生脉注射液，血虚者选当归注射液；血瘀者选丹参注射液，邪实者选板蓝根、鱼腥草、银黄、双黄连注射液；经络不通者，用威灵仙、徐长卿、夏天无注射液。在夹脊穴进行穴位注射，均取得了显著疗效。并具体应用于各种疾病的治疗，取得了一些成功的经验，如丹参、威灵仙注射液在夹脊穴注射治疗强直性脊柱炎、腰椎间盘突出等；威灵仙、夏天无注射液注射治疗风湿、类风湿、痛风等；维生素 B_1、维生素 B_{12} 注射液在夹脊穴注射治疗末梢神经炎；神经生长因子注射液在夹脊穴注射治疗小儿脑瘫、截瘫；维丁胶性钙、骨肽注射液在夹脊穴注射治疗骨质增生、骨质疏松，疗效显著。

第四节　疏通经络与养生保健

一、何为经络

经络是运行全身气血，联络脏腑肢节，沟通上下内外，调节体内各部功能活动的通路，为人体特有的组织结构与功能系统。

具体来讲，经络是指经脉和络脉。经，有路径之意，是经络系统的主干，指十二正经和奇经八脉。十二正经即手足三阳经和手足三阴经，有一定的起止交接顺序，在肢体有一定的走向和分布规律，同体内脏腑有直接的络属关系。奇经八脉，即督脉、任脉、冲脉、带脉、阴维脉、阳维脉、阴跷脉、阳跷脉，它们与十二正经不同，既不直接络属脏腑，也无表里配合关系，"别道奇行"，故称"奇经"，它们穿插循行于正经之间，补充正经的功能活动。

络，有网络之意。络脉有别络、浮络、孙络之别，是从经脉上分出去的。别络较大，共有十五络，其中十二经脉与任、督二脉各有一支别络，再加上脾之大络，合为"十五别络"。它们由经脉别出，有一定的循行部位，起着沟通表里、加强联系与调节作用。浮络、孙络更为细小，数量很多，它们像网子一样把全身网络起来。

这样，经络组成了人体四通八达、无处不到的组织系统，把人体、脏腑和各个组织器官密切地联系起来，使人体成为一个有机的统一整体。

二、经络为生命之路

经络是人体的生命之路，与人体的生、老、病、死息息相关。养生的目的是为了健康长寿，人体的养生保健自然离不开经络。经络对人体生命活动和养生保健的重要性早在 3000 多年以前的《黄帝内经》中就有体现："经络者，能决生死，处百病，调虚实，不可不通。""决生死"是说经络给了人体生命力，经络的强弱关乎人的生死，从经络可判断人的生死；"处百病"是说人体生病与经络有关，通过调整经络可以治疗各种病证；"调虚实"是讲经络有调整人体气血阴阳虚实的作用。经络在人体生命活动中可以决生死，调整虚实，治疗百病，那经络就"不可不通"。经络不通了，人体就会生病，如果病情严重，就很难治好，甚至会死亡；经络通了，疾病就可以好转或治愈。从经络角度进行养生保健，人体的生命就有了活力，可达防病治病、延年益寿之目的。

三、经络在养生保健中的重要作用

经络是气血运行的通道，人体脏腑组织器官的生命活动都与经络有关，所以养生保健一定要循经而行，做到循经养生。如果离开了经络，养生保健便失去了根本与方向，还会产生错误或副作用。

经络由经脉和络脉组成，它们纵横交错，网络全身，其循行是有规律的。十二经脉与奇经八脉的走行规律在前面的章节已有叙述，十五络脉的走行也是有规律的，自十二经脉的络穴别出之后，均走于相表里的经脉，即阴经别走于阳经，阳经别走于阴经。任脉的别络从腹部下行，督脉的别络从腰背部而上行，脾之大络别出后走行于胁肋部，可沟通表里经脉，引领浮络、孙络输布气血而濡养周身。我们掌握了经络的循行路线就可以测知经络的病变，用循经取穴的方法防病治病或养生保健。

如何做好华佗夹脊穴的养生保健？首先，要认识夹脊穴在人体生命活动中的重要作用，重视夹脊穴的养生保健；其次，要了解夹脊穴的分布规律与脏腑组织器官的关系，做到合理应用夹脊穴，才能正确应用华佗夹脊穴养生保健的方法；第三，要知道夹脊穴在临床应用中的作用机制，应用针灸、按摩腧穴等方法，以达防病治病和养生保健之目的；第四，要了解夹脊穴的气血循环在一日十二时辰的运行时间，在每个夹脊穴气血最旺盛时按摩，可达治未病与养生保健的作用。

四、华佗夹脊穴在养生保健中的应用

（一）针法

1. 养生保健中，经常对华佗夹脊穴施以针刺，用平补平泻法；根据脏腑、阴阳、气血、经络的虚实不同，虚证用补法，实证用泻法，虚实夹杂者补泻兼施，可达养生保健之目的。

2. 常与督脉、背俞穴相配，取夹脊穴与相对应的督脉穴同时针刺，养生保健和防病治病的作用更佳。

3. 夹脊穴的养生保健与十二时辰相对应。人体的气血按照一日十二时辰、阴阳消长而有规律地流注于经脉之中，而人体的各种功能也随之发生周期变化，有歌语称："寅时气血注于肺，卯时大肠辰时胃，巳脾午心未小肠，膀胱申注酉肾注，戌时包络亥三焦，子胆丑肝各定位。"故养生保健与针灸推拿治疗也应依气血衰旺的周期变化规律进行。也就是说，在一定的时辰里，与脏腑经络相对应的夹脊穴的气血是最旺盛的。如寅时（清晨 3～5 点）是肺经气血最旺盛的时候，卯时（清晨 5～7 点）是大肠经气血最旺盛的时候，我们可按摩或敲打肺段或大肠段的相应夹脊穴，或者选取相应夹脊穴进行针灸，使之气血流畅，正气充盈，以达"正气存内，邪不可干"，防病治病的目的。

4. 夹脊穴与经络腧穴相配，每条经脉都有一些重要的养生保健腧穴，如手太阴肺经的中府、尺泽、孔最、列缺；手阳明大肠经的曲池、合谷、迎香；足阳明胃经的四白、天枢、足三里；足太阴脾经的三阴交、血海；手少阴心经的极泉、神门；手太阳小肠经的养老、听宫；足太阳膀胱经的睛明、各脏腑的背俞穴；足少阴肾经的涌泉、太溪；手厥阴心包经的内关；手少阳三焦经的外关、支沟；足少阳胆经的肩井、阳陵泉；足厥阴肝经的期门、太冲；任脉的膻中、中脘、关元；督脉的百会、命门等。夹脊穴与以上腧穴相配，养生保健和防病治病的作用更广。

（二）灸法

循经灸法：主要用于经络功能失调，邪侵经络，经脉不通而致的不适症状。其有扶正祛邪、调节经络功能、疏通经络的作用，并可调节整体与局部，以达保健养生之目的。

第一，先根据身体的表现，结合伴见的临床症状及舌象与脉象等进行辨证，确定华佗夹脊穴与经络的施灸部位。

第二，施术者手持艾条，将艾条一端点燃，距皮肤 1～2cm，从胸 1 夹脊穴至骶夹脊穴进行施灸，灸完夹脊穴后再从施灸经络的起点开始进行灸疗，待患者有温热感而无灼痛时，手持的艾条顺着经络的走行路线，慢慢向前移动，循经灸完整条经络为止。一般先顺经循经施灸 1 次，再逆经循经施灸 1 次，因为顺经灸可补益，对本经有补益作用；逆经灸可泻实，对本经有祛邪作用，达扶正祛邪、养生保健之功。另外在循经施灸的过程中，可在本经重点腧穴或对养生保健有重要治疗作用的腧穴上多停留一会儿，以增强灸疗效果。

第三，循经灸完整条经脉，然后根据经络在身体的循经路线，依次进行顺经与逆经施灸，艾条距皮肤的距离稍远一点，一般为 3～5cm 为宜，以免损伤皮肤。

其他灸法：如直接灸法、艾条灸法、隔物灸法、温针灸法、何氏铺灸等，可参照有关章节进行。

（三）其他疗法

夹脊穴的推拿、拔罐、穴位注射、刺络放血、捏脊、捶背等疗法，均有很好的疏通经络的作用，可参照有关篇章进行。

第五节　应用举隅

一、聪耳明目法

中医学认为："肝开窍于目，肾开窍于耳。"目得肝血的滋养而能视，耳得肾精的滋养而能听，故耳、眼的生理功能与病理变化，主要与肝肾有关。另外，眼、耳的生理功能与气血的滋养、经络的畅通密切相关。气血不足，经络不畅，也是导致耳、眼疾病与衰老的重要因素。聪耳明目法应从肝肾入手，疏通经络为法。

（一）针法

【处方】取颈 5~7、胸 9、腰 2 夹脊穴，配听宫、睛明、肝俞、肾俞、光明、太冲、太溪穴。

【方解】颈 5~7 夹脊穴可扶正祛邪、聪耳明目，胸 9、腰 2 夹脊穴可调整肝、肾等相关脏腑功能，并可通过脊神经、血管丛通往耳、目，可从整体和局部对耳、目发挥很好的调节作用，从而达到聪耳明目法。

【方法】先取仰卧位，针睛明、光明、太冲穴；再取侧卧位，针听宫、太溪穴；后取俯卧位，针肝俞、肾俞及相关夹脊穴。虚证用补法，实证用泻法，虚实夹杂用补泻兼施法。

（二）灸法

【处方】取颈 5~7、胸 9、腰 2 夹脊穴，配听宫、太阳、肝俞、肾俞、光明、太冲、太溪等穴。

【方法】可用直接灸、艾条灸、隔物灸、温针灸、何氏铺灸等，参照有关篇章进行。

①循经灸法：灸完以上腧穴后，可配循经灸法，取肝经与肾经进行循经施灸，以补益肝肾；伴气血不足者配足阳明胃经，以补益气血，达聪耳明目之目的。

②回旋灸法：灸完以上腧穴后，可配回旋灸法，即施术者手持艾条，点燃一端，眼部从睛明穴开始，缓慢向上后向外移动，经眉中至眼外眦（丝竹空穴），向下后向内经承泣穴至睛明为一圈，往返回旋灸，可持续 2～3 分钟，局部有温热感为度；耳部从耳尖上（角孙穴）开始，缓慢向下移动，经耳后瘈脉，翳风穴至耳垂下，向上至耳前，经听会、听宫、耳门穴至耳尖角孙穴为一圈，往返回旋灸，可持续 3～5 分钟，局部有温热感为度。并注意保护好眼耳，以免烫伤。回旋灸法可疏通眼、耳之经脉，以达聪耳明目与养生保健之目的。

聪耳明目法除用针法、灸法外，其他夹脊穴的治疗方法也可配合应用，可参照有关篇章进行。

二、固齿乌发法

中医学认为，肾主藏精，主骨生髓，"齿为骨之余"，其华在发，又"发为血之余"。肾之精气对牙齿、毛发有滋养作用。如肾虚、血虚则会引起牙齿与毛发的生长迟缓、牙齿稀疏、牙齿松动、头发早白与脱发等衰老现象。因此齿发的养生保健应从补肾补血为法。

（一）针法

【处方】取颈 5 ~ 7、胸 11、腰 2 夹脊穴，配百会、颊车、肾俞、脾俞、三阴交、太溪穴。

【方解】颈 5 ~ 7 可扶正祛邪、固齿乌发，胸 11、腰 2 夹脊穴可调节脾肾功能，配伍上述腧穴，可从整体达到扶正祛邪、补益脾肾、固齿乌发的良好保健作用。

【方法】先取仰卧位，针颊车穴、三阴交；再取俯卧位，针百会、肾俞、脾俞、太溪穴及相关夹脊穴。虚证用补法，实证用泻法，虚实夹杂用补泻兼施法。

（二）灸法

【处方】取颈 5 ~ 7、胸 11、腰 2 夹脊穴，配肾俞、脾俞、百会、三阴交、太溪穴。

【方法】先取俯卧位，灸肾俞、脾俞穴及相应夹脊穴；后取坐位，灸百会穴；再取侧卧位，灸三阴交、太溪穴。其灸法参照有关章节的配穴灸法。

①循经灸法：灸完以上腧穴后，可选取脾、肾两经进行循经施灸，以补益脾肾；伴气血不足者配足阳明胃经，以补益气血，达固齿乌发之目的，方法参照循经灸法。

②回旋灸法：灸完以上腧穴后，可配回旋灸法，即施术者手持艾条，点燃一端，在面颊部牙齿分布投影区，缓慢往返回旋灸，可持续 2 ~ 3 分钟，局部有温热感为度；头部可选取督脉循行往返回旋灸，可持续 3 ~ 5 分钟，局部有温热感为度。并注意保护好面部皮肤及头发。回旋灸法可疏通头面部经脉，以达固齿乌发与养生保健之目的。

固齿乌发法除用针法、灸法外，其他夹脊穴的治疗方法也可配合应用，可参照有关篇章进行。

三、强壮益寿法

强壮益寿灸法，是历代医家长期积累的丰富经验，不但可以强身健体，而且可以延年益寿，以达养生保健之目的。

（一）针法

【处方】选取胸3、胸5、胸9、胸11～12、腰2夹脊穴，配百会、膻中、中脘、关元、气海、命门、足三里、三阴交、养老、涌泉等穴。

【方解】胸3、胸5、胸9、胸11～胸12、腰2夹脊穴分别位于肺、心、肝、脾胃及肾脏相对应的部位，针上述腧穴可五脏同调，平衡阴阳，同时配伍上述强壮益寿之经验要穴可从整体上维持、协调人体阴阳平衡与各脏腑组织器官的生理功能，从而达到强壮益寿延年的养生保健之目的。

【方法】先取仰卧位，针膻中、中脘、关元、气海、足三里、三阴交、养老、涌泉；再取俯卧位，针百会、命门及相应夹脊穴。虚证用补法，实证用泻法，虚实夹杂用补泻兼施法。

（二）灸法

【处方】取胸3、胸5、胸9、胸11～胸12、腰2夹脊穴，配百会、膻中、中脘、关元、气海、命门、足三里、三阴交、养老、涌泉等穴。

【方法】先取俯卧位，灸相应夹脊穴；后取坐卧位，灸百会穴；再取仰卧位，灸膻中、中脘、气海、三阴交、养老、涌泉。足三里用瘢痕灸法：将制作好的艾炷直接放置在足三里穴，点燃艾炷，待其缓慢燃烧，由温热感至灼痛感，灸完1壮，再续1壮灸之，连续灸2～9壮，灸完之后在施灸部位敷贴膏药，局部可结痂，结痂脱落后形成的瘢痕，故称为瘢痕灸；神阙穴用隔物灸法：一是将姜片或姜饼、附子饼敷于肚脐之上（即神阙穴），在其上放置艾炷，点燃艾炷施灸，1壮灸完后再续1壮灸之，一般灸3～5壮，可根据体质强弱，1周1次或1月1次。灸疗结束后，去除隔灸物，擦净皮肤即可。二是将盐或养生保健散填入肚脐内，然后放置姜饼或葱饼，再将艾炷置于其上，点燃灸炷施灸，灸完1壮后再续1壮，一般需灸3～5壮，完成艾灸的壮数后，去除艾炷与艾灰，用医用胶布固定留灸，1～3时后或没有温热感时，去除盐或药末，用消毒棉球局部擦干净即可。关元、命门相对灸：先取俯卧位，在命门穴的皮肤上铺撒养生保健散，后在其上放置姜饼，再将艾炷置于姜饼之上，点燃艾炷进行施灸，连续灸 3～5 壮，灸完后去掉艾炷与艾灰，用医用胶布固定留灸；再取仰卧位取关元穴，灸法同命门。亦可取命门与关元穴，不铺置姜饼与留灸，其余方法同上。其余腧穴灸法参照有关章节的配穴灸法。

强壮益寿法除用针法、灸法外，其他夹脊穴的治疗方法也可配合应用，可参照有关篇章进行。

四、防病养生法

所谓防病，就是中医"治未病"未病先防的思想。早在《黄帝内经》中曰："不治已病，治未病；不治已乱，治未乱。"这一理念过去了几千年，仍然是最先进、值得推广应用的法则，并被历代医家所重视，现代的预防医学也由此而生。《扁鹊心书》载："保命之法，灼艾第一。""人于无病时，常灸关元、气海、命门……虽未得长生，可得百余岁矣。"

（一）针法

【处方】取颈 5～7、胸 3、胸 5、胸 9、胸 11～12、腰 2 夹脊穴，配肺俞、风池、足三里、三阴交穴。

【方解】颈 5～7 有扶正祛邪的作用，胸 3、胸 5、胸 9、胸 11～12、腰 2 夹脊穴分别位于肺、心、肝、脾胃及肾脏相对应的部位，针上述腧穴可防病养生，调节五脏阴阳，使脏腑功能协调，同时配伍上述强壮益寿之经验要穴可从整体上维持、协调人体阴阳平衡与各脏腑组织器官的生理功能，从而达到防病养生之目的。

【方法】取俯卧位，针肺俞、风池、足三里、三阴交穴及相应夹脊穴。虚证用补法，实证用泻法，虚实夹杂用补泻兼施法。

（二）灸法

【处方】颈 5～7、胸 3、胸 5、胸 9、胸 11～12、腰 2 夹脊穴，配肺俞、风池、足三里、三阴交穴。

【方法】先取俯卧位，灸肺俞、风池及相应夹脊穴；再取仰卧位灸足三里穴；后取侧卧位灸三阴交穴。

防病养生法除用针法、灸法外，其他夹脊穴的治疗方法也可配合应用，可参照有关篇章进行。

主要参考文献

［1］黄帝内经素问. 北京：人民卫生出版社，1978.

［2］灵枢经. 北京：人民卫生出版社，1978.

［3］晋·皇甫谧. 针灸甲乙经. 北京：商务印书馆，1978.

［4］明·杨继洲. 针灸大成. 北京：人民卫生出版社，1973.

［5］张缙. 针灸大成校释. 北京：人民卫生出版社，1984.

［6］上海中医学院. 腧穴学. 上海科学技术出版社，1984.

［7］杨甲三主编. 针灸学. 人民卫生出版社，1989.

［8］国家中医药管理局. 中医病证诊断疗效标准. 南京大学出版社，1994.

［9］中风病诊断与疗效评定标准（试行）. 北京中医药大学学报，1996.

［10］陈可冀，等. 心血管疾病的研究. 上海：上海科学技术出版社，1988.

［11］陶晓华. 风湿病. 北京：人民卫生出版社，2002.

［12］刘子君. 骨关节病理学. 北京：人民卫生出版社，1994.

［13］陈灏珠. 内科学. 第 4 版. 北京：人民卫生出版社，1998.

［14］娄玉钤. 风湿病诊断治疗学. 河南：郑州大学出版社，2003.

［15］庞俊忠. 临床中药学. 北京：中国医药科技出版社，1989.

［16］徐淑云，卞如濂，陈修，等. 药理实验方法学. 第 2 版. 北京：人民卫生出版社，1992.

［17］李忠仁主编. 实验针灸学. 北京：中国中医药出版社，2002.

［18］何天有等编著. 中医通法与临证. 北京：中国中医药出版社，1994.

［19］何广新、曲延华编著. 疼痛针灸治疗学. 北京：学苑出版社，2002.

［20］何天有主编. 何氏药物铺灸疗法. 北京：中国中医药出版社，2010.

［21］高维滨. 神经病针灸新疗法. 北京：人民卫生出版社，2002.

附 图

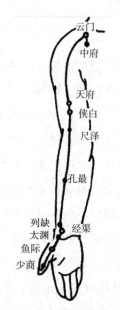

附图 1　手太阴肺经腧穴

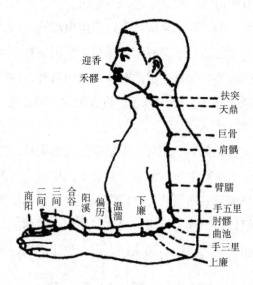

附图 2　手阳明大肠经腧穴

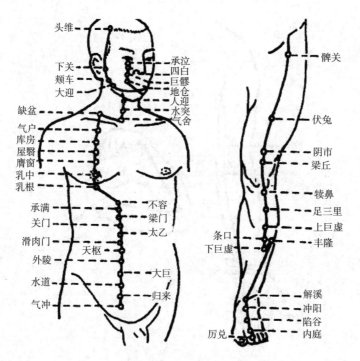

附图 3　足阳明胃经腧穴

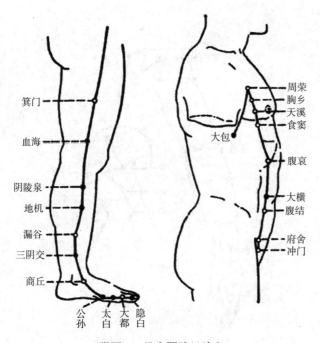

附图 4　足太阴脾经腧穴

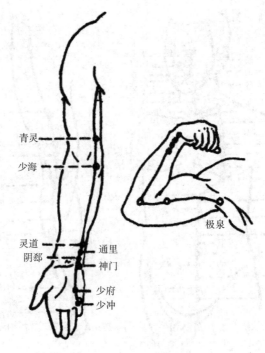

青灵

少海

极泉

灵道　　通里
阴郄　　神门
　　　　少府
　　　　少冲

附图5　手少阴心经腧穴

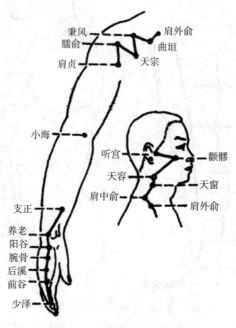

秉风　　　　肩外俞
臑俞　　　　曲垣
肩贞　　天宗

小海

听宫　　　　颧髎
天容　　　　天窗
肩中俞　　　肩外俞

支正
养老
阳谷
腕骨
后溪
前谷
少泽

附图6　手太阳小肠经腧穴

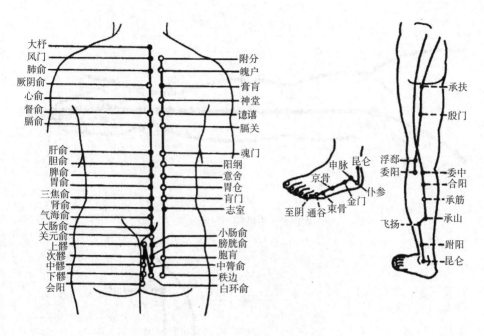

附图7 足太阳膀胱经腧穴

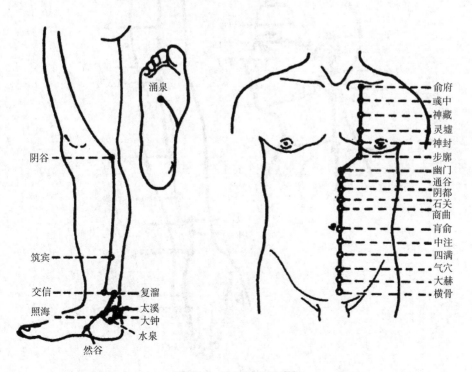

附图8 足少阴肾经腧穴

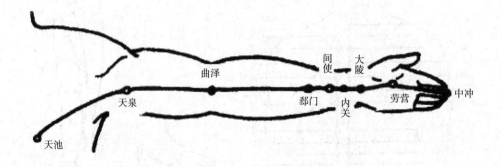

附图 9 手厥阴心包经腧穴

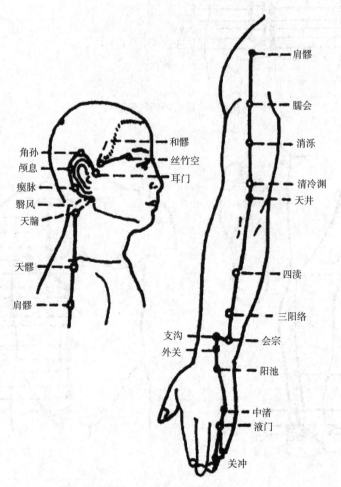

附图 10 手少阳三焦经腧穴

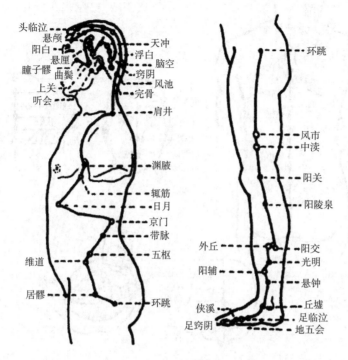

附图 11　足少阳胆经腧穴

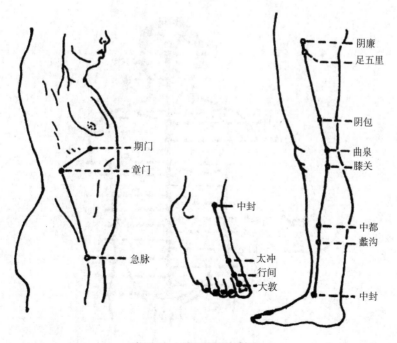

附图 12　足厥阴肝经腧穴

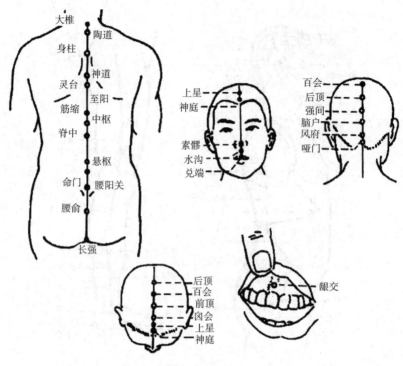

大椎
陶道
身柱
神道
灵台
至阳
筋缩
中枢
脊中
悬枢
命门
腰阳关
腰俞

长强

上星
神庭
素髎
水沟
兑端

百会
后顶
强间
脑户
风府
哑门

后顶
百会
前顶
囟会
上星
神庭

龈交

附图 13　督脉腧穴

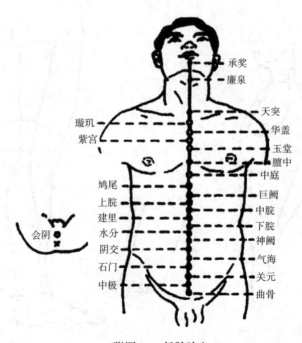

承浆
廉泉
天突
璇玑
华盖
紫宫
玉堂
膻中
中庭
鸠尾
巨阙
上脘
中脘
建里
下脘
水分
神阙
阴交
气海
石门
关元
中极
曲骨
会阴

附图 14　任脉腧穴

空白组

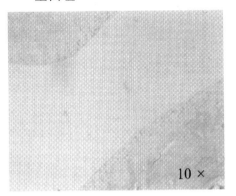

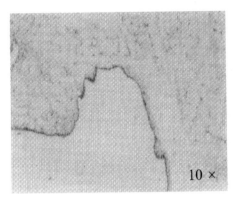

图 3-1　关节面光滑，无渗液、增生

图 3-2　滑膜完整，排列均匀有序，
　　　　无水肿，间质无增生

模型组

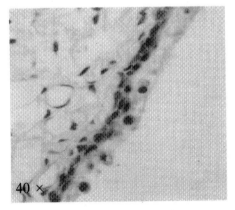

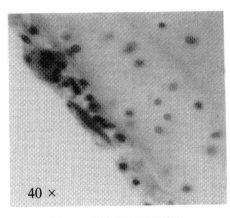

图 3-3　滑膜表面有大量渗出，
　　　　间质增生

图 3-4　软骨表面有炎性渗出，
　　　　炎细胞浸润

药物组

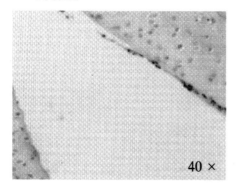

图 3-5　软骨表面有少量渗出，
　　　　关节面不光滑

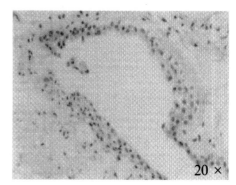

图 3-6　滑膜轻度增生，渗出不明显

铺灸组

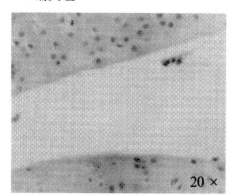

图 3-7　关节面有少量渗出

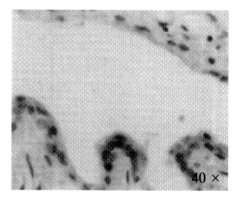

图 3-8　滑膜局部轻度增生，少量渗出